心脏外科核心理论与实践

CORE CONCEPTS IN CARDIAC SURGERY

主　编　David Taggart　Yasir Abu-Omar

主　译　许锁春　闫　炀

副主译　王海晨　李勇新　师　桃　郑建杰

主　审　庞继洁　梁强荣

译　者　（按姓氏汉语拼音排序）

曹先通　陈　强　邓　超　郜　扬
郭锋伟　郝军军　胡佳文　姜　益
黎　明　李　静　李建鹏　梁哲勇
刘　倩　刘淼淼　王　雪　杨　阳
张　颖　张永健　郑幸龙　钟　亮
周和平

人民卫生出版社

·北　京·

版权所有，侵权必究！

图书在版编目(CIP)数据

心脏外科核心理论与实践 /(英)大卫·塔格特
(David Taggart)主编；许锁春，闫炀主译. —北京：
人民卫生出版社，2021.10
ISBN 978-7-117-32278-2

Ⅰ. ①心… Ⅱ. ①大…②许…③闫… Ⅲ. ①心脏外科学 Ⅳ. ①R654

中国版本图书馆 CIP 数据核字（2021）第 210946 号

| 人卫智网 | www.ipmph.com | 医学教育、学术、考试、健康，购书智慧智能综合服务平台 |
| 人卫官网 | www.pmph.com | 人卫官方资讯发布平台 |

图字：01-2020-3749 号

心脏外科核心理论与实践
Xinzang Waike Hexin Lilun yu Shijian

主　　译：许锁春　闫　炀
出版发行：人民卫生出版社（中继线 010-59780011）
地　　址：北京市朝阳区潘家园南里 19 号
邮　　编：100021
E - mail：pmph @ pmph.com
购书热线：010-59787592　010-59787584　010-65264830
印　　刷：廊坊一二〇六印刷厂
经　　销：新华书店
开　　本：710×1000　1/16　印张：16
字　　数：323 千字
版　　次：2021 年 10 月第 1 版
印　　次：2021 年 12 月第 1 次印刷
标准书号：ISBN 978-7-117-32278-2
定　　价：108.00 元

打击盗版举报电话：010-59787491　E-mail：WQ @ pmph.com
质量问题联系电话：010-59787234　E-mail：zhiliang @ pmph.com

内容提要

　　本书是一部关于最常见心脏疾病外科治疗的专著，也是一部针对这些心脏疾病采用最前沿治疗技术和方法的参考书。全书共 13 个章节，第 1～3 章对冠状动脉旁路移植术（CABG）进行详细介绍，其中第 1 章从解剖学、组织学等方面系统地介绍各种血管移植物的特征与结果，从而产生最佳的桥血管设计方案；第 2 章重点介绍非体外循环下 CABG 技术与预后；第 3 章全面介绍微创 CABG、机器人辅助和杂交技术及其现状。第 4、5 章内容针对主动脉瓣疾病的外科治疗，其中第 4 章从解剖和功能上对各种主动脉瓣病变进行剖析，指导实施各种成形术修复各类主动脉瓣关闭不全；第 5 章介绍主动脉瓣常规置换术的有关问题和经导管瓣膜植入术的研究现状。第 6 章介绍胸主动脉外科疾病的诊疗方法，包括从主动脉根部 / 近端到胸腹主动脉的手术指征与治疗选择。第 7、8 章分别介绍二尖瓣成形的常规和微创手术方法。第 9 章着重介绍基于病理学的心力衰竭的各种外科治疗措施。第 10 章介绍心房颤动的 Cox 迷宫手术、外科消融技术和未来发展方向。第 11 章介绍机械循环辅助治疗终末期心脏疾病，包括过渡到康复、过渡到心脏移植和永久性治疗的最新进展与技术。第 12、13 章分别介绍心脏和肺移植，涉及受体选择、管理和手术，以及供体器官获取等诸多方面。全书文献资料丰富，重要技术细节详尽，图文并茂，内容翔实，具有很高的实用和指导价值，非常适合心脏医师尤其是心胸血管外科医师参考阅读。

序　一

　　《心脏外科核心理论与实践》一书由英国的 David Taggart 医生和 Yasir Abu-Omar 医生联手美国、德国等 6 个国家的 22 家医疗单位、30 多位世界知名专家教授共同编写，是一部介绍常见心脏疾病现代外科治疗的专著。本书各章节撰写者及其所供职的医院或研究机构均为全球范围该领域的佼佼者和领军团队；作者详细介绍了多年来的研究成果，尤其是近年来的前沿理论、手术技术，并对涉及的各个学术观点、最新进展和临床实际问题进行分析和阐释。因而每个章节都充分体现了专业研究人员在基础理论方面的不断探究和临床实践经验的高度凝练。此外还有许多专业热点问题、技术要诀和临床工作上经常产生的困惑，也经过作者们的智慧总结一一呈现给临床医生。

　　在本书出版后第一时间，闫炀教授及其团队将其进行完整翻译并介绍给国内同行，在忠实还原原著内容的同时，文字与语言表达也符合中文阅读习惯，读起来贴近临床实践，便于理解和掌握。

　　本书具有较高的学术研讨和临床实用价值，提供了众多的原始文献，有助于感兴趣的读者进行拓展阅读，是对心胸血管外科医生和心脏团队临床工作人员极为有益的参考书。

张卫达

中国人民解放军南部战区总医院　教授

2021 年 7 月

序 二

缺血性心脏病、瓣膜性心脏病以及任何因素所导致的终末期心脏病等欧美国家常见的循环系统疾病患者，现在也常见于我国门诊，而且在住院患者中也占有很大比例。随着经济的发展、生活方式的变化和老龄化进程的加速，我国城乡居民人群中的发病率仍将大幅度地增长。

《心脏外科核心理论与实践》恰是一部针对年轻和中老年患者进行外科治疗/干预的参考书。编者汇集各领域具有丰富经验的著名专家教授，为心胸血管外科医师、相关研究者和接受培训人员建立对常见病症治疗及进展的总体认识，并将现代基础理论结合各作者单位与团队的独到见解，为临床一线医生在实践中提供最佳治疗方法。

我亲历三十年来美国心血管外科的发展历程，又荣幸地亲自参与我国心脏外科团队建设和临床实际工作，深刻地感受到汲取前人的智慧的益处。本书资料丰富、内容翔实，从浩繁文献与信息中萃取精华，集理论性、科学性与实用性为一体，可以帮助读者改善知识结构，追踪技术进展和未来发展方向。"他山之石，可以攻玉"，希望本书能使临床医师在实践中受益匪浅。

孙 立

西安交通大学第一附属医院 教授

中美心血管协作医院 特聘教授

2021 年 7 月

编者名单

Ayyaz Ali
Assistant Professor,
Director of Heart Transplantation,
Department of Cardiac Surgery,
Yale School of Medicine,
Connecticut, USA

Johannes Bonatti
Chair of Cardiac Surgery,
Cleveland Clinic,
Abu Dhabi, United Arab Emirates

Munir Boodhwani
Associate Professor in the Division of
Cardiac Surgery at the University of
Ottawa Heart Institute,
Ottowa, Canada

W. Randolph Chitwood, Jr
Emeritus Professor and Founding
Director,
East Carolina Heart Institute,
North Carolina, USA

Joseph S. Coselli
Vice-Chair, Michael E. DeBakey
Department of Surgery,
Professor and Chief, Division of
Cardiothoracic Surgery,
Baylor College of Medicine,
Texas, USA;
Chief, Section of Adult Cardiac Surgery,
Texas Heart Institute,
Texas, USA

Ralph J. Damiano, Jr
Evarts A. Graham Professor and Surgery
Chief,
Division of Cardiothoracic Surgery,
Barnes-Jewish Hospital,
Missouri, USA

A. Marc Gillinov
Chairman,
Department of Thoracic and
Cardiovascular Surgery,
Cleveland Clinic,
Ohio, USA

David Glineur
Cardiac Surgeon,
University of Ottawa Heart Institute,
Ottawa, Canada

Michael E. Halkos
Associate Professor of Surgery,
Chief, Division of Cardiothoracic Surgery,
Emory University School of Medicine,
Georgia, USA

Jörg Kempfert
Consultant Cardiac Surgeon,
German Heart Center,
Berlin, Germany

Suresh Keshavamurthy
Assistant Professor of Surgery,
Temple University Hospital,
Philadelphia, USA

Gebrine El Khoury
Professor,
Department of Cardiac Surgery,
Clinique Saint-Luc,
Brussels, Belgium

Antigone Koliopoulou
Assistant Professor of Surgery,
Division of Cardiothoracic Surgery,
University of Utah,
Salt Lake City, USA

Robert L. Kormos
Brack G. Hattler Professor of
Cardiothoracic Transplantation,
UPMC Presbyterian, Pittsburgh,
Pennsylvania, USA

Stephen H. McKellar
Associate Professor of Surgery,
Division of Cardiothoracic Surgery,
University of Utah,
Salt Lake City, USA

Stephanie Mick
Thoracic and Cardiovascular Surgeon,
Cleveland Clinic,
Ohio, USA

Tomislav Mihaljevic
Department of Cardiothoracic Surgery,
Cleveland Clinic Abu Dhabi,
Abu Dhabi, United Arab Emirates

Emmanuel Moss
Assistant Professor of Surgery,
Jewish General Hospital/McGill
University,
Division of Cardiac Surgery,
Montreal, Canada

G. Alexander Patterson
Joseph Bancroft Professor of Surgery,
Washington University School of
Medicine,
Missouri, USA

Ourania Preventza
Associate Professor,
Michael E. DeBakey Department of
Surgery,
Division of Cardiothoracic Surgery,
Baylor College of Medicine,
Texas, USA;
Cardiac Surgeon,
Department of Cardiovascular Surgery,
Texas Heart Institute,
Texas, USA

Varun Puri
Associate Professor of Surgery,
Washington University School of Medicine,
Missouri, USA

John D. Puskas
Professor of Surgery (Cardiothoracic),
Chair of Cardiovascular Surgery,
Mount Sinai Saint Luke's Hospital,
New York, USA

Jason O. Robertson
Resident, Cardiothoracic Surgery,
Washington University,
St. Louis, Missouri, USA

Evelio Rodriguez
Chief of Cardiac Surgery,
Saint Thomas Health, Nashville,
Tennessee, USA

Lindsey L. Saint
Resident, Cardiothoracic Surgery,
Washington University, St. Louis,
Missouri, USA

Craig H. Selzman
Professor and Chief Division of
Cardiothoracic Surgery,
University of Utah,
Utah, USA

William E. Stansfield
Affiliate Scientist,
Toronto General Hospital Research
Institute,
Toronto, Canada

Thomas Walther
Director of the Department of Cardiac,
Thoracic and Thoracic Vascular Surgery,
Hospital of the Goethe University,
Frankfurt, Germany

Stephen Westaby
Surgeon,
Department of Cardiothoracic Surgery,
John Radcliffe Hospital,
Oxford, UK

目　录

第 1 章

冠状动脉旁路移植术血管移植物与桥血管的设计

David Glineur

冠状动脉旁路移植术血管移植物

左侧胸廓内动脉

解剖学

胸廓内动脉（internal thoracic artery，ITA）为前胸壁组织供血；它发自锁骨下动脉起始段，沿胸壁内侧距胸骨外缘约 1cm 处下行。它走行于肋间内肌的背侧、胸横肌的前方。在接近第 6 肋间水平，ITA 分为膈肌动脉和腹壁上动脉。

组织学

左侧胸廓内动脉（left internal thoracic artery，LITA）的主要特征是，与胃网膜动脉（gastro-epiploic artery，GEA）、腹壁下动脉（inferior epigastric artery，IEA）或桡动脉（radial artery，RA）相比，前者血管壁中存在较多弹性层，而后者几个动脉管壁中则含较多的平滑肌细胞，并因此弹性较低[1]。

内膜　结缔组织和平滑肌两者都存在于内膜中，其边界由内弹性膜区分。由于中层的弹性组织丰富，内弹性膜可能看起来不明显。

中层　这是三层中最厚的。平滑肌细胞呈螺旋状围绕着血管的长轴，并分泌弹性蛋白，形成层状结构，其网眼利于扩散。这些弹性层和大型的中层是弹性动脉最突出的组织学特征。除弹性蛋白外，中层的平滑肌细胞分泌网状而纤细的胶原纤维及蛋白聚糖。中层不存在成纤维细胞。

外膜　这是一个相对较薄的结缔组织层。成纤维细胞是主要的细胞类型，并且存在许多巨噬细胞。胶原纤维为主，也有弹性纤维（非层状）。外膜中的胶原纤维防止弹性动脉在心脏收缩期被扩张超过其生理极限。还存在供应外膜和中层外部的血管，即滋养血管。

内皮的功能

内皮细胞起抗血栓屏障及调节血管张力和生长的作用。由于这些原因，人们相信它对移植物长期通畅率有重大影响。应答于多种激活剂，内皮细胞可以产生三种主要的自泌素（autocoids），用以调节血管的舒张和其他内皮依赖性血管功能 [2]：一氧化氮（NO）、前列环素（PGI2）和内皮衍生的超极化因子（EDHF）。

Lüscher 及其同事 [3] 研究了 ITA、胸廓内静脉和隐静脉的内皮依赖性舒张行为。他们将带有和不带有内皮的血管环悬挂在器官腔内，并记录等长（收缩的）张力。乙酰胆碱（acetylcholine）、凝血酶（thrombin）和二磷酸腺苷（adenosine diphosphate）在 ITA 中引起剧烈的内皮依赖性舒张，但隐静脉的反应较弱。ITA 对于乙酰胆碱的舒张反应最强，其次是凝血酶和二磷酸腺苷。大隐静脉和胸廓内静脉的舒张程度低于 25%。舒张行为不受吲哚美辛（indomethacin）的影响，但受到亚甲蓝（methylene blue）和血红蛋白（hemoglobin）的抑制，提示内皮源性舒张因子是中介。硝普钠引发的非内皮依赖性舒张，动脉和静脉相似。Lüscher 的结论是 ITA 的内皮依赖性舒张强于隐静脉。

ITA 的特性解释了为什么它比其他动脉较少地受到动脉硬化损伤，这种现象已借助超声系统进行了研究 [4]。该研究显示，对照颈总动脉内膜中层厚度所显现的形态学变化，ITA 的内膜、中层复合体受到保护，使其免受动脉硬化的影响。这就证明了这种保护机制是广泛应用 ITA 作为冠状动脉旁路移植术（coronary artery bypass grafting，CABG）血管移植物的依据。

此外，β- 肾上腺素受体激动剂不会引起 ITA 的明显舒张，使用 β- 肾上腺素受体拮抗剂也不会导致 ITA 血管痉挛 [5]。

通畅率

LITA 吻合于左前降支（left anterior descending artery，LAD）的长期通畅率通常大于 90%（既往研究报告范围为 83%～98%）[6-27]（表 1.1）。已知潜在影响通畅的因素包括：术前冠状动脉近端狭窄程度，非 LAD 的 CABG 时间、性别、手术日期，非 LAD 的靶血管，以及吸烟状况。

冠状动脉的狭窄程度 随着近端冠状动脉狭窄的减轻，ITA 移植血管通畅性降低 [28]。这些发现与动脉移植物的生理学一致。ITA 能够根据需求自动调节其大小和血流量。伴随近端冠状动脉狭窄的减轻，竞争性血流增加，对 ITA 移植血管的需求降低。这些连锁事件会导致 ITA 收缩，并且随着时间的推移，增加萎缩和闭塞的风险 [29-32]。

Kawasuji 及其同事 [33] 对 CABG 后 1 个月的 100 例接受 ITA 吻合于 LAD 的患者进行了血管造影；所有的移植物都是通的，但是，那些针对狭窄程度不超过 50% 的冠状动脉的移植血管中，有 15%（2/13）严重缩窄。Seki 及其同事 [30] 观察到，在 CABG 后 16 天到 62 个月中，9.5%（14/147）的 ITA 移植物有严重狭窄或阻塞。这些失败的 ITA 移植物中，有 2 例（14%）吻合于 50% 以上狭窄的 LAD，而有 12 例（86%）吻合于 50% 或以下狭窄的 LAD。

表 1.1　LITA 通畅率的不同研究汇总

第一作者	发表时间	观察例数 / 手术例数	观察率 /%	观察区间	移植物通畅率 /%
Green[6]	1972	70/165	42	2 周~3 年	97
Kay[7]	1974	91/628	14	19.5 个月	98
Barner[8]	1976	139/307	45	20 天	95
		139/307	45	13 个月	90
Tector[9]	1976	43/275	15	9~24 个月	95
Geha[10]	1979	175/208	82	2 周	99
		?/208	49	6 个月~5 年	97
Tyras[11]	1980	527/765	69	1 个月	95
		?/765	65	1 年	93
		?/765	63	5 年	90
Lytle[12]	1980	46/100	46	20 个月	91
Tector[13]	1981	88/298	29	60~108 个月	94,40
Singh[14]	1983	34/	NA	3~12 年	94
Grondin[15]	1984	37/40	92	1 个月	97
		32/40	80	1 年	88
		20/40	50	10 年	84
Okies[16]	1984	259/4 183	6	5 年, 10 年	83,70
Lytle[17]	1985	140/?	NA	5 年	97
Loop[18]	1986	855/2 306	37	8.7 年	96
Zeff[19]	1988	37/39	92	8.9 年	95
Lvert[20]	1988	91/99	92	2 周	94
		84/99	85	1 年	90
		66/99	67	5 年	89
Goldman[21]	1990	237/670	23	1 年	93
Fiore[22]	1990	182/200	91	13 年	82
Galbut[23]	1990	53/947	6	2 个月~15 年	92
Boylan[24]	1994	57/100	57	< 10 年, > 10 年	93,90
Goldman[25]	1994	167/1 031	25	3 年	90
FitzGibbon[26]	1996	456/476	96	6 个月	95
		123/476	26	5 年	80
Gills[27]	1997	25/25	100	4~6 小时	96

靶血管 在针对 LAD 的移植物中，ITA 的通畅性维持的最为持久，这可能归因于前面的冠状动脉移植操作较为容易，也可能是因为 LAD 所供血的心肌量大于其他冠状动脉所供血的心肌量，从而导致较大的血供需求。需要更大血供的 ITA 移植物，失败的可能性较小 [34]。与之相反，Glineur 等人 [35] 发现，在 6 个月时，吻合于心脏侧壁的右胸廓内动脉（right internal thoracic artery，RITA）与吻合于 LAD 区域的 LITA 之间没有任何显著性差异（表 1.2）。

性别 鉴于女性较小的体型，其冠状动脉小于男性。与移植小的动脉相关的技术困难可能是女性群体手术风险较高的原因之一，也可能是移植血管通畅性较低的原因 [28]。

危险因素 吸烟与冠心病（coronary artery disease，CAD）的进展高度相关，CABG 后继续吸烟的患者出现心绞痛复发、心肌梗死和冠状动脉再介入的风险较高 [28]。此外，多变量分析显示，有吸烟史降低 ITA 移植血管的管径 [6]。这些对冠状动脉和 ITA 移植血管两者的作用，可能是我们在吸烟患者中观察到移植血管通畅性较低的原因 [36]。

右侧胸廓内动脉

解剖学、组织学、内皮细胞功能

在解剖学、组织学和内皮细胞功能方面，左侧和右侧胸廓内动脉（right interior thoracic artery，RITA）之间没有显著差异 [37]。LITA 和 RITA 的平均内膜直径（1.52mm±0.24mm vs. 1.58mm±0.28mm，$P<0.06$）、中层直径（2.21mm±0.27mm vs. 2.52mm±0.28mm，$P<0.15$）或壁厚（0.39mm±0.12mm vs. 0.41mm±0.16mm，$P<0.47$），亦无统计学差异。两支血管的内膜厚度，从血管起始段（分别为 1.69mm±0.34mm 和 1.86mm±0.41mm）到末端（分别为 1.25mm±0.26mm 和 1.14mm±0.25mm）均显著减小。

为了确定在 Y 型移植复合桥中的左右 ITA 节段之间内皮功能是否存在不同，Glineur 等人对手术后 3 年的 11 例患者进行了研究 [38]。在 ITA Y 型移植物的吻合口处选择性注入内皮依赖性血管舒张因子 P 物质（1.4～22.4pmol/min，以双倍剂量递增），然后通过移植血管内注射 2mg 硝酸异山梨酯（isosorbide dinitrate，ISDN）以获得最大的非内皮依赖性血管舒张反应。

左、右侧 ITA 展现相似的 P 物质引起的剂量依赖性血管舒张反应（图 1.1）。两者对 P 物质的最大内皮依赖性反应（LITA 为 7.4%±4.3%，RITA 为 8.1%±5.3%）和对 ISDN 的最大非内皮依赖性反应（LITA 为 12.2%±4.4% 和 RITA 为 10.6%±8.1%），没有差异。旁路手术 3 年后，Y 型复合桥的两个支路的内皮依赖性和非内皮依赖性血管舒张能力类似，提示 ITA 蒂部的保留没有显著影响基础血管舒缩张力、长期内皮功能或血管舒张储备。

表 1.2　右侧胸廓内动脉移植物通畅率结果

引自 Glineur 等人（2008）[35] 文中的研究	发表年限	病例数	研究方法	血管造影例数	平均随访时间	血管造影通畅率 /% 左乳内动脉	右乳内动脉	精确血管造影通畅率 /% 左乳内动脉	右乳内动脉
Dion（49）	1989	231	回顾性 序贯式乳内动脉复合桥	157	6 个月	乳内动脉总体通畅率为 95%		乳内动脉总体通畅率为 95%	
Galbut（50）	1990	1 087	回顾性	53	53 个月	92.1	**84.9**		
Fiore（51）	1990	200	回顾性		13 年			82	**85**
Chocron（52）	1994	80	回顾性 双乳内动脉 Y 型桥	62	6~25 个月	97	**63**		
Tector（53）	1994	486	回顾性 双乳内动脉 T 型桥		围手术期	98.3	**86.5**		
Barra（54）	1995	80	回顾性 双乳内动脉 Y 型桥	80	16 个月	93.4	**85.2**		
Gerola（55）	1996	201	回顾性 右乳内动脉 TS 型桥	36	51.6 个月	94.4	**91.6**		
					5 年			93.8	**84.1**
					10 年			93.8	**84.1**
Pick（56）	1997	320	回顾性	84	6.9 年	88	**75**		
Tatoulis（57）	1997	1 454	回顾性 离断右乳内动脉	71	41.5 个月	88	**94.5**		
					5 年	92.3	**89.9**		
Ura（58）	1998	115	回顾性 右乳内动脉 TS 型桥	73	59 个月	96	**89**		
Dion（59）	1999	500	回顾性 序贯式乳内动脉复合桥	161	6 年	乳内动脉序贯式吻合通畅率 94.3%		乳内动脉序贯式吻合通畅率 94.3%	
					7.4 年			94.5	**89.3**

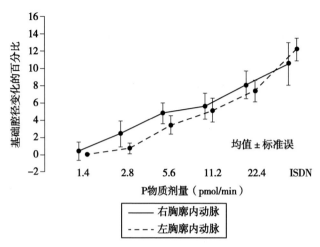

图 1.1 离断右侧胸廓内动脉(RITA)与原位左侧胸廓内动脉
(LITA)血管舒缩性活动的比较

通畅率 LITA 的广为接受成功地引发了对两支 ITA 的临床应用,尽管 RITA
不论是作为原位还是离断移植物,都从未像 LITA 那样常用。这两支 ITA 在临床
和血管造影表现上的明显差异,被认为更多地与技术和血流动力学机制,而不是
其固有的特性相关联[39-42]。

RITA 移植到左冠系统的总体通畅性几乎与 LITA 移植物的通畅性相同
(表 1.3)[41-44]。基于两支 ITA 具有相同的组织病理学,这一结果不足为奇。

移植处的靶动脉影响两支 ITA 的通畅性,植入至 LAD 处的 ITA 的通畅率最大。
针对非 LAD 冠状动脉的移植物的风险较高,以右冠状动脉(right coronary artery,
RCA)区域者的通畅性最差[45-46]。

在一项最近的血管造影研究中,Glineur 等人观察到[35](表 1.3),原位或 Y 型
复合动脉桥中使用的 RITA 均表现出优异的通畅率,且两者之间没有显著差异。
然而,当双侧胸廓内动脉(bilateral internal thoracic artery,BITA)的 Y 型复合桥容
许很多吻合口时,显著差别就出现了。长期随访将有助于确定,是否可通过增多
Y 型复合动脉桥所许可的 ITA 远端吻合口的数量,获得更优良的远期临床效果。

在对该人群的后续分析中,Glineur 等人通过冠脉造影评估了影响 Y 型复合
动脉桥中 RITA 的功能的相关因素[45]。在多变量分析中,吻合口的数目[比值
比(OR)= 0.5,95% 置信区间(CI):0.4~0.7]和严重狭窄的第一回旋支(钝缘支)
(OR = 39.1,95% CI:8.1~189.2)对 RITA 的效能有积极的作用,而吻合于冠状动
脉中间支(OR = 0.01,95% CI:0.003~0.06)和 RCA(OR = 0.08,95% CI:0.02~
0.35)的则具有负面影响。靶向血管的大小、梗死史和局部心肌功能均不影响
RITA 功效。

表 1.3　6 个月系统血管造影对照

	双侧胸廓内动脉 Y 型 桥血管（146 例）	双侧胸廓内动脉原位 桥血管（126 例）	P 值
胸廓内动脉吻合血管造影通畅率对照			
	通畅例数 / 总数	通畅例数 / 总数	
左乳内动脉	190/197（96%）	166/169（98%）	0.96
对角支	49/51	43/43	0.55
前降支	141/146	123/126	0.88
右乳内动脉	260/267（97%）	121/126（96%）	0.69
中间支	10/10	1/1	
第一钝缘支	135/137	120/125	0.37
第二钝缘支	81/84		
左室后支	17/19		
后降支	17/17		
总计	450/464（97%）	287/295（97%）	0.99
其他补充桥血管吻合通畅率对照			
	通畅例数 / 总数	通畅例数 / 总数	
胃网膜右动脉	27/30（90%）	32/38（84%）	0.73
大隐静脉	57/59（97%）	71/76（93%）	0.66

　　Yi 等人[46] 在最近发表的一项荟萃分析中证实，采用两支 ITA 实现冠状动脉血运的重建，提高了 10 年后随访的生存状况。尽管有这些远期报告数据，但目前 RITA 仍未得到广泛使用。

胃网膜右动脉

解剖学

　　胃网膜右动脉（right gastroepiploic artery，RGEA）是胃十二指肠动脉的一个分支，胃十二指肠动脉从肝总动脉发出，是腹主动脉的第 4 个分支。RGEA 在大网膜两层之间沿着胃大弯从右向左延伸，与脾动脉的发出的胃网膜左动脉分支连接。RGEA 发出许多分支：上升的胃支供应胃体的前后表面，而下降的网膜分支供应大网膜并与中结肠动脉的分支相连。这一解剖学事实至关重要，因为冠状动脉的血供取决于主动脉和左心室之间的压力梯度。因此，RGEA 的驱动压力可能低于其他移植血管（ITA 原位或离断行主动脉 - 冠状动脉移植）。

组织学

RGEA 比乳内动脉（interal mammary artery, IMA）含有更多的肌性结构。平滑肌纤维在 RGEA 的中层很丰富，但在 IMA 中却很少见；而弹性纤维在 IMA 的中层中比 RGEA 含量高。Suma 及其同事报道，RGEA 的内膜稍微厚于 ITA，但是由动脉硬化引起的明显管腔变窄是罕见的。然而，在伴有主动脉闭塞性疾病的患者中，有 35 例的 RGEA（3%）呈现明显的动脉硬化[47]。

内皮的功能

体内实验数据阐明，胃网膜动脉（GEA）环和 IMA 环的内皮功能相似[48-50]，提示内皮保护作用有助于提高 ITA 长期通畅率这一概念也可能适用于 GEA。他们对乙酰胆碱、醋甲胆碱、P 物质和组胺等几种物质的反应，呈现了大体类似的非内皮依赖性和内皮依赖性舒张现象；但 GEA 被观察到比 ITA 更强烈地对去甲肾上腺素和氯化钾的收缩反应，这可以解释其易于痉挛的倾向。

Cremer 等人[51] 通过测定手术中机械控制恒定流速下的移植物管腔内压来评估体内内皮依赖性舒张作用。他们观察到乙酰胆碱对 IMA 有良好的血管舒张反应，但 GEA 没有此反应。Hanet 等人[52] 观察到 GEA 植入物对甲基麦角新烯醇的血管收缩反应，与 ITA 的无收缩反应形成明显对照。

通畅率

GEA 植入的早期通畅率与 ITA 相当，而 GEA 的 10 年通畅率不如 ITA（表 1.4）[53-69]。GEA 与冠状动脉之间的血流竞争可能是影响移植血管通畅率的主要因素之一。RGEA 和桡动脉的通畅率高度依赖于原始靶血管的狭窄程度，RGEA 的使用仍然

表 1.4　根据冠脉靶血管的造影特征的近似四分位数观察术后 6 个月桥血管功能

右冠靶血管	胃网膜右动脉（90 例）	大隐静脉（82 例）
最小内径（mm）	桥血管功能，例数（占最小内径类别的 %）	
0	36（100）	33（94）
0.01～0.76	7（88）	7（78）
0.77～1.40	13（50）	13（81）
＞1.40	1（5）	17（77）
狭窄率（%）	桥血管功能，例数（占狭窄类别的 %）	
100	36（100）	33（94）
99～65	11（92）	7（88）
64～48	8（33）	16（84）
＜48	2（11）	14（70）

受到限制，这与竞争性血流所导致的 RGEA 移植失败的高风险相关。在最大应力条件下 RGEA 的血流量，也遭到质疑[70]。由于这些原因，对于冠状动脉严重狭窄的靶血管，选择 GEA 植入具有良好的临床效果。

Glineur 等报道了相似的结果[71-72]。采用 RCA 最小腔径(minimal lumen diameter, MLD)0.77～1.4mm 和狭窄的百分比 48%～64%，似乎可以区分有功能的和无功能的 RGEA。

桡动脉

解剖学

桡动脉(radial artery, RA)发自于肘窝的肱动脉分叉，在前臂的前部向远端延伸。在此，它将前臂分为前室和后室，后室始自 RA 外侧。RA 向外侧绕过腕部，穿行于腕背部桡侧窝和第一背侧骨间肌肌头之间。在前方经过拇指内收肌的肌头，形成掌深弓，并于尺动脉掌深支相衔接。在行程中，RA 与桡静脉伴行。

最常遇到的 RA 远端的解剖变异，是有一个相当大的手掌分枝，其位于桡侧腕曲肌肌腱的浅表部，并在其桡侧行走，继而在桡骨的最远端转向手背。据报道，变异的发生率因位置而异为 1%～15%，分别对应于前臂的上部和下部。

组织学

显微镜分析显示，RA 的管壁明显比 ITA 厚，这是由于其三层(内膜、中膜、外膜)厚度增加所致。

内膜　RA 的内膜由一层内皮细胞和其下的多层内皮下细胞构成。内弹性层具有良好的个体化，呈现多孔结构。

中膜　在 RA 和 ITA 中，血管中膜的组成是相同的：平滑肌细胞、弹性纤维、胶原纤维，以及少数成纤维细胞及其衍生细胞。然而，两种动脉中层展现结构学差异，在 RA 中，肌细胞构成多重致密层。由于这种密集的肌细胞结构，结缔组织似乎稀少。而在 ITA 中，肌细胞较大，形状不规则，结构不太规整且疏松，使弹性纤维和基质显得很丰富。有趣的是，ITA 中膜 / 内膜厚度的比值高于 RA(分别为 4 和 3)。两种动脉外弹力层相同，它比内弹力层的个性化程度低，也存在大量的窗孔。

外膜　外膜由含有成纤维细胞和巨噬细胞的结缔组织构成。滋养血管伴随神经和淋巴管，其分布仅限于外膜层。在 RA 中，这一层较厚。

内皮的功能

作为肌性动脉，RA 移植血管易发生血管痉挛，被认为是早期移植血管失败的主要原因[73]。大量研究揭示，与乳内动脉(internal mammary artery, IMA)相比，

RA 具有较高的受体介导的收缩性，人的 RA 桡动脉是一种 α- 受体占主导、β- 受体功能较弱的动脉[73-77]。此外，与 ITA（IMA）相比，RA 应对氯化钾、5- 羟色胺和去甲肾上腺素所产生的收缩反应较大。RA 的这些侧面可能促成了其易于痉挛的特性。在比较 IMA 和 RA 的一氧化氮（NO）的释放和内皮源性超极化因子（EDHF）介导的超极化时，IMA 中基础和诱发的 NO 释放与 EDHF 介导的超极化均显著高于 RA[78]。RA 的低水平基础 NO 释放量、小而短的刺激诱发的 NO 释放和较低的 EDHF 介导的超极化，可以解释 RA 对围手术期血管痉挛的易感性，并可能影响早期和长期移植血管通畅性的结果[78]。

通畅率

  RA 移植最早发表于 1973[79]，并很快被放弃，这是由于报道记录到的令人沮丧的早期血管造影结果。然而，由于移植血管采集技术的改进、机械扩张的避免、新的保存方法以及术后使用钙通道阻滞剂治疗以预防早期血管痉挛，致使移植的 RA 通畅性得到改善，并使 RA 作为旁路移植血管，在 20 世纪 90 年代东山再起。

  通过前瞻性随机对照试验[80-87]与荟萃分析比较 RA 和大隐静脉桥血管（saphenous vein graft，SVG）通畅性后，得出以下结论：RA 通畅性在短期内与 SVG 通畅性相似，但在中、长期内均优于隐静脉（表 1.5）[88]。这是最近由 Gaudino 和国际桡动脉注册研究者（*RADIAL Investigators*）（2018）在 1 000 多名患者中进行的意义重大的荟萃分析所证实的。该研究发现，RA 的闭塞率为 8.1%，低于 SVG 桥血管的闭塞率 19.9%，二者存在显著性差异［危险比（HR）0.44；95% CI 0.28～0.70；$P < 0.001$］。最后，Gaudino 和同事[88]进行了前瞻性研究及 20 年的随访，发现 RA 长期通畅率为 84.8%，优于 SVG 移植术。

  影响 RA 移植血管通畅率的几个因素：

1. 靶冠状动脉病变的严重程度是 RA 通畅率的主要预测因素，因为它对竞争性血流的影响。RA 通畅程度降低与靶冠状动脉狭窄程度减轻相关。靶血管狭窄越轻，RA 通畅率越低[89]。使用 RA 的界限是冠脉狭窄程度超过 85%。

2. 长达 1 年的随访显示，骨骼化获取的 RA 可改善其通畅率（96.5%～100% vs. 77.5%～86.7%）[90]。然而，这种改善可能是由于使用超声手术刀，后者与明显增加的 RA 血流量有关[91]。

3. 吻合口近端的位置影响 RA 移植物的通畅率。RA 可以作为主动脉 - 冠状动脉桥血管吻合，也可以作为 LITA 的复合移植血管吻合。Jung 和他的同事[92]指出，与同左乳内动脉（left internal mammary artery，LIMA）的吻合相比，与主动脉直接吻合所增加的驱动压力可以改善 RA 的血流。Gaudino 和他的同事[93]研究这一现象。他们的结论是，与 ITA 吻合的 RA 移植血管似乎比与主动脉直接吻合者更容易遭受慢性原位竞争性血流的损害；所以，Y 型血管移植也许应该保留给近于闭塞的靶血管（图 1.2）。

表 1.5　关于桡动脉通畅率的主要研究结果

随机对照实验	＜1 年	＜5 年	＞5 年
Desai（2002）RAPS 研究	闭塞率：RA 8.2% SVG 13.6%（*P* = 0.009）		
Collins（2008）RSVP 研究		通畅率：RA 98.3% SVG 86.4%（*P* = 0.04）	
Hayward（2010）RAPCO 研究			通畅率：RA 90.0%，SVG 87.0%（*P* = 0.29）
Goldman（2011）	通畅率：RA 89.0% SVG 89.0%（*P* = 0.98）		
Deb（2012）RAPS			完全闭塞率：RA 8.9%，SVG 18.6%（*P* = 0.002）
Meta 分析			
Benedetto（2010）		失败率：RA 14.1%，SVG 14.6%（*P* = 0.372）	
Hu（2011）		闭塞率：RA *vs*. SVG：RR 0.507（95% CI 0.14 ~ 0.63, *P* < 0.05）	
Athanasiou（2011）	通畅率：RA *vs*. SVG：OR 1.04（95% CI 0.68 ~ 1.61, *P* = 0.84）	通畅率：RA *vs*. SVG：OR 2.06（95% CI 1.29 ~ 3.29, *P* = 0.002）	通畅率：RA *vs*. SVG：OR 2.28（95% CI 1.32 ~ 3.94, *P* = 0.003）
Deb（2012）			闭塞率：RA *vs*. SVG：OR 0.52（95% CI 0.34 ~ 0.79, *P* = 0.002）
Cao（2012）	完全通畅率：RA 79.2%，SVG 82.5%（OR 0.79, *P* = 0.33）	完全通畅率：RA 89.9%，SVG 63.1%（OR 5.19, *P* < 0.000 1）	
Gaudino（2018）			闭塞率：RA 8.1%，SVG 19.9%（*P* < 0.001）

95% CI，95% 置信区间；OR，比值比；RA，桡动脉；SVG，大隐静脉桥血管。

 4. 序贯移植可改善 RA 的通畅性 [94-95]，特别是对于直径小于 1.5mm 且远端血流差的靶冠状动脉。

大隐静脉桥血管

  自 20 世纪 60 年代后期以来 [96]，采用大隐静脉桥血管（saphenous vein graft，SVG）的 CABG 一直是首选治疗冠心病（CAD）的手段。然而，很快就有证据显

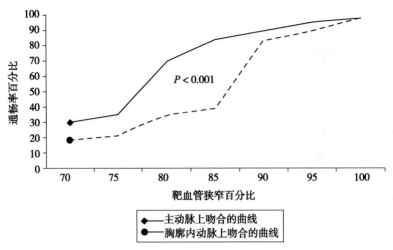

图 1.2 桡动脉桥血管中期通畅率与近端吻合部位和靶血管狭窄程度的关系

示，CABG 只能缓解一个进行性的过程，而静脉桥血管粥样硬化的迅速进展，又使情况更为复杂化。

早期血栓形成、血管内膜增生（neointimal hyperplasia）和继发性动脉粥样硬化被认为是移植失败的主要原因。这种失败的原因可能植根于由静脉壁的结构和生理变化所引起的桥静脉内的血栓形成。

血管内膜增生，被定义为静脉内膜平滑肌细胞和细胞外基质的蓄积，是静脉移植物第一年中的主要病变过程。几乎所有植入到动脉循环的静脉都在 4～6 周内发生内膜壁增厚，从而使其管腔减小。正常成人动脉中层的平滑肌细胞以非常低的速度增殖（<0.1%/d），但在适当的刺激下，可以非常迅速地从静态切换到增殖状态[97]。

内膜损伤导致平滑肌细胞从中膜层向内膜迁移和增殖。由此导致的静脉移植物的管腔狭窄通常本身并不限制血流。然而，随着时间的推移，血管内膜增生区域可成为动脉粥样硬化的易发部位，并可能导致后续的狭窄[98]。

解剖学

大隐静脉是小腿部和大腿部（皮下）大的浅静脉。它起始于第一趾背静脉与足背静脉弓的连接处，经过内踝前方（通常可以看到和扪及），上行至小腿内侧。在膝盖处，它跨过股骨内上髁的后缘。然后大隐静脉转向外侧，走行于大腿前表面，之后进入阔筋膜处的隐窝开口。在隐股汇合部股三角区域，大隐静脉汇入股静脉。

组织学

内膜 大隐静脉内膜由内皮细胞和一层薄的内皮下层组成，在结缔组织成分之间有平滑肌细胞；薄的内弹性膜可能出现，也可能不出现；如果出现，它不像动脉里那样明显。

中膜　大隐静脉的中膜比动脉薄得多，主要包含环状走向的平滑肌和胶原纤维。因此，其内膜和中层之间的区别不像动脉里那么明显。

外膜　大隐静脉外膜通常比中膜厚，主要由胶原纤维构成。它可以含有长轴走向的平滑肌肌束。

内皮功能　ITA 相较于大隐静脉的优越性，被认为是由于其内皮细胞具有良好的生物学特性，可以保护它免受痉挛、血栓形成和动脉粥样硬化的影响。

与 ITA 移植物不同，大隐静脉对麦角胺（ergotamine，ERGO）的反应是收缩，而对硝酸异山梨酯（ISDN）无舒张反应[99]。这些血管舒缩反应的差异可以反映血管平滑肌对这些药物敏感性的异质性，或血管紧张性基础水平的差异。

通畅率　据估计，CABG 术后的第 1 年中，10%～15% 的静脉桥闭塞[100-101]。移植物的折损率在术后 1～6 年间估计为每年 1%～2%，在术后 6～10 年间估计为每年 4%。截至术后 10 年，约 60% 的静脉移植物未闭塞；只有 50% 的未闭静脉移植物没有显著性狭窄。

知识栏 1.1　CABG 静脉桥的发病机制

第一阶段：急性血栓形成（<1 个月）
第二阶段：内膜增生（1～12 个月）
- 中层平滑肌增生
- 平滑肌细胞从中层迁移至内膜
- 平滑肌细胞增殖和细胞外基质产生
第三阶段：动脉粥样硬化（>3 年）

下面陈述了患者变量与移植物通畅率的关系：

1. 年龄较小和左心室射血分数 <30%，可显著降低移植物通畅率[102]。一种可能的解释是，年轻的患者更常见风险因素（如吸烟和胆固醇血症）和较严重的冠状动脉疾病。射血分数降低可能表明心肌梗死面积大，远端血流差。

2. 手术年限显著影响移植物通畅性。对于任何已知的血管造影间隔，较近期进行的手术都与较好的移植物通畅性相关。这一观察发现可能是由于阿司匹林的常规使用、降胆固醇药物的积极治疗，以及在过去 30 年中得到改进的（桥血管的）采集、制备和储存技术。阿司匹林（325mg/d）与术后第 1 年 SVG 通畅性改善有关[103]。一项 CABG 术后的临床实验研究（Post-coronary Bypass Graft Trial）证明[104]，积极降低低密度脂蛋白胆固醇至 <100mg/dl，可使 SVG 血管阻塞性改变减少 31%。血管移植物的获取、制备和储存技术显著影响其通畅程度[105]。

3. 手术到血管造影的间隔时间显著影响移植物的通畅率。血管造影所揭示的移植血管通畅率中，在小于 1 年、1～4 年、5～9 年、10～14 年和 > 15 年时分别为 78%、78%、60%、50% 和 50%。

外科手术因素与移植物通畅性关系如下：

1. 冠状动脉靶血管对移植物通畅率有显著影响。移植到 RCA 的通畅性最差，移植到 LAD 的通畅性最好。通畅率从低到高的顺序为：RCA、钝性边缘动脉、后降支、对角支、LAD[106]。

2. 冠状动脉靶血管直径明显影响移植物的通畅性，以动脉内膜切除术后的通畅性最差[107]。最有可能的原因是大口径血管有较好的流量，因此，会有更较好的移植物通畅率。

3. 桥血管直径显著影响移植物的通畅率[102]。大口径静脉桥与低的移植物通畅率相关；较好的移植物通畅率与较小的桥血管内径有关。

4. 桥血管壁厚度有影响桥血管通畅性的倾向[102]。管壁厚度分为厚、正常、薄三个等级。壁厚定义为 > 1.5mm，正常为 1.0～1.5mm，壁薄定义为 < 1.0mm。壁厚静脉与最差移植物通畅率有关。大直径、壁厚隐静脉使用后的不良结果可能源于管内血液的低速流动，导致氧化的低密度脂蛋白沉积于移植物管壁。

5. 冠状动脉靶血管狭窄与移植物通畅率无明显相关性[108]。与动脉移植物相比，静脉移植物较少痉挛，较少受到竞争性血流和自动调节的影响。

6. 远端吻合类型，即端 - 侧吻合或侧 - 侧吻合（序贯吻合），以后一种吻合方式通畅性为佳[109-110]。

桥血管的设计

左冠状动脉系统血运重建的策略

在通畅性、免于动脉粥样硬化、对左冠状动脉（left coronary artery，LCA）系统重建后的生存改善等方面，BITA 已经被证明明显优于其他类型的移植物。一些荟萃分析也证明了 BITA 优于单支胸廓内动脉（single ITA，SITA）。要经过 7～10 年的随访，才能看到 BITA 移植的优势[111]，但 10～20 年后，BITA 的优势便呈现出统计学和临床上的显著性（图 1.3）。然而，即使理想的移植物已被明确证实，但使用方法仍有争议。因此，人们提出了几种 BITA 构型来实现左侧心肌的完全血运重建。

有两种主要的 BITA 设计策略用于重建左冠状动脉系统，即原位和离断：

1a. 原位 LITA 吻合至 LAD 区域，原位 RITA 经横窦（transverse sinus，TS）吻合至左回旋支区域（图 1.4a）。

1b. 原位 RITA 吻合至 LAD 区域，原位 LITA 吻合至回旋支区域（图 1.4b）。

2a. 原位 LITA 吻合至 LAD 区域，离断的 RITA 以 Y 或 T 型桥形式植入 LITA（图 1.4c）。

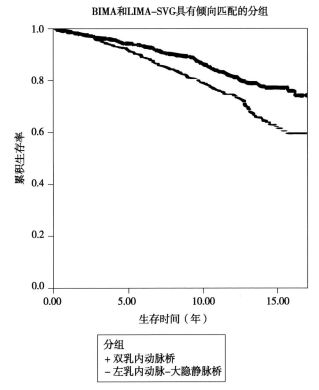

图 1.3　倾向性匹配对照分析双侧乳内动脉（BIMA）与左乳内动脉 - 大隐静脉桥（LIMA-SVG）患者的 Kaplan-Meier 生存曲线

2b. 原位 LITA 吻合至 LAD 区域，离断的 RITA 植入主动脉（根部）（图 1.4d）。

1a. 原位 LITA 吻合至 LAD 区域，原位 RITA 经横窦吻合至左旋支区域

优点：

a）每个 ITA 都是在原位使用的，因而能够稳定地为每个靶血管提供充足的血流；

b）利于胸骨二次切开术或主动脉瓣手术，RITA 没有经主动脉前方越过胸部正中线[112-115]。

缺点：

a）当通过横窦使用 RITA 时，跨过胸部达到左回旋支的这一段距离，容许移植中部或接近末梢的分支；

b）为了能达到近端钝缘支或中间支动脉，往往需要 RITA 的全长直至其末端的分叉部位。因此，RITA 吻合口常常偏小且富含肌细胞，这被认为是导致吻合口通畅性差的一个因素；

c）由于 RITA 较短，作序贯式吻合的可能性较小；

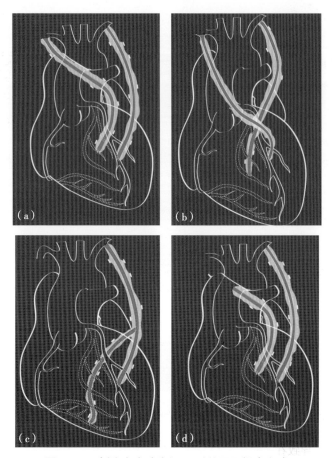

图 1.4 双侧胸廓内动脉（BITA）的不同组合方式

d）如果需要吻合多个回旋支分支，则需要使用另一个桥血管，如桡动脉或 SVG。Glineur 等人 [37] 比较了原位 RITA 和离断 RITA，发现两组患者人均移植血管吻合总数相似。然而，复合 BITA Y 型桥模式，能使 RITA 到达更远端钝缘支；在某些情况下，还能达到左室后外支（posterolateral artery，PLA）或后降支动脉（posterior descending artery，PDA）。因此，ITA 可以实现的桥血管吻合口数量，在 BITA 复合 Y 型桥组明显多于原位 BITA 组。所以，在 BITA 原位组中使用了大量的补充桥血管。

1b. 原位 RITA 吻合至前降支区域，原位 LITA 吻合至回旋支区域

优点：

a）每个 ITA 都是在原位使用的，因而它能够稳定地为每个靶血管提供充分的血流；

b）LITA 可以重建左回旋支的多个分支，避免了在此系统中使用辅助桥血管。

缺点：

a）RITA 在主动脉前面跨过胸部中线，增加了二次手术或主动脉瓣手术时桥血管损伤的风险；

b）如果 LAD 病变很严重，需要进行远端吻合，RITA 的移植并不总是可行的；

c）由于长度的不足，在这个模式中做 RITA 与 LAD、对角支之间的序贯吻合是非常困难的。

2a. 原位 LITA 吻合至 LAD 区域，离断的 RITA 以 Y 或 T 型桥形式植入 LITA

利用离断的 RITA 与 LITA 作近端吻合的复合 Y 型桥已经得到了广泛应用[116]。

优点：

a）BITA 这一组合，采用两个 ITA 实现了全部心肌的血运重建，而不需要补充性桥血管；

b）RITA 并不跨越胸部中线，方便二次正中开胸术和主动脉瓣手术中；

c）在这个模式中，通常不需要完整获取 RITA，通过给胸骨右下方保留大量残留血供，来降低切口并发症的风险。

缺点：

a）这种模式的完全重建冠状动脉系统的能力，包括 RCA，一直受到争议。有人质疑，一个单独的 ITA 能否稳定地提供足够的血流，特别是用于 Y 型复合动脉桥中来供应三个冠脉区域。Royse 等人[117] 报道，一个 Y 型复合桥可使通过单个 ITA 蒂部的自由血流量增加 75%，而且 Y 型复合桥具有相当大的保留血液的潜力。

b）理论上可能存在一种"窃血现象"（充血时血液从高阻值血管支路向低阻值支路分流），导致在心肌血流量需求最大的时期，Y 型复合动脉桥中一个支路的灌注压下降。

Glineur 等通过测定血液保留占比（fractional flow reserve，FFR）和这种复合构型在静止和最大充血时两个支路中的压力下降，研究了这种构型的"窃血现象"和血管重建的完整性[118]。他们证实，原位 LITA 上连接离断 RITA 的 Y 构型，可以使整个左冠状动脉系统获得充分的血运重建，其两个支路远端的灌注压分布均匀，对最大血流的阻力最小。压力沿着桥血管的逐渐降低，在基础条件下可以忽略不计，且其冠状动脉血管舒张引发最大充血时仍然保持很小。这并不奇怪，充血期间观察到的压力下降大部分发生在 Y 型移植物血流量最大的常见部位。此外，根据 FFR 的评估，Y 型移植物的两个支路的电导似乎是相同的，排除了窃血现象的可能性。

c）BITA Y 型复合桥的第三个可能的缺点是，与原位移植物相比，复合桥血管竞争性血流的风险增加。的确，在这种复合桥中，竞争血流的机制比单个桥血管更为复杂，在单个桥血管中，相互作用仅存在于近端的流入和远端吻合口的流出之间。而在这种连续的复合桥中，复合移植物内所有吻合的分支之间也存在相互作用，导致移植物内与冠状动脉内的压力波之间发生相位延迟，特别是对较远的冠状动脉，如 RCA。Nakajima 等人[119] 发现，竞争性血流和桥血管闭塞最重要的预测因子是 RCA 区域中存在中度狭窄的分枝。Glineur 等人分析了 Y 型复合桥中 RITA 的功能，发现当用于几个回旋支的分支或严重狭窄（>70%）的第一钝缘支，RITA 的功能明显提升，而在 RCA 桥血管存在时，效果则不是那么满意[120]。

d) 当需要在心脏侧壁进行多次吻合时，RITA 吻合在中间分枝的安排可能是困难的。的确，Glineur 发现在中间区域移植冠状动脉分枝对 RITA 功能的预后有负面影响[120]。有一些安排可能导致中间吻合口扭转打折，特别是当近端 Y 型吻合口在肺动脉区附近或心包内进行时（图 1.5a）。基于这一发现，Glineur 提出了几个避免中间分支打折的解决方案：

①在 LITA 上进行近端 T 吻合（图 1.5b）；

②使用第二根小 Y 型移植物防止海鸥式扭结（图 1.5c）；

③将离断 RITA 在 LITA 很高的位置进行的近端复合吻合，以获得 RITA 到中间支顺畅的弧形状态（图 1.5d）；

④在中间支施行侧-侧（L/L）吻合，在回旋动脉施行端-侧（T）吻合（图 1.5e）。

必须指出的是，后三种解决方案减少了 RITA 到钝缘支或右冠分支的可用长度。

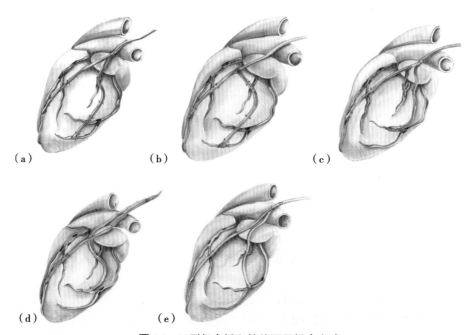

图 1.5 Y 型复合桥血管的不同组合方式

2b. 原位 LITA 吻合至 LAD 区域，离断的 RITA 植入主动脉根部

优点：

a）这种配置允许在心脏侧壁与 RITA 进行多次吻合；

b）这种配置中的 RITA 能够稳定地为每个靶血管提供充足的血流；

c）由于直接植入主动脉产生的高脉动性波，这种配置中产生竞争性血流的风险降低了。

缺点：

a）RITA 在主动脉的植入吻合需要主动脉操作；

b）主动脉和 RITA 之间常常有巨大的差异。因此，一些作者提出在主动脉上使用静脉或心包膜片来减少这种不匹配矛盾；

c）RITA 吻合于主动脉时的通畅率比原位使用时要低[121]。

右冠状动脉系统血运重建的策略

左冠状动脉和右冠状动脉（right coronary artery，RCA）系统表现出不同的生理血流模式和不同的动脉粥样化病变模式，可以解释诸如原位 RITA 植入 RCA 的通畅性低于植入左侧靶血管时此类现象。因此，为右冠及其分支选择合适的桥血管时，不能简单地以左冠脉系统及混合靶血管的数据来进行推断。

用于 RCA 系统血管重建术的桥血管包括隐静脉，RITA 原位或 Y 型复合桥模式，RA 离断植于主动脉或用于其他复合移植物，以及 RGEA。临床数据对桥血管类型的选择的影响尚不清楚，该右冠系统的辅助桥血管的选择有待确定。这些移植到 RCA 中的任何一种桥血管都没有很好的通畅率[122-123]。使用 RA 或 RGEA 作为 RCA 中度狭窄的桥血管是受到制约的，因为它与竞争性血流引发的桥血管无效的高风险相关。RGEA 的流量受限也有报道[124]。

Hadinata 和他的同事[125] 报告了 RA 的绝对通畅率为 83.6%，针对右冠脉靶血管的每搏输出量（stroke volume，SV）为 76.5%；其通畅率低于来自一项最新研究报告，即平均随访 5 年的"桡动脉通畅率和临床效果"（Radial Artery Patency and Clinical Outcomes，RAPCO）实验，所展现的通畅率（RA 为 90%，SVG 为 82%）[126]。对这些差异的可能解释包括：

（a）较长的平均随访时间可能导致后者通畅性下降；

（b）右冠可能是一个较小的靶动脉，其血流范围比大多数 RAPCO 研究的移植血管小，后者大部分针对心脏左侧（表明外科医生认为右冠是一个较低级的靶动脉）；

（c）右冠系统中，固有血管狭窄处竞争性血流高于 80% 是导致 RA 失效的重要危险因素；

（d）Tatoulis 和同事[127] 证明，固有血管狭窄处的竞争性血流高于 80% 是右侧 RA 移植物失效的重要危险因素，这可能更倾向于是右侧的难题，也从而降低了吻合于右冠系统的 RA 的平均通畅性；

(e) 有关报告结果，症状取向的研究与协议取向的血管造影相比，可能会低估总体通畅率。

冠状动脉病变的剖析是选择桥血管的一个重要因素。除了最大狭窄百分数外，我们还使用最小腔径作为竞争性血流的替代指标。最大狭窄百分数不像最小管内径可用作竞争性血流的良好指标。通过 50% 狭窄处的竞争性血流，在 5mm 口径的右冠中一定高于 2mm 口径的动脉。仅使用最大冠状动脉狭窄程度不会因冠状动脉的大小而做调整，而利用最小腔径则可以。

Glineur 等做了 172 例冠状动脉血管重建患者的系列研究，其右冠重建随机选择了其中 82 例采用 SVG 血管重建，90 例采用 RGEA 血管重建。所有患者术后 6 个月进行了系统的血管造影对照。他们发现，在 6 个月的随访中，内径超过第三四分位数（0.77～1.4mm）或狭窄小于 55%，对 RGEA 预示着不良血流模式，而对 SVG 则不然。针对这些中等程度的狭窄，SVG 优 RGEA 或 RITA（图 1.6）。

总结

本篇文献综述应当可以指导外科医生的冠状动脉移植策略，以及他们处理冠状动脉疾病患者的方法。准确评估冠状动脉病变的严重程度是至关重要的。如果病变的严重程度值得怀疑，那么进一步的 FFR 评估是必要的。

Glineur 提出了一个适用于 75 岁以下患者的决策树（图 1.7）。他们目前使用 BITA 对无禁忌证的患者进行左冠状动脉系统的血管重建。LITA 系统地用于重建 LAD 的区域。如果还需要重建一个对角支，则按序贯式先搭建对角，然后再吻合前降支。对于心脏侧壁靶血管，RITA 可以原位或复合桥方式使用。如果需要吻合多个边缘血管，则采用 RITA 复合模式。

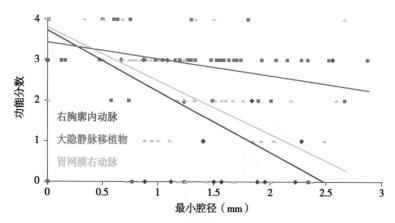

图 1.6 对于中度狭窄的靶血管，隐静脉桥血管（SVG，蓝色）优于胃网膜右动脉（RGEA，绿色）或右侧胸廓内动脉（RITA，红色）

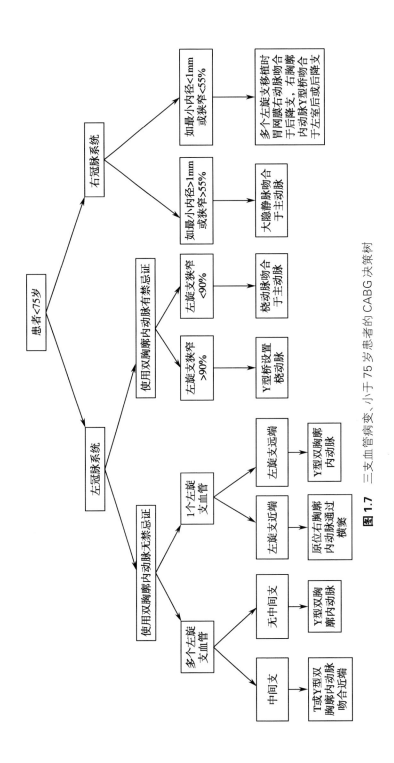

图 1.7　三支血管病变、小于 75 岁患者的 CABG 决策树

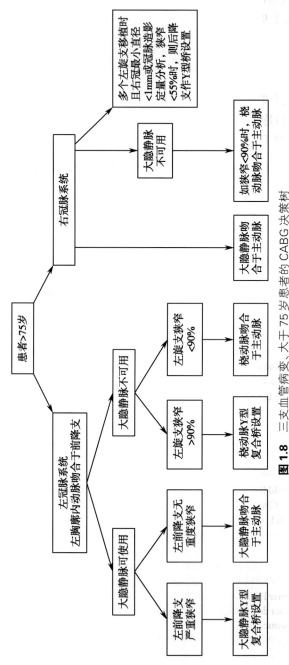

图 1.8 三支血管病变、大于 75 岁患者的 CABG 决策树

如果双侧 ITA 均属禁忌，则应用 RA 重建心脏侧壁的血运。因为 RA 对竞争性血流较 ITA 敏感，所以，如果靶血管狭窄低于 90%，则需将 RA 吻合于主动脉。如果狭窄程度大于 90%，则可采用与 RITA 相同的方式建立复合式血管桥。

对于右冠状动脉系统，通过冠脉造影定量分析（quantitative coronary angiography，QCA），RGEA 或 RITA 仅在冠脉病变的 MLD 小于 1mm 或狭窄大于 55% 中使用。在所有其他情况下均使用 SVG。

对于年龄大于 75 岁的患者 [37]（图 1.8），LAD 区域的策略与上述相同；对于左旋支区域，使用的是 SVG。在 SVG 的质量较差或没有可用的情形下，就按照上述方式使用 RA。对于右冠状动脉系统，系统地使用 SVG。如果没有可用的 SVG，则在主动脉上移植 RA。

（李　静　张永健　钟　亮　郑建杰 译　庞继洁 审）

参考文献

1. **Guo-Wei He** (1999). Arterial grafts for coronary artery bypass grafting: biological characteristics, functional classification, and clinical choice. *Ann Thorac Surg*, **67**, 277–84.
2. **Furchgott RF, Vanhoutte PM** (1989). Endothelium-derived relaxing and contracting factors. *FASEB J*, **3**, 2007–15.
3. **Lüscher TF, Diederich D, Siebenmann R**, *et al.* (1988). Difference between endothelium-dependent relaxation in arterial and venous coronary bypass grafts. *N Engl J Med*, **319**, 462–7.
4. **Marx R, Jax TW, Plehn G**, *et al.* (2001). Morphological differences of the internal thoracic artery in patients with and without coronary artery disease--evaluation by duplex-scanning. *Eur J Cardiothorac Surg*, **20**(4), 755–9.
5. **He G-W, Buxton B, Rosenfeldt F, Wilson AC, Angus JA** (1989). Weak β-adrenoceptor-mediated relaxation in the human internal mammary artery. *J Thorac Cardiovasc Surg*, **97**, 259–66.
6. **Green GE** (1972). Internal mammary artery-to-coronary artery anastomosis. Three-year experience with 165 patients. *Ann Thorac Surg*, **14**(3), 260–71.
7. **Kay EB, Naraghipour H, Beg RA**, *et al.* (1974). Internal mammary artery bypass graft—long-term patency rate and follow-up. *Ann Thorac Surg*, **18**(3), 269–79.
8. **Barner HB, Mudd JG, Mark AL, Ahmad N, Dickens JF** (1976). Patency of internal mammary-coronary grafts. *Circulation*, **54**(6 Suppl), III70–3.
9. **Tector AJ, Davis L, Gabriel R**, *et al.* (1976). Experience with internal mammary artery grafts in 298 patients. *Ann Thorac Surg*, **22**(6), 515–9.
10. **Geha AS, Krone RJ, McCormick JR, Baue AE** (1975). Selection of coronary bypass. Anatomic, physiological, and angiographic considerations of vein and mammary artery grafts. *J Thorac Cardiovasc Surg*, **70**(3), 414–31.
11. **Tyras DH, Barner HB, Kaiser GC, Codd JE, Pennington DG, Willman VL** (1980). Bypass grafts to the left anterior descending coronary artery: saphenous vein versus internal mammary artery. *J Thorac Cardiovasc Surg*, **80**(3), 327–33.
12. **Lytle BW, Loop FD, Thurer RL**, *et al.* (1980). Isolated left anterior descending coronary atherosclerosis: long-term comparison of internal mammary artery and venous autografts. *Circulation*, **61**(5), 869–74.

13. Tector AJ, Schmahl TM, Janson B, Kallies JR, Johnson G (1981). The internal mammary artery graft: its longevity after coronary bypass. *JAMA*, **246**(19), 2181–3.

14. Singh RN, Sosa JA, Green GE (1983). Internal mammary artery versus saphenous vein graft. Comparative performance in patients with combined revascularisation. *Br Heart J*, **50**(1), 48–58.

15. Grondin CM, Campeau L, Lespérance J, Enjalbert M, Bourassa MG (1984). Comparison of late changes in internal mammary artery and saphenous vein grafts in two consecutive series of patients 10 years after operation. *Circulation*, **70**(3 Pt 2), I208–12.

16. Okies JE, Page US, Bigelow JC, Krause AH, Salomon NW (1984). The left internal mammary artery: the graft of choice. *Circulation*, **70**(3 Pt 2), I213–21.

17. Lytle BW, Cosgrove DM, Loop FD, *et al.* (1986). Perioperative risk of bilateral internal mammary artery grafting: analysis of 500 cases from 1971 to 1984. *Circulation*, **74**(5 Pt 2), III37–41.

18. Loop FD, Lytle BW, Cosgrove DM, *et al.* (1986). Influence of the internal-mammary-artery graft on 10-year survival and other cardiac events. *N Engl J Med*, **314**(1), 1–6.

19. Zeff RH1, Kongtahworn C, Iannone LA, *et al.* (1988). Internal mammary artery versus saphenous vein graft to the left anterior descending coronary artery: prospective randomized study with 10-year follow-up. *Ann Thorac Surg*, **45**(5), 533–6.

20. Ivert T, Huttunen K, Landou C, Björk VO (1988). Angiographic studies of internal mammary artery grafts 11 years after coronary artery bypass grafting. *J Thorac Cardiovasc Surg*, **96**(1), 1–12.

21. Goldman S, Copeland J, Moritz T, *et al.* (1990). Internal mammary artery and saphenous vein graft patency. Effects of aspirin. *Circulation*, **82**(5 Suppl), IV237–42.

22. Fiore AC, Naunheim KS, Dean P, *et al.* (1990). Results of internal thoracic artery grafting over 15 years: single versus double grafts. *Ann Thorac Surg*, **49**(2), 202–8.

23. Galbut DL, Traad EA, Dorman MJ, *et al.* (1993). Coronary bypass grafting in the elderly. Single versus bilateral internal mammary artery grafts. *J Thorac Cardiovasc Surg*, **106**(1), 128–35; discussion 135–6.

24. Boylan MJ, Lytle BW, Loop FD, *et al.* (1994). Surgical treatment of isolated left anterior descending coronary stenosis. Comparison of left internal mammary artery and venous autograft at 18 to 20 years of follow-up. *J Thorac Cardiovasc Surg*, **107**(3), 657–62.

25. Goldman S, Copeland J, Moritz T, *et al.* (1994). Long-term graft patency (3 years) after coronary artery surgery. Effects of aspirin: results of a VA cooperative study. *Circulation*, **89**(3), 1138–43.

26. Fitzgibbon GM, Kafka HP, Leach AJ, *et al.* (1996). Coronary bypass graft fate and patient outcome: angiographic follow-up of 5,065 grafts related to survival and reoperation in 1,388 patients during 25 years. *J Am Coll Cardiol*, **28**(3), 616–26.

27. Gill IS, FitzGibbon GM, Higginson LA, Valji A, Keon WJ (1997). Minimally invasive coronary artery bypass: a series with early qualitative angiographic follow-up. *Ann Thorac Surg*, **64**(3), 710–4.

28. Sabik JF 3rd, Lytle BW, Blackstone EH, *et al.* (2003). Does competitive flow reduce internal thoracic artery graft patency? *Ann Thorac Surg*, **76**, 1490–6; discussion 1497.

29. Hashimoto H, Isshiki T, Ikari Y, *et al.* (1996). Effects of competitive blood flow on arterial graft patency and diameter. Medium-term postoperative follow-up. *J Thorac Cardiovasc Surg*, **111**, 399–407.

30. Seki T, Kitamura S, Kawachi K, *et al.* (1992). A quantitative study of postoperative luminal narrowing of the internal thoracic artery graft in coronary artery bypass surgery. *J Thorac Cardiovasc Surg*, **104**, 1532–8.

31. Pagni S, Storey J, Ballen J, *et al.* (1997). ITA versus SVG: a comparison of instantaneous pressure and flow dynamics during competitive flow. *Eur J Cardiothorac Surg*, **11**, 1086–92.

32. Shimizu T, Hirayama T, Suesada H, *et al.* (2000). Effect of flow competition on internal thoracic artery graft: postoperative velocimetric and angiographic study. *J Thorac Cardiovasc Surg*, **120**, 459–65.

33. **Kawasuji M, Sakakibara N, Takemura H**, *et al.* (1996). Is internal thoracic artery grafting suitable for a moderately stenotic coronary artery? *J Thorac Cardiovasc Surg*, **112**, 253–9.

34. **Shaha PJ, Durairaja M, Gordon I**, *et al.* (2004). Factors affecting patency of internal thoracic artery graft: clinical and angiographic study in 1434 symptomatic patients operated between 1982 and 2002. *Eur J Cardiothorac Surg*, **26**(1), 118–24.

35. **Glineur D, Hanet C, Poncelet A**, *et al.* (2008). Comparison of bilateral internal thoracic artery revascularization using *in situ* or Y graft configurations: a prospective randomized clinical, functional, and angiographic midterm evaluation. *Circulation*, **118**(14 Suppl), S216–21.

36. **Voors AA, van Brussel BL, Plokker HW**, *et al.* (1996). Smoking and cardiac events after venous coronary bypass surgery: a 15-year follow-up study. *Circulation*, **93**, 42–7.

37. **Märkl B, Raab S, Arnholdt H, Vicol C** (2003). Morphological and histopathological comparison of left and right internal thoracic artery with implications on their use for coronary surgery. *Interact Cardiovasc Thorac Surg*, **2**(1), 73–6.

38. **Glineur D, Djaoudi S, D'horre W**, *et al.* (2011). Endothelium-dependent and independent vasodilator response of left and right internal thoracic arteries used as a composite Y-graft. *Eur J Cardiothorac Surg*, **40**(2), 38–993.

39. **Chow M, Sim E, Orszulak T, Schaff H** (1994). Patency of internal thoracic artery grafts: comparison of right versus left and importance of vessels grafted. *Circulation*, **90**, II-129-II-32.

40. **Buxton BF, Ruengsakulrach P, Fuller J**, *et al.* (2000). The right internal thoracic artery graft-benefits of grafting the left coronary system and native vessels with a high-grade stenosis. *Eur J Cardiothorac Surg*, **18**, 255–61.

41. **Pick AW, Orszulak TA, Anderson BJ, Schaff HV** (1997). Single versus bilateral internal mammary artery grafts: 10-year outcome analysis. *Ann Thorac Surg*, **64**, 599–605.

42. **Tatoulis J, Buxton BF, Fuller JA** (1997). Results of 1,454 free right internal thoracic artery-to-coronary artery grafts. *Ann Thorac Surg*, **64**(5), 1263–8; discussion 1268–9.

43. **Ura M, Sakata R, Nakayama Y, Arai Y, Saito T** (1998). Long-term patency rate of right internal thoracic artery bypass via the transverse sinus. *Circulation*, **98**(19), 2043–8.

44. **Dion R, Glineur D, Derouck D**, *et al.* (2000). Long-term clinical and angiographic follow-up of sequential internal thoracic artery grafting. *Eur J Cardiothorac Surg*, **17**(4), 407–14.

45. **Glineur D, Hanet C, D'hoore W** *et al.* (2009). Causes of non-functioning right internal mammary used in a Y-graft configuration: insight from a 6-month systematic angiographic trial. *Eur J Cardiothorac Surg*, **36**(1), 129–35.

46. **Yi G, Shine B, Rehman SM, Altman DG, Taggart DP** (2014). Effect of bilateral internal mammary artery on long-term survival: a meta-analysis approach. *Circulation*, **130**(7), 539–45.

47. **Suma H, Takanashi R** (1990). Arteriosclerosis of the gastroepiploic and internal thoracic arteries. *Ann Thorac Surg*, **50**, 413–6.

48. **O'Neil GS, Chester AH, Allen SP**, *et al.* (1993). Endothelial function of human gastroepiploic artery: implications for its use as a bypass graft. *J Thorac Cardiovasc Surg*, **102**, 563–5.

49. **Ochiai M, Ohno M, Taguchi J**, *et al.* (1992). Responses of human gastroepiploic arteries to vasoactive substances: comparison with responses of internal mammary arteries and saphenous veins. *J Thorac Cardiovasc Surg*, **103**, 435–8.

50. **Yang Z, Siebenmann R, Studer M, Egloff L, Lüscher TF** (1992). Similar endothelium-dependent relaxation, but enhanced contractility of the right gastroepiploic artery as compared with the internal mammary artery. *J Thorac Cardiovasc Surg*, **104**, 459–64.

51. **Cremer J, Liesmann T, Wimmer-Greinecker G**, *et al.* (1994). *In vivo* comparison of free coronary grafts using the inferior epigastric, the gastroepiploic and the internal thoracic artery. *Eur J Cardiothorac Surg*, **8**, 240–6.

52. **Hanet C, Seeman C, Khoury G, Dion R, Robert A** (1994). Differences in vasoreactivity between gastroepiploic artery grafts late after bypass surgery and grafted coronary arteries, *Circulation*, **90**(Suppl II), 155–9.

53. **Perrault LP, Carrier M, Hébert Y**, *et al.* (1993). Clinical experience with the right gastroepiploic artery in coronary artery bypass grafting. *Ann Thorac Surg*, **56**(5), 1082–4.

54. **Mills NL, Hockmuth DR, Everson CT, Robart CC** (1993). Right gastroepiploic artery used for coronary artery bypass grafting. Evaluation of flow characteristics and size. *J Thorac Cardiovasc Surg*, **106**(4), 579–85.

55. **Pym J, Brown PM, Charrette EJ, Parker JO, West RO** (1987). Gastroepiploic-coronary anastomosis. A viable alternative bypass graft. *J Thorac Cardiovasc Surg*, **94**(2), 256–9.

56. **Grandjean JG, Boonstra PW, den Heyer P, Ebels T** (1994). Arterial revascularization with the right gastroepiploic artery and internal mammary arteries in 300 patients. *J Thorac Cardiovasc Surg*, **107**(5), 1309–15.

57. **Jegaden O, Eker A, Montagna P**, *et al.* (1995). Technical aspects and late functional results of gastroepiploic bypass grafting (400 cases). *Eur J Cardiothorac Surg*, **9**(10), 575–80.

58. **Albertini A, Lochegnies A, El Khoury G**, *et al.* (1998). Use of the right gastroepiploic artery as a coronary artery bypass graft in 307 patients. *Cardiovasc Surg*, **6**(4), 419–23.

59. **Gagliardotto P, Coste P, Lazreg M, Dor V** (1998). Skeletonized right gastroepiploic artery used for coronary artery bypass grafting. *Ann Thorac Surg*, **66**(1), 240–2.

60. **Suma H, Isomura T, Horii T, Sato T** (2000). Late angiographic result of using the right gastroepiploic artery as a graft. *J Thorac Cardiovasc Surg*, **120**(3), 496–8.

61. **Santos GG, Stolf NA, Moreira LF**, *et al.* (2002). Randomized comparative study of radial artery and right gastroepiploic artery in composite arterial graft for CABG. *Eur J Cardiothorac Surg*, **21**(6), 1009–14.

62. **Takahashi K, Daitoku K, Nakata S, Oikawa S, Minakawa M, Kondo N** (2004). Early and mid-term outcome of anastomosis of gastroepiploic artery to left coronary artery. *Ann Thorac Surg*, **78**(6), 2033–6

63. **Hirose H, Amano A, Takanashi S, Takahashi A** (2002). Coronary artery bypass grafting using the gastroepiploic artery in 1,000 patients. *Ann Thorac Surg*, **73**(5), 1371–9.

64. **Kamiya H, Watanabe G, Takemura H, Tomita S, Nagamine H, Kanamori T** (2004). Total arterial revascularization with composite skeletonized gastroepiploic artery graft in off-pump coronary artery bypass grafting. *J Thorac Cardiovasc Surg*, **127**(4), 1151–7.

65. **Kamiya H, Watanabe G, Takemura H, Tomita S, Nagamine H, Kanamori T** (2004). Skeletonization of gastroepiploic artery graft in off-pump coronary artery bypass grafting: early clinical and angiographic assessment. *Ann Thorac Surg*, **77**(6), 2046–50.

66. **Fukui T, Takanashi S, Hosoda Y, Suehiro S** (2005). Total arterial myocardial revascularization using composite and sequential grafting with the off-pump technique. *Ann Thorac Surg*, **80**(2), 579–85.

67. **Ryu SW1, Ahn BH, Choo SJ**, *et al.* (2005). Skeletonized gastroepiploic artery as a composite graft for total arterial revascularization. *Ann Thorac Surg*, **80**(1), 118–23.

68. **Kim KB, Cho KR, Choi JS, Lee HJ** (2006). Right gastroepiploic artery for revascularization of the right coronary territory in off-pump total arterial revascularization: strategies to improve patency. *Ann Thorac Surg*, **81**(6), 2135–41.

69. **Suma H, Tanabe H, Takahashi A**, *et al.* (2007). Twenty years' experiences with the gastroepiploic artery graft for CABG. *Circulation*, **116**(11 Suppl), I188–91.

70. **Ochi M, Hatori N, Fujii M, Saji Y, Tanaka S, Honma H** (2001). Limited flow capacity of the right gastroepiploic artery graft: postoperative echocardiographic and angiographic evaluation. *Ann Thorac Surg*, **71**, 1210–4.

71. **Glineur D, D'hoore W, El Khoury G,** *et al.* (2008). Angiographic predictors of 6-month patency of bypass grafts implanted to the right coronary artery a prospective randomized comparison of gastroepiploic artery and saphenous vein grafts. *J Am Coll Cardiol,* **51**(2), 120–5.

72. **Glineur D, Hanet C, Poncelet A,** *et al.* (2008). Comparison of saphenous vein graft versus right gastroepiploic artery to revascularize the right coronary artery: a prospective randomized clinical, functional, and angiographic midterm evaluation. *J Thorac Cardiovasc Surg,* **136**(2), 482–8.

73. **Carpentier A** (1975). Discussion of Gaha AS, Krone RJ, McCormic JR, *et al.* Selection of coronary bypass: anatomic, physiological, and angiographic consideration of vein and mammary artery grafts. *J Thorac Cardiovasc Surg,* **70**, 429–30.

74. **Chardigny C, Jebara VA, Acar C,** *et al.* (1993). Vasoreactive of the radial artery comparison with the internal mammary artery and gastroepiploic arteries with implications for coronary artery surgery. *Circulation,* **88**(Suppl II): II–115–II–127; 12.

75. **He G-W, Yang C-Q** (1997). Radial artery has higher receptor-mediated contractility but similar endothelial function compared with mammary artery. *Ann Thorac Surg,* **63**, 1346–52; 13.

76. **Shapira Oz M, Xu A, Aldea GS,** *et al.* (1999). Enhanced nitric oxide-mediated vascular relaxation in radial artery compared with internal mammary artery or saphenous vein. *Circulation,* **100**(Suppl II), II–322–II–327; 14.

77. **Cable DG, Caccitolo JA, Pfeifer EA,** *et al.* (1999). Endothelial regulation of vascular contraction in radial artery and internal mammary arteries. *Ann Thorac Surg,* **67**, 1083–90; 15.

78. **He GW, Liu ZG** (2001). Comparison of nitric oxide release and endothelium-derived hyperpolarizing factor-mediated hyperpolarization between human radial and internal mammary arteries. *Circulation,* **104**(12 Suppl 1), I344–9.

79. **Carpentier A, Guermonprez JL, Deloche A,** *et al.* (1973). The aorta-to-coronary radial artery bypass graft: a technique avoiding pathological changes in grafts. *Ann Thorac Surg,* **16**, 111–121.

80. **Desai ND, Cohen EA, Naylor CD, Fremes SE for the Radial Artery Patency Study Investigators** (2004). A randomized comparison of radial-artery and saphenous-vein coronary bypass grafts. *N Engl J Med,* **351**, 2302–9.

81. **Deb S, Cohen EA, Singh SK,** *et al.,* **RAPS Investigators** (2012). Radial artery and saphenous vein patency more than 5 years after coronary artery bypass surgery: results from RAPS (Radial Artery Patency Study). *J Am Coll Cardiol,* **60**, 28–35.

82. **Collins P, Webb CM, Chong CF, Moat NE; Radial Artery Versus Saphenous Vein Patency (RSVP) Trial Investigators** (2008). Radial artery versus saphenous vein patency randomized trial: five-year angiographic follow-up. *Circulation,* **117**, 2859–64.

83. **Hayward PA, Gordon IR, Hare DL,** *et al.* (2010). Comparable patencies of the radial artery and right internal thoracic artery or saphenous vein beyond 5 years: results from the Radial Artery Patency and Clinical Outcomes trial. *J Thorac Cardiovasc Surg,* **139**, 60–5.

84. **Hayward PA, Buxton BF** (2011). The Radial Artery Patency and Clinical Outcomes trial: design, intermediate term results and future direction. *Heart Lung Circ,* **20**, 187–92.

85. **Athanasiou T, Saso S, Rao C,** *et al.* (2011). Radial artery versus saphenous vein conduits for coronary artery bypass surgery: forty years of competition—which conduit offers better patency? A systematic review and meta-analysis. *Eur J Cardiothorac Surg,* **40**, 208–20.

86. **Cao C, Manganas C, Horton M,** *et al.* (2013). Angiographic outcomes of radial artery versus saphenous vein in coronary artery bypass graft surgery: a meta-analysis of randomized controlled trials. *J Thorac Cardiovasc Surg,* **146**(2), 255–61.

87. **Gaudino M, Benedetto U, Fremes S** *et al.* (2018). Radial-Artery or Saphenous-Vein Grafts in Coronary-Artery Bypass Surgery. *N Engl J Med.* 2018 May 31;378(22):2069–2077. doi: 10.1056/NEJMoa1716026.

88. **Gaudino M, Tondi P, Benedetto U**, *et al*. Radial Artery as a Coronary Artery Bypass Conduit: 20-Year Results. *J Am Coll Cardiol*. 2016 Aug 9;68(6):603–610. doi: 10.1016/j.jacc.2016.05.062.

89. **Maniar HS, Sundt TM, Barner HB**, *et al*. (2002). Effect of target stenosis and location on radial artery graft patency. *J Thorac Cardiovasc Surg*, **123**, 45–52.

90. **Amano A, Takahashi A, Hirose H** (2002). Skeletonized radial artery grafting: improved angiographic results. *Ann Thorac Surg*, **73**, 1880–7.

91. **Fawzy HF** (2009). Harvesting of the radial artery for coronary artery bypass grafting: comparison of ultrasonic harmonic scalpel dissector with the conventional technique. *J Card Surg*, **24**, 285–9.

92. **Jung SH, Song H, Choo SJ**, *et al*. (2009). Comparison of radial artery patency according to proximal anastomosis site: direct aorta to radial artery anastomosis is superior to radial artery composite grafting. *J Thorac Cardiovasc Surg*, **138**, 76–83.

93. **Gaudino M, Pragliola F, Cellini C**, *et al*. (2004). Effect of target artery location and severity of stenosis on mid-term patency of aorta-anastomosed vs. internal thoracic artery-anastomosed radial artery graft. *Eur J Cardiothorac Surg*, **25**, 424–8.

94. **Schwann TA, Zacharias A, Riordan CJ**, *et al*. (2009). Sequential radial artery grafts for multivessel coronary artery bypass graft surgery: 10-year survival and angiography results. *Ann Thorac Surg*, **88**, 31–9.

95. **Fukui T, Takanashi S, Hosoda Y, Suehiro S** (2005). Total arterial myocardial revascularization using composite and sequential grafting with the off-pump technique. *Ann Thorac Surg*, **80**, 579–85.

96. **Garret HE, Dennis EW, Debakey ME** (1973). Aortocoronary bypass with saphenous vein graft: 7-year follow-up. *J Am Med Assoc*, **223**, 792–4.

97. **Majesky MW, Schwartz SM, Clowes MM, Clowes AW** (1987). Heparin regulates smooth muscle S-phase entry in the injured rat carotid artery. *Circ Res*, **61**, 296–300.

98. **Dollery C, McEwan J, Henney A** (1995). Matrix metalloproteinases and cardiovascular disease. *Circ Res*, **77**, 863–8.

99. **Hanet C, Robert A, Wijns W** (1992). Vasomotor response to ergometrine and nitrates of saphenous vein grafts, internal mammary artery grafts, and grafted coronary arteries late after bypass surgery. *Circulation*, **86**(5 Suppl), II210–6.

100. **Bourassa MG** (1991). Fate of venous grafts: the past, the present, and the future. *J Am Coll Cardiol*, **5**, 1081–3; Fitzgibbon GM, Kafka HP, Leach AJ, Keon WJ, Hooper D (1996). Coronary bypass graft fate and patient outcome: angiographic follow-up of 5065 grafts related to survival and reoperation in 1388 patients during 25 years. *J Am Coll Cardiol*, **28**, 616–26.

101. **Campeau L, Enjalbert M, Lesperance J**, *et al*. (1984). The relation risk factor to the development of atherosclerosis in saphenous vein bypass grafts and the progression of disease in the native circulation: a study 10 years after aortocoronary bypass surgery. *N Engl J Med*, **311**, 1329–32.

102. **Shah PJ, Gordon I, Fuller J**, *et al*. (2003). Factors affecting saphenous vein graft patency: clinical and angiographic study in 1402 symptomatic patients operated on between 1977 and 1999. *J Thorac Cardiovasc Surg*, **126**(6), 1972–7.

103. **Goldman S, Copeland J, Moritz T**, *et al*. (1989). Saphenous vein graft patency 1 year after coronary artery bypass surgery and effects of antiplatelet therapy. Results of a Veterans Administration Cooperative Study. *Circulation*, **80**, 1190–7.

104. **The Post Coronary Artery Bypass Graft Trial Investigators** (1997). The effect of aggressive lowering of low-density lipoprotein cholesterol levels and low-dose anticoagulation on obstructive changes in saphenous-vein coronary-artery bypass grafts. *N Engl J Med*, **336**, 153–62.

105. **Souza DS, Dashwood MR, Tusi JCS**, *et al*. (2002). Improved patency in vein grafts harvested with surrounding tissue: results of a randomized study using three harvesting techniques. *Ann Thorac Surg*, **73**, 1189–95.

106. **Roth JA, Cukingnan RA, Brown BG, Gocka E, Carey JS** (1979). Factors influencing patency of saphenous vein grafts. *Ann Thorac Surg*, **28**, 176–9.

107. **Flemma RJ, Johnson WD, Lepley D Jr** (1971). Triple aorto-coronary vein bypass as treatment for coronary insufficiency. *Ann Thorac Surg*, **103**, 82–83.

108. **Glineur D, D'hoore W, de Kerchove L**, *et al*. (2011). Angiographic predictors of 3-year patency of bypass grafts implanted on the right coronary artery system: a prospective randomized comparison of gastroepiploic artery, saphenous vein, and right internal thoracic artery grafts. *J Thorac Cardiovasc Surg*, **142**(5), 980–8.

109. **Jianrong Li** (2011). The patency of sequential and individual vein coronary bypass grafts: a systematic review. *Ann Thorac Surg*, **92**, 1292–8

110. **Weiss AJ, Zhao S, Tian DH, Taggart DP, Yan TD** (2013). A meta-analysis comparing bilateral internal mammary artery with left internal mammary artery for coronary artery bypass grafting. *Ann Cardiothorac Surg*, **2**(4), 390–400.

111. **Grau JB, Ferrari G, Mak AW**, *et al*. (2012). Propensity matched analysis of bilateral internal mammary artery versus single left internal mammary artery grafting at 17-year follow-up: validation of a contemporary surgical experience. *Eur J Cardiothorac Surg*, **41**(4), 770–5.

112. **Follis FM, Pett SB Jr, Miller KB, Wong RS, Temes RT, Wernly JA** (1999). Catastrophic hemorrhage on sternal reentry: still a dreaded complication? *Ann Thorac Surg*, **68**, 2215–9.

113. **Gillinov AM, Casselman FP, Lytle BW**, *et al*. (1999). Injury to a patent left internal thoracic artery graft at coronary reoperation. *Ann Thorac Surg*, **67**, 382–6.

114. **Odell JA, Mullany CJ, Schaff HV**, *et al*. (1996). Aortic valve replacement after previous coronary artery bypass grafting. *Ann Thorac Surg*, **62**, 1424–30.

115. **Roselli E, Pettersson GB, Blackstone EH**, *et al*. (2008). Adverse events during reoperative cardiac surgery: frequency, characterization, and rescue. *J Thorac Cardiovasc Surg*, **135**(2), 316–23.

116. **Imamaki M, Fujita H, Niitsuma Y**, *et al*. (2008). Limitations of right internal thoracic artery to left anterior descending artery bypass: a comparative quantitative study of postoperative angiography of the bilateral internal thoracic artery bypass grafts. *J Card Surg*, **23**(4), 283–7.

117. **Royse AG, Royse CF, Groves KL, Bus B, Yu G** (1999). Blood flow in composite arterial grafts and effect of native coronary flow. *Ann Thorac Surg*, **68**, 1619–22.

118. **Glineur D, Noirhomme P, Reisch J**, *et al*. (2005). Resistance to flow of arterial Y-grafts 6 months after coronary artery bypass surgery. *Circulation*, **112**, I281–5.

119. **Nakajima H, Kobayashi J, Toda K**, *et al*. (2011). A 10-year angiographic follow-up of competitive flow in sequential and composite arterial grafts. *Eur J Cardiothorac Surg*, **40**(2), 399–404.

120. **Glineur D, Hanet C, D'hoore W**, *et al*. (2009). Causes of non-functioning right internal mammary used in a Y-graft configuration: insight from a 6-month systematic angiographic trial. *Eur J Cardiothorac Surg*, **36**(1), 129–35.

121. **Verhelst R, Etienne PY, El Khoury G**, *et al*. (1996). Free internal mammary artery graft in myocardial revascularization. *Cardiovasc Surg*, **4**(2), 212–6.

122. **Diett CA, Benoit CH, Gilbert CL**, *et al*. (1995). Which is the graft of choice for the right coronary and posterior descending arteries? Comparison of the right internal mammary artery and the right gastroepiploic artery. *Circulation*, **92**(9 Suppl), II-92–7.

123. **Buxton BF, Raman JS, Ruengsakulrach P**, *et al*. (2003). Radial artery patency and clinical outcomes: five-year interim results of a randomized trial. *J Thorac Cardiovasc Surg*, **125**, 1363–71.

124. **Voutilainen S, Verkkala K, Jarvinen A, Keto P** (1996). Angiographic 5-year follow-up study of right gastroepiploic artery grafts. *Ann Thorac Surg*, **62**, 501–5.

125. **Hadinata IE, Hayward PA, Hare DL**, *et al*. (2009). Choice of conduit for the right coronary system: 8-year analysis of Radial Artery Patency and Clinical Outcomes trial. *Ann Thorac Surg*, **88**(5), 1404–9.

126. **Hayward PA, Buxton BF** (2007). Contemporary coronary graft patency: 5-year observational data from a randomized trial of conduits. *Ann Thorac Surg*, **84**, 795–9.

127. **Tatoulis J, Buxton BF, Fuller JA** (2004). Patencies of 2127 arterial to coronary conduits over 15 years. *Ann Thorac Surg*, **77**(1), 93–101.

第2章

非体外循环和体外循环下冠状动脉旁路移植术

Michael E. Halkos, Emmanuel Moss, and John D. Puskas

引言

　　冠状动脉旁路移植术（coronary artery bypass grafting, CABG）仍然是多支冠状动脉血管重建的金标准。尽管在经皮冠状动脉介入治疗和药物治疗方面取得了很多进展，但 CABG 在治疗冠状动脉疾病患者方面仍发挥着关键作用。虽然比较体外循环下冠状动脉旁路移植术（on-pump coronary artery bypass, ONCAB）与非体外循环下冠状动脉旁路移植术（off-pump coronary artery bypass, OPCAB）两种术式的文献很多，但最佳手术策略仍然存在争议。尽管许多中心已经采用了非体外循环技术，但在美国 CABG 手术中 OPCAB 只占少数。ONCAB 的支持者认为，目前的随机试验还缺乏令人信服的数据来证明 OPCAB 的获益。OPCAB 的支持者则经常援引大量的观察性和病例记录数据，以表明 OPCAB 可以降低院内死亡率和发病率。而有关移植血管的通畅率、血运重建的完整性以及对再次血运重建的需要等报告结果则更具争议性。一些来自随机性和观察性试验的结果表明，OPCAB 的效果与 ONCAB 相当或略差。有研究提示，某些高危患者亚群更可能从 OPCAB 方法中受益。这包括那些合并有严重的升主动脉粥样硬化、肾功能不全、高龄、心室功能不全和慢性肺病的患者，在被推荐做 CABG 手术的患者中，此类患者比普通人更加常见。在这类高危患者中，避免体外循环的有害影响、尽量减少或消除主动脉操作可能会改善短期疗效。因此，对于冠状动脉外科医生来说，为了能够在必要时实施这一策略，熟练掌握 OPCAB 技术是非常重要的。

预后

手术死亡率

　　多个随机对照实验一致显示，OPCAB 和 ONCAB 之间的住院死亡率相当[1-17]。在当时最大的随机临床实验——ROOBY 实验中（2 203 名患者入组），Shroyer 及其同事证明 OPCAB 和 ONCAB 术后 30 天死亡率均很低（1.9% vs. 1.8%. $P=0.25$）[15]。

在对 37 个随机实验（3 369 例，主要是低风险患者）进行的荟萃分析中，30 天死亡率没有显著差异 [比值比（OR）1.02；95% 置信区间（CI）0.58～1.80] [18]。最近，有 4 752 名患者入组的 CORONARY 实验比较发现，在 CABG 术后并发症风险增加的患者中，OPCAB 和 ONCAB 两组 30 天死亡率相当（2.5%）[16]。然而，OPCAB 在输血占比、因出血再次手术、呼吸并发症和急性肾损伤方面是有益的。最近的另一项随机对照实验（randomized controlled trial，RCT）在年龄大于 75 岁的患者中比较了两种手术策略，发现 30 天死亡率是相当的（OPCAB 和 ONCAB 分别为 2.6% 和 2.8%）[17]。在因 ST 段抬高型心肌梗死接受急诊或急救手术的随机患者中，Fattouch 及其同事阐明了 OPCAB 比 ONCAB 具有较低的住院死亡率 [19]。

对早期随机实验的质疑之一是样本量相对较小，这增加了发生 I 类误差的可能性，尤其是当试图发现罕见事件的差异时（例如死亡率）。最近的 RCT 更具有说服力，尽管每个 RCT 都有其固有的局限性，但似乎更可靠地比较了一些罕见并发症的发病情况，如死亡率、卒中和肾功能衰竭。已经发表了几项病例记录的研究，这些研究肯定有足够的能力来检测死亡率结果的差异；然而这些回顾性研究有其自身的局限性 [20]。Hannan 等对来自纽约州记录中的 49 830 名患者进行了校正风险分析，比较了 OPCAB 和 ONCAB 的疗效。在这项研究中，OPCAB 组患者的 30 天死亡率显著低于 ONCAB（校正 OR 0.81，95% CI 0.68～0.97，$P=0.002\ 2$）。在一项对加州记录中的 CABG 预后的大型研究中，Li 和其同事也证明：OPCAB 的倾向性校正后的手术死亡率显著低于 ONCAB（OR 2.59%，95% CI 2.52%～2.67% vs. 3.22%，95% CI 3.17%～3.27%）[21]。对美国胸外科医师协会（Society of Thoracic Surgeons，STS）国家数据库中的 42 477 名患者的意向到治疗的回顾性分析显示，风险校正后的手术死亡率降低（校正 OR 0.83，$P=0.03$）[22-25]。这些研究表明，与 ONCAB 相比，OPCAB 患者手术后的死亡率可能会降低。在高危患者中，尤其是在合并慢性阻塞性肺疾病、肾功能不全和严重的主动脉粥样病变的患者中，所能看到的 OPCAB 的优势可能会更加明显，因为与低风险患者相比，在这些患者中避免主动脉阻断以及体外循环的全身效应对患者更加有利。在一个大型回顾性群体研究中，Puskas 及其同事报道，在最高危的四分之一患者群中，OPCAB 的住院期间的死亡率显著低于 ONCAB（3.2% vs. 6.7%，$P<0.000\ 1$，OR 0.45，95% CI 0.33～0.63，$P<0.000\ 1$）（图 2.1）[26]。这项研究进一步表明 OPCAB 可能对高危患者有不成比例的裨益。其他一些研究也报道了在高危患者中 OPCAB 的预后更好，如透析依赖性肾功能衰竭 [27]、左心室功能不全 [28]、曾经行胸骨切开术 [29]、高龄 [29-32]、既往卒中 [33] 和女性患者 [24]。

其他研究对上述大型病案研究和美国胸外科医师协会国家数据库的结论提出了质疑。Chu 及其同事通过对 63 000 名患者的研究发现，OPCAB 和 ONCAB 的住院死亡率没有差异（3.0% vs. 3.2%，$P=0.14$）[34]。总之，随机实验表明，两种策略的医院内死亡率相近，而多数观察分析提示 OPCAB 的住院死亡率低于 ONCAB。

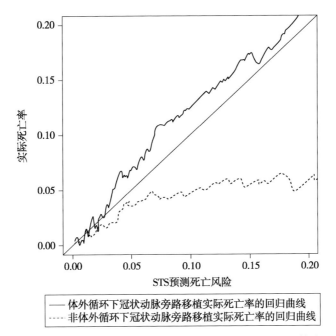

图 2.1　非体外循环下冠状动脉旁路移植术（OPCAB）和体外循环下冠状动脉旁路移植术（ONCAB）实际死亡率对应于所有预测风险水平的回归曲线分析

从 OPCAB 到 ONCAB 的紧急转换与住院死亡率明显增加有关。Patel 及其同事报道，在紧急转换为 ONCAB 的患者中，住院死亡率为 12%，而在不需要紧急转换的患者中，死亡率仅为 1.5%（$P=0.001$）[35]。与之类似，Jin 和同事报道了由 70 000 多名患者构成的大型病案的研究结果。在该人群中，5.8% 的患者由 OPCAB 转换为 ONCAB，其住院死亡率显著高于 OPCAB 患者或最初就采用 ONCAB 的患者（分别为 9.9% vs. 1.6% vs. 3.0%）[36]。重要的是，在选择性转换为 ONCAB 的患者中，并发症的风险似乎并没有增加。这种情况发生在可逆性血流动力学不稳定时，在心脏定位、心脏移位或冠状动脉固定的时候就会表现出来。一旦这些操作被逆转，临床状况稳定下来，体外循环就可以在可控的情况下开始。

中期和长期死亡率

OPCAB 和 ONCAB 患者的中长期生存情况相当[9, 13, 20, 23, 37]。在 Hannan 等人的一项观察性研究中，OPCAB 和 ONCAB 的 3 年生存率相当（未经校正的 3 年生存率为 89.4% vs. 90.1%，log-rank 检验，$P=0.20$）。在我们自己机构的数据库中，12 000 多名患者的 10 年生存率在 OPCAB 和 ONCAB 组相当[23]。在两项随机实验的长期随访（6～8 年）研究中，Angelini 比较了 OPCAB 和 ONCAB 两组的生存预后，发现两组之间的长期生存率没有差异[风险比（HR）1.24；95% CI 0.72～

2.15，$P = 0.44$][9]。Puskas 及其同事的一项随机实验的长期随访同样显示，两组的生存时间相当，平均为 7.5 年 [38]。

然而，2009 年 Shroyer 及其同事的一项随机对照试验报道，接受 OPCAB 的患者，1 年的死亡、再次血运重建或非致命性心肌梗死的综合事件的发生高于 ONCAB（9.9% vs. 7.4%，$P = 0.04$），尽管以上单个终点没有统计学差异 [15]。敏感性分析显示，心脏源性 1 年死亡率，OPCAB 组略高于 ONCAB 组（2.7% vs. 1.3%，$P = 0.03$）。因此，这些来自多个机构的随机实验的 1 年结果，需要与上述那些随机研究和观察性研究进行比较，那些研究具有更长的随访时间，并且一致显示两组患者的中、长期死亡率相当。

神经学预后

目前尚无前瞻性随机实验显示 OPCAB 与 ONCAB 相比可减少卒中的发生。大型回顾性分析显示，与 ONCAB 相比，OPCAB 可能与卒中发生率降低有关。Hannan 等人报告认为：与 ONCAB 相比，OPCAB 经风险校正后的卒中发生率降低 [20, 23, 33, 39]（校正 OR 0.70，95% CI 0.57～0.86，$P = 0.000\ 6$）。Nishiyama 及其同事报道，OPCAB 的早期卒中率显著低于 ONCAB（0.1% vs. 1.1%，$P = 0.000\ 9$）。Mishra 及其同事对患有主动脉粥样硬化的 6 991 例患者进行了 OPCAB 和 ONCAB 的倾向性匹配对比分析，发现 OPCAB 术后卒中有显著性降低，而 OPCAB 是卒中发生率下降的唯一独立预测因素 [40]。

相反，在最近的两项荟萃分析结果显示，OPCAB 和 ONCAB 相比，相对低风险的患者术后卒中并没有显著降低 [41-42]。此外，Chu 及其同事没有发现 OPCAB 和 ONCAB 在卒中发生方面有任何差异 [34]。然而，这些研究，大多并没有对其所观察到的术后卒中减少的机制做出很好的界定。OPCAB 不需要主动脉插管、体外循环和应用阻断钳，但并没有减免构建主动脉 - 冠状动脉近端吻合的需要。此外，在 OPCAB 患者中仍常规进行主动脉部分阻断以完成近端吻合。因此，OPCAB 的获益可能会因主动脉操作和部分性主动脉钳夹相关的粥样斑块栓塞风险而降低。Kim 及其同事报道，没有任何主动脉操作的 OPCAB 比部分钳夹的 OPCAB 和 ONCAB 的患者，具有更低的术后卒中发生率 [43]。我们的团队最近发表了类似的结果，发现随着主动脉操作程度的增加，卒中风险也逐渐增加。用于降低与主动脉操作相关的粥样斑块栓塞率的措施包括避免体外循环主动脉插管 [44]、避免主动脉钳夹和使用非钳制性吻合装置进行近端吻合 [45-47]。然而，这些不同的策略对降低术后卒中的效果，还没有得到大规模的前瞻性实验研究。

移植血管通畅性和血运重建的完整性

血运重建的完整性对于冠状动脉旁路移植术的成功和持久受益至关重要 [48, 49]。几个随机实验的证据提示 OPCAB 与 ONCAB 技术带来相同的血运重建 [10, 11, 17, 50-51]。

　　然而，退伍军人事务医疗中心的一项多中心研究发现，移植的血管数少于原本所计划的数量在 OPCAB 组中更常见（17.8% vs. 11.1%）。一项随机实验的荟萃分析一致显示，OPCAB 每个患者的移植血管数量要少于 ONCAB（2.6 vs. 2.8，$P < 0.000\ 1$）[24]。然而，血运重建的完整性和移植血管的数量，这两个术语要区别开来。一个常用的公式就是通过术前心导管检查来评估完成移植的血管数量 / 需要移植的血管数量（血管造影显示有显著狭窄的、可接受移植的血管数量）。这个比值提供了一个血运重建完整性的参数。在 Puskas 及同事对 STS 国家数据库的一项研究中，OPCAB 患者的血运重建完整性参数要略低于 ONCAB 患者[22]。在 Magee 及其同事的一项研究中，OPCAB 组的移植血管数量（2.75±1.12）少于 ONCAB 组（3.36±1.01）[52]。然而，由于 OPCAB 组需要的移植血管较少，OPCAB 和 ONCAB 的完全血运重建参数相当（分别为 1.03 和 1.07）。因此，选择性偏倚可能是造成这一现象的部分原因，因为外科医生可能会对需要三支以上移植血管的患者采用体外循环技术。在决定是否采用或避免体外循环时，不应损害血运重建的完整性，除非使用体外循环对发病率或死亡率有明显而重大的风险。

　　五个随机实验评估了从住院到术后 1 年移植血管的通畅性。Puskas 指出，出院时和术后 1 年时移植血管通畅率无差异[51]，而 Khan 则显示，在非体外循环组中 3 个月时移植血管通畅率是降低的[10]。与之相似，Widimsky 及同事证明，与 ONCAB 患者相比，OPCAB 患者的动脉移植物的通畅率是相同的，而静脉移植物的通畅率则是降低[8]。Shroyer 等人发现，OPCAB 组总体移植血管通畅率（由静脉移植物通畅率决定）要低于 ONCAB 组（82.6% vs. 87.8%，$P < 0.001$）[15]。Lamy 及其同事发现，OPCAB 组术后 30 天再次血运重建的发生率是增加的（0.7% vs. 0.2%，$P = 0.01$），虽然术后 1 年的分析只表现出显著的趋势[16, 53-60]。另外三项研究显示 1 年后移植血管的通畅率无显著差异[11, 54, 55]。两项荟萃分析显示非体外循环下和体外循环下血运重建术之间无显著差异[24, 56]。对血运重建的完整性或移植血管的通畅性提出挑战的最大的一项研究是来自 Hannan 等人的纽约病案的研究数据[20]。尽管 OPCAB 与 ONCAB 相比，院内死亡率和发病率较低以及长期预后相同，但 OPCAB 组对再次血运重建的需要略高（93.6% vs. 89.9%）。由于这是一项回顾性分析，该研究无法区分这种差异是源于 OPCAB 期间血运重建不完全及移植血管通畅率降低，还是源于未知的干扰变量。

非体外循环下冠状动脉旁路移植术

探索学习曲线

　　不像 ONCAB，其血管移植顺序和血流动力学处理都相对直接明了，OPCAB 需要仔细考虑冠状动脉解剖、患者的干扰变量，并要密切注意血流动力学的波动。

对一个只有早期经验的外科医生，有难以处理的侧壁靶血管、严重的左心室功能不全、左侧重要疾病或其他复杂的病例，应避免应用 OPCAB 技术。早期理想的 OPCAB 人选包括那些首次接受择期冠状动脉血运重建术的患者，这些患者具有良好的靶血管解剖、保留心室功能、有一到三个移植靶血管并且侧壁靶血管暴露容易。随着经验的增加，OPCAB 可以安全、有效地应用于大多数需要 CABG 的患者。

患者变量

对 OPCAB 患者的术前评估需要仔细规划和考虑某些特定的危险因素。考虑右心室功能不全、瓣膜返流或肺动脉高压的存在是非常重要的，因为在 OPCAB 过程中心脏的固定和搬动会导致血流动力学的剧烈波动。因为侧面搬动和一过性侧壁缺血，即使轻至中度二尖瓣返流患者也可发展成严重的二尖瓣返流和肺动脉高压，从而导致心血管病变的恶化。总之，需要仔细评估患者的临床状况、手术的迫切性和心室功能，以确定非体外循环方法是否可行。近期梗死导致左心室功能不全的患者比慢性心功能不全的患者更具挑战性，其对心脏操作和搬动更为敏感，更容易在一过性缺血期间发生术中心律失常。

麻醉

与其他心脏手术一样，所有患者都需要有创性监测。我们常规应用经食道超声心动图来提供有关瓣膜返流、局部心肌功能和肺动脉高压方面有价值的信息。与 ONCAB 不同，OPCAB 没有体外循环来控制合适的灌注压力，因此，外科医生和麻醉师之间的谨慎协调和沟通对避免血流动力学引发的死亡至关重要。血流动力学状态的细微变化、肺动脉压力的逐渐升高、频繁应用或需要增加正性肌力和血管加压药物以维持血流动力学稳定，以及心律的变化可能预示着心血管系统的衰竭。因此，在心脏操作过程中，可能需要适当的容量负荷和合理使用肌力调制药物和血管加压药物以确保血流动力学的稳定。变更负荷的第一个操作就是调整手术台的位置。Trendelenberg 体位通过下肢的自体血管内输血能快速增加前负荷，而反向 Trendelenberg 位可以产生相反的效果。我们倾向于避免大量的静脉输液，因为这会使术后恢复过程复杂化。如果前负荷条件达到最佳，那么，在做远端吻合期间，可以使用诸如去甲肾上腺素或新福林等血管加压药协助维持适当的血压。

在 OPCAB 过程中维持正常体温是非常重要的，并需要付出更多的努力。通常，可以用加热器给静脉输液、吸入麻醉剂的增温。术前和术中保持暖和的室内温度，以及使用强制性空气对流加热系统等方式付诸实施。

抗凝

在我们的临床实践中，患者在麻醉诱导后给予阿司匹林直肠栓剂（1 000mg）。

术后早期，当纵隔引流连续 4 小时少于 100ml/h 时，常规给予阿司匹林 81mg 和氯吡格雷（术后 150mg/d，然后 75mg/d）。这并没有增加纵隔再次探查的风险[57]。遵循这一方案主要是因为对术后早期相对高凝状态的担心。由于不需要体外循环，术中抗凝方案可能会有所不同。通过内窥镜制备移植血管时，为预防隐静脉内血栓形成，我们在切皮前常规给予 5 000 单位肝素。在冠状动脉吻合之前，一些外科医生采用全量肝素（400IU/kg）以维持活化凝血时间（activated clotting time，ACT）>400s；一些外科医生给半量或 180IU/kg，而其他外科医生则起始给 10 000IU，然后每半小时追加 3 000IU，使 ACT 达到 275~300s。通常使用鱼精蛋白来逆转抗凝血效果以促进止血。

暴露

虽然有微创方法，但 OPCAB 最常采用的还是通过胸骨正中切口。倒 T 型切开心包，然后沿膈肌向两侧切开以便于心脏移位。与 ONCAB 不同，OPCAB 时心脏没有减压，所以，为了避免在侧壁血管移植时心脏向右移位增加吻合口张力，有必要额外增加血管桥的长度。

缝置几个心包牵引线有助于心脏暴露和侧向移位。为避免侧面挪动时对右心的压迫，可沿膈肌或右侧胸膜腔切开右侧心包，使心脏在侧移位时落入右侧胸腔。将卷巾垫在牵开器右侧臂的下面有助于抬高胸骨的右侧，从而允许心脏移入右侧胸腔内。一个重要的牵引线是"深缝线"，缝合在下腔静脉和左肺静脉之间接近三分之二的部位，恰在左心房后壁心包反折处（图 2.2）。安置该缝线时应小心以避免损伤后面的下行胸主动脉、食道、左肺和邻近的下肺静脉。该缝线应套入一根软橡胶导管，以防止在牵引过程中割裂心外膜。可以在心脏和"深缝线"之间放置一块温暖而湿润的剖腹纱垫，帮助将心脏从心包腔抬起。或者，只用一块温暖的剖腹纱垫而不用"深缝线"。在心脏定位时，不应同时牵引双侧心包，因为，牵引右侧心包再侧移心脏时会造成腔静脉回流受阻。当拉紧左侧牵引线和"深缝线"时，放松右侧心包牵引线，可以大大改善心脏前壁和侧壁的暴露，同时又避免对右心的挤压。这些操作，配合手术台位置的调整，在心脏定位器放置好后，就可以很好地暴露心脏。

心脏定位和稳定

心脏定位器和心脏稳定器极大地提高了术者对心脏的操作能力，使手术对血流动力学的干扰最小化。此类系统包括有如下 2 套：Medtronic Octopus 组织稳定器和 Starfish 或 Urchin 心脏定位器（Medtronic，Inc.，Minneapolis，MN），以及 Maquet ACROBAT 稳定器和 XPOSE 定位器（Maquet，GMBH & Co，Rastatt，Germany）。心脏定位装置通常放置在心尖部位或稍离开心尖部位。因为这些基于吸引力的心脏定位装置是将心脏拉向合适的方向而不是推挤它，所以心脏没有

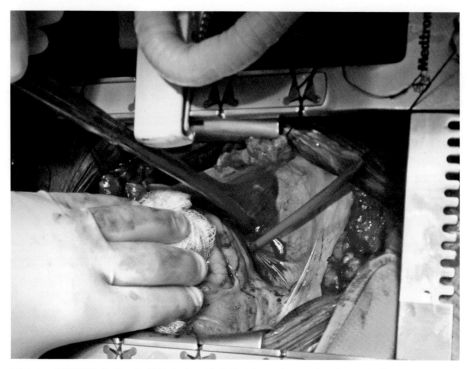

图 2.2 "深缝线"位于下腔静脉和左下肺静脉之间三分之二处,牵引时容许心脏向前和侧方移位

受压,功能性的几何结构得到保持,且血流动力学维持稳定。新一代的冠状动脉稳定器依靠对心外膜的吸引而不是挤压,来维持对心外膜组织的控制和提供无运动的移植区域。应该避免稳定器过度压迫心肌,因为这将损害心室功能,导致靶血管区域矛盾性运动增加。相反,温和牵引心外膜可以提供了一个稳定的区域。前壁血管通常只需要冠状动脉稳定器就可以充分显露(图 2.3)。稳定器沿牵开器的尾侧朝左放置,牵开器摇动臂放置在一边,以避免干扰术中吻合。对于侧壁和下壁血管,心脏定位器通常放置于手术者侧面、牵开器最头端的位置。然后,冠状动脉固定器可以被放置在任何一侧(图 2.4)。一般原则是使固定器摆放位置利于外科医生而不是利于助手,以防止这些装置阻挡外科医生的视线或在缝合过程中干扰术者操作。

为准备远端的吻合,用一带有钝针的软硅胶牵引带(Retract-o-tape,Quest Medical,Inc.,Allen,TX)横向环绕血管近端,以做临时阻断之用(图 2.5)。对于下壁血管,通过将位置更靠后面的心包牵线宽松地系在 Retract-o-tape 上,从而使这条线可以向背侧、尾侧移位。心包牵引缝线起到了"滑轮"的作用,它不仅改善了冠状动脉的显露和外科医生的视野,而且使这种牵引线免于干扰吻合中的缝

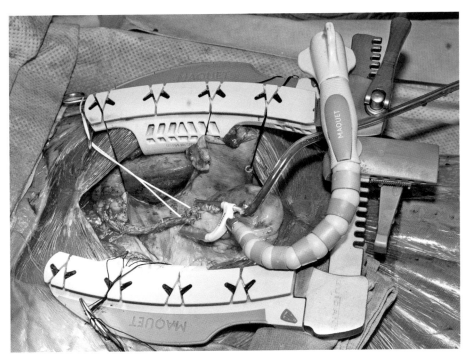

图 2.3　手术台的术者侧视野。LAD 移植时，通过"深缝线"侧方牵引和冠状动脉稳定器来显露手术野。"深缝线"和心脏之间放置一个湿的剖腹纱垫可增进心脏移位

线（图 2.6）。同样，这种操作也可用于侧壁靶血管。如果担心局部缺血期间血流的动力学稳定性，可以试验性阻断近端血管 2～5min。这给外科医生致力于切开动脉进行吻合术之前提供了一些信心。短期再灌注 2～3min 后，可重新阻断血管，准备动脉吻合。湿化 CO_2 吹管（DLP，Medtronic，Inc.，Minneapolis，MN）用以维持无血的手术野，其由洗手护士或第二助手来操作（图 2.7）。在下壁或侧壁靶血管移植时，为提供更好的显露，第二助手偶尔可站在床的头侧、外科医生的左侧。在有侧支循环和 / 或逆向血流的慢性闭塞血管中，可以通过远端再放置一个 Retract-o-tape，即 MyOcclude 装置（United States Surgical Corporation，Norwalk CT），或冠状动脉内分流栓，来控制手术野中的出血[58]。心脏定位之前最后一项预防措施是放置临时心房或心室起搏导线。

冠状动脉移植

　　鉴于跳动的心脏的局部心肌灌注被临时阻断，必须仔细关注移植的顺序。一般准则为，首先吻合接受侧支循环的靶血管，最后吻合提供侧支血供的靶血管。例如，对于右冠状动脉闭塞的患者，后降支由左前降支的侧支血管供血，如果先

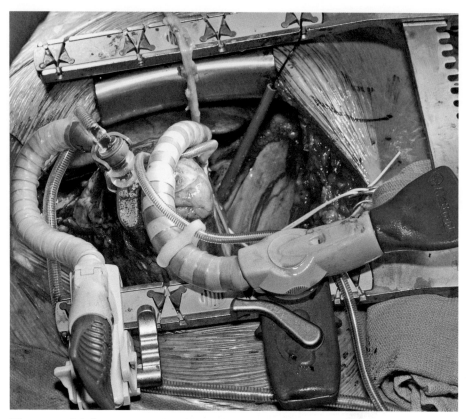

图 2.4　心脏定位器置于心尖部，稳定器显露冠状动脉后降支，可良好地暴露下壁血管。将患者置于 Trendelenberg 体位并将手术床稍微向右旋转也有助于暴露。右侧心包牵引线松弛，"深缝线"向下、外侧牵拉。定位器和稳定器处于牵开器的右侧

移植左前降支不仅会造成前壁缺血，而且还会中断室间隔、下壁和右心室的血流。因此，更合理的方法是，首先移植后降支，然后做近端吻合，以确保在近端阻断左前降支（left descending artery, LAD）进行 LAD 吻合时有足够的血流。另一种可能会引起问题的情况是在处理粗的、具有中度狭窄（60%~70%）的右冠状动脉时。并不少见的是，暂时阻断这一动脉会导致严重的心动过缓和低血压。在这种情况下，外科医生必须做好使用冠状动脉内分流栓或临时心外膜起搏的准备。一些施行 OPCAB 的外科医生，提倡"近端优先"的方案，以便在每个远端吻合完成后恢复充分的局部灌注。采用这种方案时，可以在其他区域血运重建完成后再进行左乳内动脉 / 左前降支（LIMA-LAD）吻合，从而最大限度地减少在 LIMA-LAD 吻合完成之后对心脏和 LIMA 蒂的操作。在吻合中，外科医生和麻醉师互相沟通任何的血流动力学改变很重要。如果血流动力学受到损害，在轻柔地松解心脏定位器或冠状动脉稳定器后通常可以使之改善。优化手术台位置、输液、正性肌力

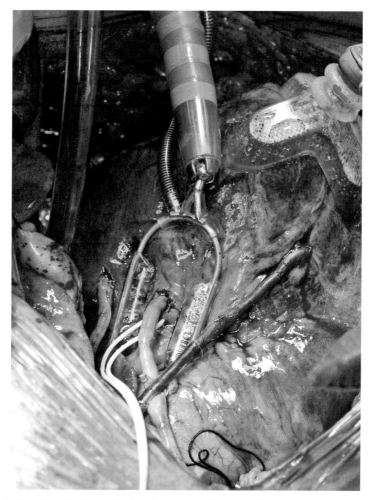

图 2.5　使用心脏定位器和冠状动脉稳定器暴露钝缘支血管。右侧心包缝线应松弛使心脏转向右侧胸腔内。安置冠状动脉稳定器后，用 1 根 Retract-o-tape 在冠状动脉近端绕两圈，以便在吻合过程中临时阻断血流

药物、血管加压药物或心脏起搏也可能有帮助。但是，如果血流动力学状况持续恶化，那么下一步安全的步骤就是放置冠状动脉内分流栓，松解和去除稳定器和定位器，让心脏逐步恢复。这时候必须作出决定——是"选择性"中途转换为体外循环下手术还是在非体外循环下继续完成手术。

近端吻合

我们所有实施心脏手术的患者都要进行主动脉表面超声检查。这只增加 2～3min 的手术时间，但在准备钳制主动脉或选择替代性非钳制技术时，为外科医生

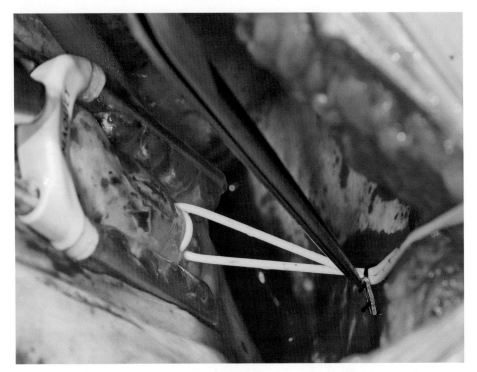

图 2.6 将心包表面的牵引线置于冠状动脉周围的 Retract-o-tape 的后方（下），使 Retract-o-tape 呈"滑轮"状。用一个中号夹子固定牵引缝线和 Retract-o-tape，通过牵引可临时阻断动脉

和麻醉师评估升主动脉粥样硬化病变的程度提供了一种简单、无创、廉价的工具。将 8.5MHz 线性阵列超声探头置于一个无菌袖套内，袖套中充入无菌盐水，作为探头和主动脉表面之间的媒介（图 2.8），外科医师根据超声信息来确定每个阻断钳和近端吻合装置的放置部位，以最大限度地降低粥样栓塞的风险。

在 OPCAB 手术中，近端的吻合传统上都使用主动脉部分阻断钳来完成。与体外循环下冠状动脉旁路移植术不同，OPCAB 提供了完全避免主动脉操作的机会。可以通过与原位的动脉移植血管进行近端吻合，或者使用近端自动吻合连接器或辅助装置，来避免近端吻合过程中部分性阻断主动脉 [47, 60-62]。市场上现有的可用于非钳制性近端吻合的装置包括 Heartstring Ⅲ™（Maquet Cardiovascular LLC，San Jose，CA）或 PAS-Port™ 近端吻合系统（Cardica Inc.，Redwood City，CA）。Heartstring 装置可以和升主动脉内表面形成一个止血封口，为手工完成吻合提供相对无血的手术野。PAS-Port 近端吻合系统是专门设计用于隐静脉移植血管和主动脉之间的自动吻合。

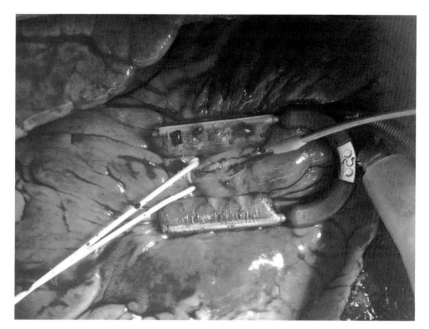

图 2.7　冠状动脉血管被暴露并以 Retract-o-tape 阻断其近端。CO$_2$ 湿化吹管用来维持无血的手术野

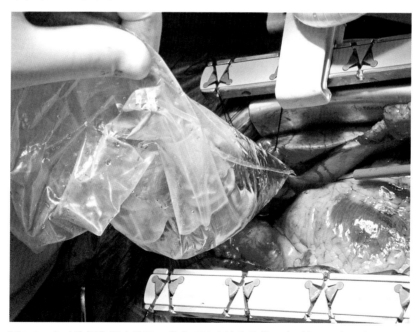

图 2.8　主动脉超声探头处于无菌生理盐水填充的袋子内,被放置在主动脉上方。可以充分评估升主动脉粥样硬化的负荷,以保证部分主动脉阻断的安全性和确定近端吻合的最佳位置

结论

总之，OPCAB 为外科医生能够在不使用体外循环或主动脉阻断下实现冠状动脉血运重建，提供了一种有价值的手段。这项技术需要一套独特的技巧，可以通过仔细的患者选择和经验积累来掌握。虽然，无论是体外循环还是非体外循环方案都能取得良好的院内结果，但有一些数据提示，OPCAB 在某些高风险亚群中可能更具优势。尽管在技术上 OPCAB 比 ONCAB 要求更高，但它可以让外科医生避免体外循环和主动脉操作可能引起的潜在不良后果，这在某些情况下显然是有益的。相反，几项关于 OPCAB 血运重建不完全和较低的移植物通畅率的报告，使得 OPCAB 本应与 ONCAB 相当的中、长期预后，变得不如后者。无论选择哪种方案，手术治疗患者都应该进行完全的血运重建，不能为了避免体外循环而影响吻合术的精度和质量。有了现代心脏稳定器和定位器，以及本文所描述的技术，非体外循环下冠状动脉旁路移植术的患者有望获得良好的手术效果。

致谢

作者感谢 David J. Fary 在数码摄像方面提供的帮助。

（周和平　李建鹏　许锁春　李勇新　译　　庞继洁　审）

参考文献

1. **Moller CH, Perko MJ, Lund JT,** *et al.* (2010). No major differences in 30-day outcomes in high-risk patients randomized to off-pump versus on-pump coronary bypass surgery: the best bypass surgery trial. *Circulation*, **121**, 498–504.

2. **Gerola LR, Buffolo E, Jasbik W,** *et al.* (2004). Off-pump versus on-pump myocardial revascularization in low-risk patients with one or two vessel disease: perioperative results in a multicenter randomized controlled trial. *Ann Thorac Surg*, **77**, 569–73.

3. **Puskas JD, Williams WH, Duke PG,** *et al.* (2003). Off-pump coronary artery bypass grafting provides complete revascularization with reduced myocardial injury, transfusion requirements, and length of stay: a prospective randomized comparison of two hundred unselected patients undergoing off-pump versus conventional coronary artery bypass grafting. *J Thorac Cardiovasc Surg*, **125**, 797–808.

4. **Angelini GD, Taylor FC, Reeves BC, Ascione R** (2002). Early and midterm outcome after off-pump and on-pump surgery in beating heart against cardioplegic arrest studies (bhacas 1 and 2): a pooled analysis of two randomised controlled trials. *Lancet*, **359**, 1194–9.

5. **Kobayashi J, Tashiro T, Ochi M,** *et al.* (2005). Early outcome of a randomized comparison of off-pump and on-pump multiple arterial coronary revascularization. *Circulation*, **112**, I338–43.

6. **Muneretto C, Bisleri G, Negri A,** *et al.* (2003). Off-pump coronary artery bypass surgery technique for total arterial myocardial revascularization: a prospective randomized study. *Ann Thorac Surg*, **76**, 778–82; discussion 783.

7. **van Dijk D, Nierich AP, Jansen EW,** *et al.* (2001). Early outcome after off-pump versus on-pump coronary bypass surgery: results from a randomized study. *Circulation*, **104**, 1761–6.

8. **Widimsky P**, **Straka Z**, **Stros P**, *et al.* (2004). One-year coronary bypass graft patency: a randomized comparison between off-pump and on-pump surgery angiographic results of the prague-4 trial. *Circulation*, **110**, 3418–23.

9. **Angelini GD**, **Culliford L**, **Smith DK**, *et al.* (2009). Effects of on- and off-pump coronary artery surgery on graft patency, survival, and health-related quality of life: long-term follow-up of 2 randomized controlled trials. *J Thorac Cardiovasc Surg*, **137**, 295–303.

10. **Khan NE**, **De Souza A**, **Mister R**, *et al.* (2004). A randomized comparison of off-pump and on-pump multivessel coronary-artery bypass surgery. *N Engl J Med*, **350**, 21–8.

11. **Nathoe HM**, **van Dijk D**, **Jansen EW**, *et al.* (2003). A comparison of on-pump and off-pump coronary bypass surgery in low-risk patients. *N Engl J Med*, **348**, 394–402.

12. **Ascione R**, **Williams S**, **Lloyd CT**, *et al.* (2001). Reduced postoperative blood loss and transfusion requirement after beating-heart coronary operations: a prospective randomized study. *J Thorac Cardiovasc Surg*, **121**, 689–96.

13. **Karolak W**, **Hirsch G**, **Buth K**, **Legare JF** (2007). Medium-term outcomes of coronary artery bypass graft surgery on pump versus off pump: results from a randomized controlled trial. *Am Heart J*, **153**, 689–95.

14. **Fu SP**, **Zheng Z**, **Yuan X**, *et al.* (2009). Impact of off-pump techniques on sex differences in early and late outcomes after isolated coronary artery bypass grafts. *Ann Thorac Surg*, **87**, 1090–6

15. **Shroyer AL**, **Grover FL**, **Hattler B**, *et al.* (2009). On-pump versus off-pump coronary-artery bypass surgery. *N Engl J Med*, **361**, 1827–37.

16. **Lamy A**, **Devereaux PJ**, **Prabhakaran D**, *et al.* (2012). Off-pump or on-pump coronary-artery bypass grafting at 30 days. *N Engl J Med*, **366**, 1489–97.

17. **Diegeler A**, **Borgermann J**, **Kappert U**, *et al.* (2013). Off-pump versus on-pump coronary-artery bypass grafting in elderly patients. *N Engl J Med*, **368**, 1189–98.

18. **Cheng DC**, **Bainbridge D**, **Martin JE**, **Novick RJ** (2005). Does off-pump coronary artery bypass reduce mortality, morbidity, and resource utilization when compared with conventional coronary artery bypass? A meta-analysis of randomized trials. *Anesthesiology*, **102**, 188–203.

19. **Fattouch K**, **Guccione F**, **Dioguardi P**, *et al.* (2009). Off-pump versus on-pump myocardial revascularization in patients with ST-segment elevation myocardial infarction: a randomized trial. *J Thorac Cardiovasc Surg*, **137**, 650–6; discussion 656–7.

20. **Hannan EL**, **Wu C**, **Smith CR**, *et al.* (2007). Off-pump versus on-pump coronary artery bypass graft surgery: differences in short-term outcomes and in long-term mortality and need for subsequent revascularization. *Circulation*, **116**, 1145–52.

21. **Li Z**, **Yeo KK**, **Parker JP**, *et al.* (2008). Off-pump coronary artery bypass graft surgery in california, 2003 to 2005. *Am Heart J*, **156**, 1095–102.

22. **Puskas JD**, **Edwards FH**, **Pappas PA**, *et al.* (2007). Off-pump techniques benefit men and women and narrow the disparity in mortality after coronary bypass grafting. *Ann Thorac Surg*, **84**, 1447–54; discussion 1454–46.

23. **Puskas JD**, **Kilgo PD**, **Lattouf OM**, *et al.* (2008). Off-pump coronary bypass provides reduced mortality and morbidity and equivalent 10-year survival. *Ann Thorac Surg*, **86**, 1139–46; discussion 1146.

24. **Puskas JD**, **Kilgo PD**, **Kutner M**, *et al.* (2007). Off-pump techniques disproportionately benefit women and narrow the gender disparity in outcomes after coronary artery bypass surgery. *Circulation*, **116**, I192–99.

25. **Puskas J**, **Cheng D**, **Knight J**, *et al.* (2005). Off-pump versus conventional coronary artery bypass grafting: a meta-analysis and consensus statement from the 2004 ismics consensus conference. *Innovations*, **1**, 3–27.

26. **Puskas JD, Thourani VH, Kilgo P,** *et al.* (2009). Off-pump coronary artery bypass disproportionately benefits high-risk patients. *Ann Thorac Surg,* **88,** 1142–7.

27. **Dewey TM, Herbert MA, Prince SL,** *et al.* (2006). Does coronary artery bypass graft surgery improve survival among patients with end-stage renal disease? *Ann Thorac Surg,* **81,** 591–8; discussion 598.

28. **Darwazah AK, Abu Sham'a RA, Hussein E, Hawari MH, Ismail H** (2006). Myocardial revascularization in patients with low ejection fraction < or = 35%: effect of pump technique on early morbidity and mortality. *J Card Surg,* **21,** 22–7.

29. **Mishra YK, Collison SP, Malhotra R, Kohli V, Mehta Y, Trehan N** (2008). Ten-year experience with single-vessel and multivessel reoperative off-pump coronary artery bypass grafting. *J Thorac Cardiovasc Surg,* **135,** 527–32.

30. **Panesar SS, Athanasiou T, Nair S,** *et al.* (2006). Early outcomes in the elderly: a meta-analysis of 4921 patients undergoing coronary artery bypass grafting—comparison between off-pump and on-pump techniques. *Heart,* **92,** 1808–16.

31. **Morris CD, Puskas JD, Pusca SV,** *et al.* (2007). Outcomes after off-pump reoperative coronary artery bypass grafting. *Innovations,* **2,** 29–32.

32. **Vohra HA, Bahrami T, Farid S,** *et al.* (2008). Propensity score analysis of early and late outcome after redo off-pump and on-pump coronary artery bypass grafting. *Eur J Cardiothorac Surg,* **33,** 209–14.

33. **Halkos ME, Puskas JD, Lattouf OM,** *et al.* (2008). Impact of preoperative neurologic events on outcomes after coronary artery bypass grafting. *Ann Thorac Surg,* **86,** 504–10; discussion 510.

34. **Chu D, Bakaeen FG, Dao TK,** *et al.* (2009). On-pump versus off-pump coronary artery bypass grafting in a cohort of 63,000 patients. *Ann Thorac Surg,* **87,** 1820–6; discussion 1826–7.

35. **Patel NC, Patel NU, Loulmet DF, McCabe JC, Subramanian VA** (2004). Emergency conversion to cardiopulmonary bypass during attempted off-pump revascularization results in increased morbidity and mortality. *J Thorac Cardiovasc Surg,* **128,** 655–61.

36. **Jin R, Hiratzka LF, Grunkemeier GL, Krause A, Page US, 3rd** (2005). Aborted off-pump coronary artery bypass patients have much worse outcomes than on-pump or successful off-pump patients. *Circulation,* **112,** I332–7.

37. **Motallebzadeh R, Bland JM, Markus HS, Kaski JC, Jahangiri M** (2006). Health-related quality of life outcome after on-pump versus off-pump coronary artery bypass graft surgery: a prospective randomized study. *Ann Thorac Surg,* **82,** 615–9.

38. **Puskas JD, Williams WH, O'Donnell R,** *et al.* (2011). Off-pump and on-pump coronary artery bypass grafting are associated with similar graft patency, myocardial ischemia, and freedom from reintervention: long-term follow-up of a randomized trial. *Ann Thorac Surg,* **91,** 1836–42; discussion 1842–33.

39. **Sharony R, Grossi EA, Saunders PC,** *et al.* (2004). Propensity case-matched analysis of off-pump coronary artery bypass grafting in patients with atheromatous aortic disease. *J Thorac Cardiovasc Surg,* **127,** 406–13.

40. **Mishra M, Malhotra R, Karlekar A, Mishra Y, Trehan N** (2006). Propensity case-matched analysis of off-pump versus on-pump coronary artery bypass grafting in patients with atheromatous aorta. *Ann Thorac Surg,* **82,** 608–14.

41. **Czerny M, Baumer H, Kilo J,** *et al.* (2001). Complete revascularization in coronary artery bypass grafting with and without cardiopulmonary bypass. *Ann Thorac Surg,* **71,** 165–9.

42. **Alamanni F, Dainese L, Naliato M,** *et al.* (2008). On- and off-pump coronary surgery and perioperative myocardial infarction: an issue between incomplete and extensive revascularization. *Eur J Cardiothorac Surg,* **34,** 118–26.

43. **Kim KB, Kang CH, Chang WI**, *et al.* (2002). Off-pump coronary artery bypass with complete avoidance of aortic manipulation. *Ann Thorac Surg*, **74**, S1377–82.

44. **Daniel WT 3rd, Kilgo P, Puskas JD**, *et al.* (2014). Trends in aortic clamp use during coronary artery bypass surgery: effect of aortic clamping strategies on neurologic outcomes. *J Thorac Cardiovasc Surg*, **147**, 652–7.

45. **Hammon JW, Stump DA, Butterworth JF**, *et al.* (2006). Single crossclamp improves 6-month cognitive outcome in high-risk coronary bypass patients: the effect of reduced aortic manipulation. *J Thorac Cardiovasc Surg*, **131**, 114–21.

46. **Scarborough JE, White W, Derilus FE**, *et al.* (2003). Combined use of off-pump techniques and a sutureless proximal aortic anastomotic device reduces cerebral microemboli generation during coronary artery bypass grafting. *J Thorac Cardiovasc Surg*, **126**, 1561–7.

47. **Guerrieri Wolf L, Abu-Omar Y, Choudhary BP, Pigott D, Taggart DP** (2007). Gaseous and solid cerebral microembolization during proximal aortic anastomoses in off-pump coronary surgery: the effect of an aortic side-biting clamp and two clampless devices. *J Thorac Cardiovasc Surg*, **133**, 485–93.

48. **Jones EL, Weintraub WS** (1996). The importance of completeness of revascularization during long-term follow-up after coronary artery operations. *J Thorac Cardiovasc Surg*, **112**, 227–37.

49. **Synnergren MJ, Ekroth R, Oden A, Rexius H, Wiklund L** (2008). Incomplete revascularization reduces survival benefit of coronary artery bypass grafting: role of off-pump surgery. *J Thorac Cardiovasc Surg*, **136**, 29–36.

50. **Legare JF, Buth KJ, King S**, *et al.* (2004). Coronary bypass surgery performed off pump does not result in lower in-hospital morbidity than coronary artery bypass grafting performed on pump. *Circulation*, **109**, 887–92.

51. **Puskas JD, Williams WH, Mahoney EM**, *et al.* (2004). Off-pump vs conventional coronary artery bypass grafting: early and 1-year graft patency, cost, and quality-of-life outcomes: a randomized trial. *JAMA*, **291**, 1841–9.

52. **Magee MJ, Hebert E, Herbert MA**, *et al.* (2009). Fewer grafts performed in off-pump bypass surgery: patient selection or incomplete revascularization? *Ann Thorac Surg*, **87**, 1113–8; discussion 1118.

53. **Lamy A, Devereaux PJ, Prabhakaran D**, *et al.* (2013). Effects of off-pump and on-pump coronary-artery bypass grafting at 1 year. *N Engl J Med*, **368**, 1179–88.

54. **Magee MJ, Alexander JH, Hafley G**, *et al.* (2008). Coronary artery bypass graft failure after on-pump and off-pump coronary artery bypass: findings from prevent iv. *Ann Thorac Surg*, **85**, 494–9; discussion 499–500.

55. **Lingaas PS, Hol PK, Lundblad R**, *et al.* (2006). Clinical and radiologic outcome of off-pump coronary surgery at 12 months follow-up: a prospective randomized trial. *Ann Thorac Surg*, **81**, 2089–95.

56. **Parolari A, Alamanni F, Polvani G**, *et al.* (2005). Meta-analysis of randomized trials comparing off-pump with on-pump coronary artery bypass graft patency. *Ann Thorac Surg*, **80**, 2121–5.

57. **Halkos ME, Cooper WA, Petersen R**, *et al.* (2006). Early administration of clopidogrel is safe after off-pump coronary artery bypass surgery. *Ann Thorac Surg*, **81**, 815–9.

58. **Bergsland J, Lingaas PS, Skulstad H**, *et al.* (2009). Intracoronary shunt prevents ischemia in off-pump coronary artery bypass surgery. *Ann Thorac Surg*, **87**, 54–60.

59. **Whitley WS, Glas KE** (2008). An argument for routine ultrasound screening of the thoracic aorta in the cardiac surgery population. *Semin Cardiothorac Vasc Anesth*, **12**, 290–7.

60. **Medalion B, Meirson D, Hauptman E, Sasson L, Schachner A** (2004). Initial experience with the heartstring proximal anastomotic system. *J Thorac Cardiovasc Surg*, **128**, 273–7.

61. **Akpinar B, Guden M, Sagbas E,** *et al.* (2005). Clinical experience with the novare enclose ii manual proximal anastomotic device during off-pump coronary artery surgery. *Eur J Cardiothorac Surg,* **27,** 1070–3.

62. **Puskas JD, Halkos ME, Balkhy H,** *et al.* (2009). Evaluation of the pas-port proximal anastomosis system in coronary artery bypass surgery (the epic trial). *J Thorac Cardiovasc Surg,* **138,** 125–32.

第3章

机器人辅助及杂交微创冠状动脉旁路移植术的现状

Stephanie Mick，Suresh Keshavamurthy，and Johannes Bonatti

微创直视下冠状动脉旁路移植术

微创直视下冠状动脉旁路移植术（minimally invasive direct coronary artery bypass，MIDCAB），也称单支血管小切口开胸直视下旁路移植（single vessel small thoracotomy，SVST），是指采用前、中位微创切口开胸术，以实施直视下左乳内动脉（left interal mammary，LIMA）的获取和非体外循环下吻合 LIMA 与冠状动脉的两步操作[1]。它需要使用一个稳定器，直接安放在手术切口（或独立的端口）部位。

由于心脏的侧面和后方显露部位有限，MIDCAB 重建血运一般仅限于左前降支（left anterior descending artery，LAD）或对角支。已经有为获取内乳动脉（internal mammary artery，IMA）专门设计的牵开器。MIDCAB 手术方案最初在 1965 年由 Kolessov 描述[2]，20 世纪 90 年代中期被重新拾起，并在多个治疗中心应用。与常规冠状动脉旁路移植术（coronary artery bypass grafting，CABG）相比，MIDCAB 节约资源、较早地全面恢复活动、减少了输血需求。在许多早期的系列报道中，都证实了其可接受的移植物初期通畅性[3]。研究还表明，MIDCAB 术后机械通气时间减少，住院病程缩短[4]。

需要历经重要学习曲线[5]和不尽如人意的移植通畅率[5, 6]，可能是 MIDCAB 总体接受度较低的原因。MIDCAB 术后，患者可能会感到胸壁牵拉导致的疼痛，这可能是其受欢迎程度下降的原因之一。无论如何，有经验的医学中心仍继续施行了大量成功的 MIDCAB 手术。

技术细则

术前注意事项

正如常规 CABG 的规范程序，所有患者都应进行完整的术前检查，并记录身体特征和体重指数（body mass index，BMI）。肥胖被认为是 MIDCAB 的相对禁忌证，因为其增加切口感染的易感性，这种担心主要是由于在游离 LIMA 期间牵开器对伤口边缘的压迫所导致的组织坏死[7]。由于类似原因，乳腺大的女性，伤口并发症的风险增高。就术前影像学而言，关注 X-线胸片中心脏在周围空间里的相对位置，会有助于确定手术辅助切口的最佳部位。

手术操作

患者处于仰卧、左侧抬高位。最好采用单肺通气，但这并非绝对必要（若采用双肺通气，可减少潮气量并包裹肺组织使之离开手术野，可能有助于手术操作）。切口选在左乳房下区域，接近第 4 或第 5 肋间锁骨中线 [8, 9]（图 3.1）。切口位置决定 LIMA 游离的下限，因为切口尾侧的胸腔无法显露。一些外科医生采用第 5 肋间切口，以获取最长的移植血管 [8]。使用了一段追加的血管来延长 LIMA 以达到远端的 LAD 靶血管，且避免了血管吻合口的张力，此方法也有报道 [10]。

用于获取 LIMA 的牵引器（例如 Medtronic Inc，Minneapolis，MN）有一个拉长的上臂叶片，其设计的目的是将切口上方的肋骨牵离开视野，避免其呈板形状态而限制暴露（图 3.2）。以骨骼化或一个血管蒂 [8] 的方式获取 LIMA 为最佳，在全身抗凝[活化凝血时间（activated clotting time，ACT）达到 300s 水平]的状态下完成 LIMA 的制备。然后，用标准的开胸器代替 LIMA 牵引器。随后切除心包脂肪垫。

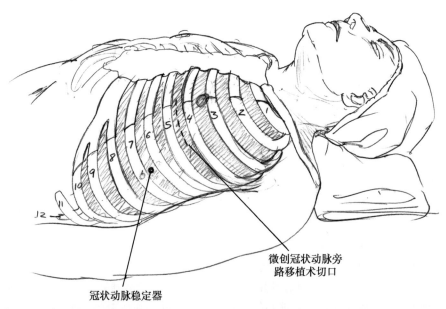

冠状动脉稳定器

微创冠状动脉旁
路移植术切口

图 3.1 有限左前外侧开胸施行微创冠状动脉旁路移植术（MIDCAB），切口约 5~7cm，始于第 4 肋间锁骨中线。同时显示放置腔内冠脉稳定器的入口位置，术后可用于置入胸腔引流管

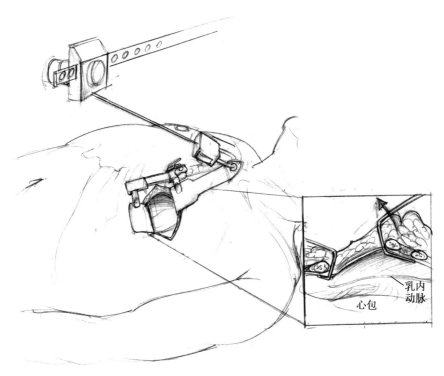

图 3.2　MIDCAB 中用于采取左乳内动脉（LIMA）的专用牵开器的安放

　　在切开心包之前，应辨认膈神经。在膈神经前侧，纵行切开心包至心脏底部水平。留置的缝线对心脏定位很实用。心尖部最易于识别，其次是 LAD。LAD 位于心尖右侧，其走向与胸骨平行。对角支动脉可能为最先显露的血管，不要将它误认为 LAD，这一点也是很重要的[7]。一旦 LAD 被确认，就可以安放冠状动脉稳定器（图 3.3）。如有必要，可放置硅胶扣带于靶血管的近端和远端（注意：最好避免远端套圈，因为它们可能会导致瘢痕损伤和血流受损）。在血管阻断前，应提前应用利多卡因或其他抗心律失常药物。如果血管阻断后出现血流动力学不稳定，在吻合术中可使用冠状动脉腔内分流栓，并解除血管阻断。无论分流与否，如果动脉是脆弱的或细小的，则使用 7-0 聚丙烯线连续吻合。推荐使用即时超声对血管血流量进行评估。

　　中和肝素并彻底止血后，宽松地关闭心包切口，防止心脏疝出及心尖与肋间组织发生粘连（一些学者推荐使用牛心包补片）[7]。尤其重要的是，要确保 LIMA 全程不打折，特别是在它通过心包切开之处。直接应用 0.25% 布比卡因浸润第 4～6 肋间的肋后间隙，以达到神经阻滞的目的。放置单根胸腔引流管，并以常规方法处理肋骨、胸部肌肉和皮肤组织，关闭胸腔。

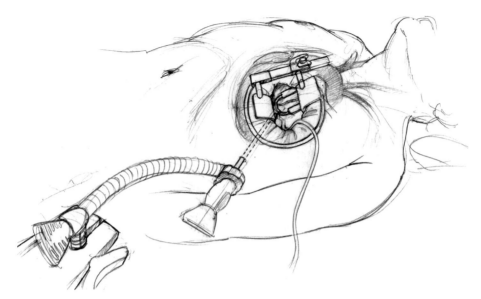

图 3.3 冠脉稳定器已经插入，暴露的左前降支（LAD）正待吻合。注意画面里的软组织牵引器，优化了手术视野

胸腔镜下微创冠状动脉旁路移植术

该手术利用胸腔镜通过辅助切口获取 LIMA，以肋间微小切口并借助于最小限度的肋骨牵开，完成 LIMA 与 LAD 的吻合。

Vassiliades 等人在 2007 年报告了最大系列的胸腔镜下 MIDCAB，他将之称为"内镜下无创性冠状动脉旁路移植术"（endoscopic atraumatic coronary artery bypass，Endo-ACAB）。在报道中，有 3.6% 转换为胸骨切开 / 开胸术，术后死亡率为 1%（与美国胸外科医师协会国家数据库预测的 30 天死亡率 2.7% 相比），卒中发生率为 0.3%。这些作者发现，在平均随访 18 个月时，LIMA 到 LAD 的通畅率为 96%。停留在重症监护病房的平均时间为（11.2±9.9）小时，令人称奇的是，住院病程仅为（2.4±1.3）天 [10]。

据估计，掌握胸腔镜下 MIDCAB 技术需要历经 50 个案例的学习曲线过程 [11]，所以，这项技术目前尚未获得广泛的应用；然而，擅长这一技术的医疗中心已经呈现出良好的结果。机器人辅助下的 MIDCAB 代表着另一种治疗手段，这里将结合其他机器人技术对之进行讨论。

技术细则

术前注意事项

通常，为处在学习曲线早期的外科医生选择体重指数小于 30 的患者。对于乳房较大的女性患者可能更具有挑战性，因为可能需要较大的乳腺下切口，或需要通过乳腺组织的辅助切口。胸腔镜下获取 LIMA 需要左侧胸腔 CO_2 充气，术前应评估患者对单肺换气的耐受性，肺活量的临界值要求为 $FEV_1 < 1L$[12]。

手术操作

同 MIDCAB 一样，患者置于仰卧位。采取单侧肺通气，将三个辅助入口设置在左侧腋中线第 3、第 5 和第 7 肋间（一些人建议将第五肋间的入口设置在腋前线 [13]）。使用标准胸腔镜装置。将一个 30 度（5mm 或 10mm）胸腔镜通过第五肋间隙置入，CO_2 吹入起始的目标压力为 8mmHg。如果发生血流动力学波动，可能是由于高压性气胸所致（尤其见于左心室功能受损的患者）。减少 CO_2 注入量或从胸腔释放出一些 CO_2，可迅速改善血流动力学。

接下来，经第 3 和第 7 肋间插入一个抓取器和电灼器或谐波手术刀，使用电灼器或谐波手术刀，动作轻巧地分辨 IMA 的侧支。从锁骨下静脉处至剑突水平的整个 IMA，可以用带蒂的方式获取 [7, 13]（很少使用银夹）。应当注意，避免膈神经和锁骨下静脉受损。

血管吻合术类似于 MIDCAB 中所描述的。

多支血管微创手术

MIDCAB 可以惠及那些多支血管受累的患者，当非 LAD 病变能够采取经皮冠状动脉介入治疗（percutaneous coronary intervention，PCI）时，MIDCAB 与 PCI 相结合的杂交技术，可用来治疗心脏后壁和侧壁的病变。

目前双侧 MIDCAB 已有报道 [14]，其涉及双侧前方（中位）微型开胸术和双侧直视 IMA（以及桡动脉）桥血管的使用。也有人描述，在双侧胸腔镜下游离 IMA，然后行右侧前方开胸术，为右冠状动脉和 LAD 区域搭建旁路。然而，后外侧表面血管的旁路手术，需要双侧开胸术 [15]。

一种称为"前外侧开胸术 / 冠状动脉旁路术"（anterolateral thoracotomy/coronary artery bypass，ALT-CAB）的操作，采用一个较大的左侧开胸切口，在直视下采取 LIMA 和右乳内动脉（right internal mammary artery，RIMA），可以对心脏所有区域进行旁路移植。在一组对 255 例患者的系列观察中，所有患者都达到了血运的完全重建，没有案例中途转换为体外循环（cardiopulmonary bypass，CPB）下手术。

该组患者的死亡率和卒中率分别为 1.2% 和 0.8%，其中 65.1% 的患者在 48 小时内出院 [16]。

近期的就多支血管病变所进行的非机器人微创手术（于 2005 年推出），称为"微创冠状动脉旁路移植术"（minimally invasive coronary artery bypass grafting, MICS-CABG）[15]［也称为"多支血管微开胸术"（multivessel small thoracotomy, MVST）][17]。MICS-CABG 术采用比开放式 MIDCAB 更靠侧面的开胸方法，并且使用了一种特制的旋转牵引器，以获取完整的 LIMA。另外两个辅助入路切口供使用心脏稳定器和心尖定位器。MICS-CABG 在非体外循环下进行，不需要使用胸腔镜或机器人设备，基本上实现了经由小型非胸骨切口，进行多支血管非体外循环下冠状动脉旁路移植术（off-pump coronary artery bypass, OPCAB）。MICS-CABG 的局限性之一是，如果没有较大的切口、胸腔镜或机器人辅助，不可能获取 RIMA[18]；然而，使用隐静脉移植物与升主动脉近端吻合，则使这一缺陷在一定程度上被抵消 [15]。

一项收集 450 例患者，为期 3.5 年的双中心系列研究，报告了 MICS-CABG 技术及令人鼓舞的结果。据报告，有 3.8% 的病例中途转换为胸骨切开术，7.6% 的转换为体外循环下进行（经外周插管）。MICS-CABG 的支持者认为，它有被广泛采用的潜力，因为它不需要给予机器人或胸腔镜相关的昂贵基本设备 [17]。

有人用同一个外科医生的对应病例，对 MICS-CABG 和标准 OPCABG 进行了比较研究。两组间死亡率和房颤发生率没有差异，但 MICS-CABG 组胸腔积液发生率较高（15% vs. 4%，$P = 0.002$）[19]。目前还没有关于移植物通畅率的长期数据，但早期研究提示，近期通畅率是可以接受的（6 个月时，所有桥血管通畅率为 92%，LIMA 为 100%）[20]。

机器人辅助下血管重建

机器人外科系统是远程操作系统，在这个系统中，外科医生从操控台遥控显微手术仪器。最广泛使用的是达·芬奇系统（Intuitive Surgical, Mountain View, CA）。该系统向控制台的外科医生传送高清三维图像，传感器记录医生的手指和手腕运动，并将其无震颤地转化成显微仪器在手术野中的动作。美国每年进行大约 2 000 次机器人心脏手术，而且数量正在缓慢增加 [21]。

在 CABG 中有几种使用机器人的方式，包括应用机器人辅助下 MIDCAB（机器人获取 IMA 联合经前胸切开，手工吻合）到经辅助小切口进行的完整胸腔内血管重建［全内镜冠状动脉旁路移植术（totally endoscopic coronary artery bypass, TECAB）]。不论是否使用体外循环和停搏技术，TECAB 均可以进行。当采用心脏停搏时手术，相应的术语是心脏停搏下 TECAB（arrested heart TECAB, AH-TECAB）。而在心脏跳动下手术，这一程序被称为心脏跳动下 TECAB（beating-heart TECAB, BH-TECAB）。

机器人获取 IMA 之后，是在非体外循环下，通过小切口开胸术由主刀者行单一前部血管手工吻合。对比单血管 OPCAB 后发现，机器人辅助 MIDCAB 缩短了住院时间，使患者较快地恢复了工作 [22]。机器人辅助 MIDCAB 也被用做杂交血运重建技术的一部分。TECAB 可用于单支或多支血管旁路（一般使用双侧 IMA），是冠状动脉血管重建术中创伤最小的方法。与其他微创手术不同的是，TECAB 不使用大于辅助孔的切口。TECAB 最早开展于 1998 年 [23]，其支持者认为最小手术创伤和迅速康复是这项技术的主要优势。由于不涉及肋骨的牵张，肋间神经损伤很小，因此术后疼痛较轻微。

最近，一篇综述显示，TECAB[24] 的结果优于常规手术，除了出血造成的再次手术。TECAB 的早期通畅率为 96.4%（253 例患者曾接受过某种形式的早期影像学研究）。62 例单支血管病变 TECAB 5 年调查随访的数据证明，患者存活率为 95.8%；并且患者中 83.1% 无重大心、脑血管不良事件（major adverse cardiac and cerebrovascular events，MACCE），91.1% 无心绞痛 [24]。Currie 等人 [25] 对桥血管通畅率做了长期随访，报告显示，在术后 8 年时，体外循环和非体外循环下手术病例的混合总通畅率为 92.7%。

技术细则

术前评估

我们建议术前对胸部、腹部和骨盆进行计算机断层扫描（computed tomography，CT）血管造影，以评估心脏的大小和它与胸壁的关系、心包脂肪垫的大小以及 IMA 与靶血管的关系。根据我们的经验，心脏左侧边界到胸壁的距离小于 25mm 时，因操作空间不足，术者会面临重大的技术挑战。另外，应该特别关注靶血管的走向（心肌内 vs. 心外膜下），以及升主动脉的直径和腹主动脉、髂动脉粥样硬化的分级。我们还建议对所有考虑准备 TECAB 的患者进行肺功能测试，包括 FEV_1 和肺一氧化碳弥散量（diffusing capacity of the lungs for carbonmonoxide，DLCO），这对判断患者在 IMA 获取期间耐受单肺通气的能力，以及对了解胸腔空间的大小，都具有重要意义。我们观察到，术中技术困难（与空间限制有关）和术后并发症，在 FEV_1 小于 2.5L 的患者中增多。

体外循环与停搏在 TECAB 中的作用

TECAB 可以在有或无体外循环下实施。内镜下缝合在技术上具有挑战性，我们强烈建议在进行 BH-TECAD 之前，先从 AH-TECAB 中获得经验。我们提倡在所有情况下都做预防性外周插管，即使是计划做 BH-TECAB，以防备可能发生的最坏情况（如机器人接触性室颤）。如果没有事先进行插管和迅速启动体外循环的能力，出现意外情况时可能会使病情迅速恶化，对患者和外科医生医疗机构的 TECAB 计划都有造成巨大危害的潜在可能性。因此,我们再次重申,建议在可控状况下,对所有病例进行预防性插管。值得注意的是,如果需要在 BH-TECAB 解除双肺充气状态,可为手术提供重要的额外操作空间。

AH-TECAB 需要特殊的灌注和停搏技术。强烈建议外科医生在尝试 TECAB 之前,在其他微创心脏病例的手术中培养远距离介入灌注技能。远距离操作体外循环和升主动脉球囊闭塞的使用,在技术上具有挑战性,且在患者选择上需要遵守一定的原则。股动脉插管和动脉内球囊应用仅适用于无腹主动脉、髂动脉粥样硬化的患者(约占作者所在中心患者 2/3)。腋下顺行灌注和股动脉内置球囊是中度腹主动脉 - 髂动脉粥样硬化患者的最佳选择。跨胸壁钳夹和直接主动脉根部插管式心脏停搏尚处在早期发展阶段。与该技术相关的挑战包括跨胸壁升主动脉穿刺,以及插管撤除后经内镜机器人控制出血。

插管技术注意事项

如果不存在腹主动脉和髂动脉粥样硬化,股 - 股体外循环结合主动脉内球囊的使用就是标准的操作过程。有可能在一个团队成员游离 IMA 时,而另一个成员可同时进行所有的插管操作,包括股血管的暴露。为确保足够的肢体灌注,我们建议对所有病例在表浅股动脉上使用一个末梢灌注插管。主动脉内球囊导管插入动脉灌注套管的侧管,并通过导丝引入至主动脉根部。我们也建议在主动脉阻断后启用 6mg 腺苷诱导心脏停搏,使其迅速停跳。应用经皮冠状窦插管,使顺行和逆行心脏停搏的标准给药措施得以实施。

如果存在轻度至中度腹主动脉 - 髂动脉粥样硬化,应避免股动脉逆行灌注,而采用左腋动脉灌注(通过 8mm 的 Dacron 侧管),并使用非灌注内球囊。在机器人对接前,应该完成腋动脉的暴露和上述侧管的连接。在这些情况下,内球囊通过一个独立的股动脉内 19F 套管插入主动脉。

如果术前 CT 表现出明显的腹主动脉 - 髂动脉粥样硬化,我们则摒弃使用内球囊,而建立预防性外周插管,在心脏跳动中进行手术操作。插管时要求 ACT 水平≥300s,而在心脏停搏与血管吻合之前,ACT 水平增至≥480s。

操作细则

单肺通气是强制性的,正如整个手术过程中都必须经食管超声心动图(transesophageal echocardiography,TEE)的监测。R2 除颤器贴片应放置在不影响胸骨切开术的位置上。如果计划进行停跳下 TECAB 操作,则要放入内置(endovent)和 / 或经皮冠状窦插管。

患者平躺在手术台上(图 3.4),取仰卧位,手臂收拢,左胸部稍加抬高(图 3.5)。准备工作和消毒单铺设与开放性 CABG 一样,用于中途转换为全胸骨切开术的所有设备都应准备就绪,且随手可及。

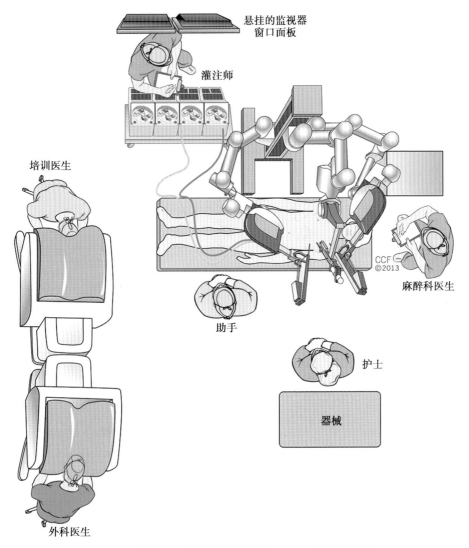

图 3.4　全内镜下冠状动脉旁路移植（ TECAB ）的手术室设置

　　正确地插入辅助器械，对整个手术过程影响巨大，应由经验丰富的团队成员操作。首先，在左肺开放排出气体后，将 12.5mm 的摄像端头于左腋前线第 5 肋间插入（动作小心轻柔，以免损伤心脏或纵隔）。然后启动 CO_2 吹气（在 8mmHg 的压力下），并插入带角度的摄像头。在直接摄像镜头观察下，将左、右机器人操作臂的入口设于第 3 和第 7 肋间，将摄像机入路略靠前侧。在这一期间，外科小组成员应继续密切注意患者的血流动力学变化，因为胸腔内压力的增加可能会导致血流动力学影响。与麻醉小组成员的沟通是至关重要的，如果胸腔注气期间出现低血压，纠正的第一个尝试应该是降低 CO_2 压力或排放胸腔内 CO_2（通过某一个端口），而不是给予液体或变力性药物。

在辅助入口设置后，对接机器人系统，将弯角摄像头设于观察"上"位，配合机器人电凝器止血（在低功率设置下）和一个 DeBakey 钳，以骨骼化方式获取 IMA。多数血管侧支可以灼烧，Debakey 钳只用于较大的分支。剥离应主要是通过灼烧器头部对周围组织的铲动而进行（图 3.6）。应该注意的是，上述技术可用于同时

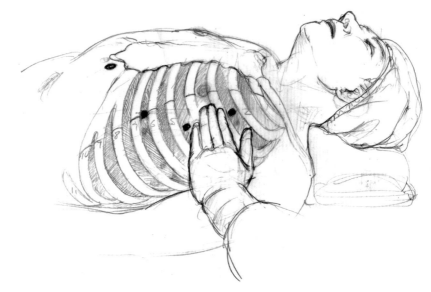

图 3.5 TECAB 时患者体位及辅助切口的定位。切口间距为四个指宽

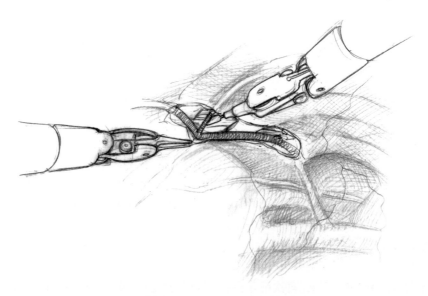

图 3.6 机器人获取乳内动脉（IMA）

获取 LIMA 和 RIMA。为了抵近 RIMA，需要分离胸骨后组织并进入右侧胸膜腔。当使用双侧 IMA 桥血管时，RIMA 应在 LIMA 之前采取。在 IMA 采取进展到约一半的时候，我们采用完全肝素化，以便在手术进程中出现技术困难时，能够提前开始搭桥操作。

获取 IMA 后，在左侧胸骨旁区域做一个 5mm 的辅助入口，用于放入整个操作过程中所需的材料，如狗头夹、缝合材料、硅质胶带和吸管等。

清除心包脂肪垫，弯角摄像头设于观察"下"位，采用机器人长尖钳和 30W 电凝器行心包切开术。心包在右心室流出道稍靠侧方处打开，一直延伸到它的反折处，然后在头、尾端拐向侧方，于是形成一个心包瓣，落入左胸膜腔。这一步骤在体外循环中操作要容易得多（特别是对肥胖和心脏肥大的患者）。

靶血管的显露

利用上述辅助切口的设置，不难看到并触及 LAD。在对心脏跳动下 TECAB 和心脏停搏下外侧靶血管吻合术，以一个内置稳定器（从肋骨下、剑突角左外侧方旁开两指处的端口置入）对接到机器人系统的第四臂，有利于血管的暴露。

在使用内置稳定器固定钝缘支时，手术者应将稳定器轻柔的置于左心室上方，然后抬起侧壁。在施行心脏跳动下 TECAB 时，这种方法可能导致血流动力学影响和缺血性改变，可以采用体外循环来解决这一问题。

右冠状动脉系统也可以从患者左侧径路通达。在这种情况下，内置稳定器可通过左侧仪器端口插入（变为 12mm 的入口是必要的），左侧机器人操作臂通过肋下端口插入。可以抬高心脏锐缘部，使后降支和后外侧支便于观察和操作，要十分小心，不要伤及右室心肌外膜。应当指出的是，我们只在心脏停搏下使用了这一技术。

一旦靶向冠状动脉被恰当地定位和暴露，就可利用机器人 DeBakey 钳和机器人 Pott 剪切开心外膜。然后应用机器人海狸手术刀（lancet beaver knife）切开靶血管。由于缺乏触觉反馈（图 3.7 和图 3.8），开始时这可能具有挑战性。吻合术以机器人双侧黑钻石微型外科钳为持针器，用 7cm 7-0 聚丙烯双头针缝线来完成。在冠状动脉上的首次进针是由内至外，作为吻合口后壁近"足趾"端第一针的第一次缝合。接下来，将这一缝针"停"放在距吻合口一定远的地方；启用另一头缝线继续吻合，在桥血管上也是由内到外，而在靶冠状动脉上则是从外向内，缝合整个后壁。前三针缝合后，将桥血管落在冠状动脉壁上，助手需频繁地轻轻拉紧缝线的两端，以确保足够的缝线张力（图 3.9）。然后，继续沿吻合口"足跟"部进行缝合。同样，在桥血管上由内向外进针，在靶冠状动脉上由外到内缝合（图 3.10）。之后，将这根缝针"停"下来，再次用开头的缝针缝合"足趾"端以及吻合口前壁的剩余部分（图 3.11）。

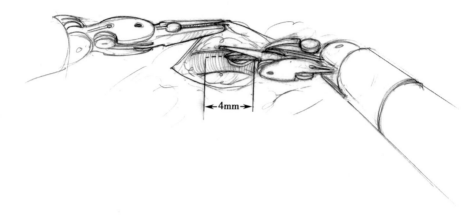

图 3.7 左前降支（LAD）暴露并完成 4mm 的动脉切开术

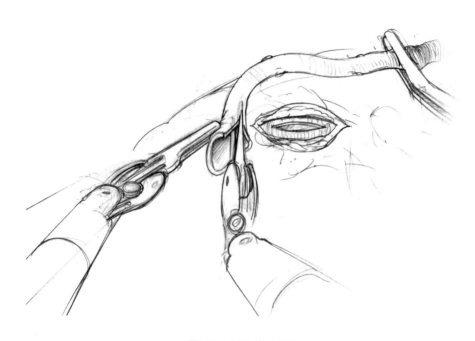

图 3.8 桥血管的制备

心脏停搏下 TECAB 搭建吻合口的要诀

　　冠状动脉切开，应该在顺行灌注心脏停搏液和液体充盈血管之后进行，以减少后壁损伤的风险。在靶血管有回流的情况下，使用硅胶扣带阻断血管是非常有帮助的。在主动脉内球囊放气前，应移除胸腔内所有外来异物。因为稍后心脏可能会变得极为活跃，再做这些操作就会很困难。

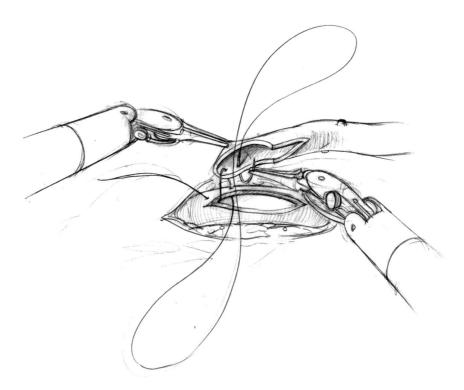

图 3.9　开始于"足趾"的吻合操作；注意冠状动脉和桥血管均有"内侧面 - 朝外"的针迹

心脏跳动下 TECAB 搭建吻合口的要诀

靶血管吻合口的近端和远端均需放置硅胶扣带（虽然通常只是近端需要阻断），在腔内分流栓的周围需进行缝合，所有进针缝合均需格外轻柔，以免对血管壁造成伤害。在手术经验得以丰富之前，放大的、跳动的手术视野一直极具有挑战性。

多支血管 TECAB

多支血管 TECAB 可以通过原位双侧 IMA 移植、序贯式吻合，或由对侧 IMA 或桡动脉构建的 Y 形桥来实施。也可以采用静脉桥血管与左腋动脉进行近端吻合的方式[26]。

吻合后操作步骤

在机器人系统设置于高倍放大时，任何需要修补的缝合都可以在极好的视觉条件下进行。我们推荐术中使用转换时间流量探头进行流量测定。左胸膜腔的残余血液，可通过胸骨旁辅助切口用吸管吸出。确认止血彻底后，断开机器人系统，

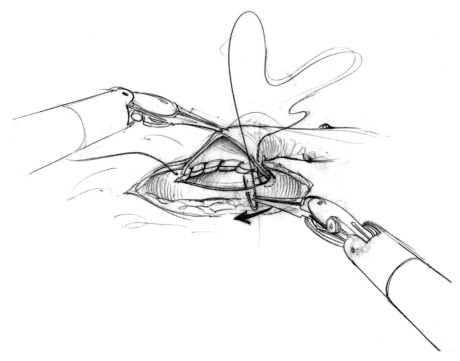

图 3.10 TECAB 吻合术的进程；注意 "足跟" 缝合的完成和缝合的走向

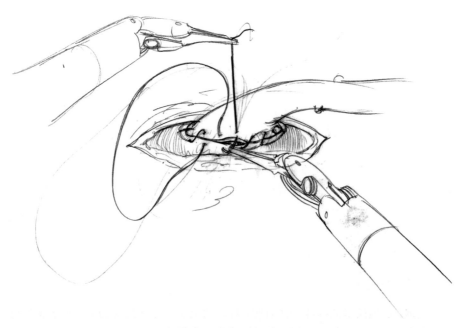

图 3.11 完成的吻合口；注意，最后的几次缝合是使用开头 "停放" 的第一个缝合针

但所有支架均保留于原端口，并随后在直接摄像观察下移除。在左肺充气状态下，通过摄像头入路端口安放胸腔引流管，以避免在置放引流管过程中损伤桥血管。

术后注意事项

目前还没有可在内镜下放置的临时起搏导线；必要时可使用其他临时起搏方法（如静脉内、经胸、Swan Ganz 起搏）。在停跳下 TECAB 中，需要特别注意插管之后外周脉搏的情况（神经血管检查）。由于术中单侧肺通气，可能发生呼吸功能受损，术后胸部 X 线可能会显示一定程度的肺不张。摄像头端口处通常是最疼痛的部位，直到拔除胸管。胸骨方面无特殊注意事项。进行 MIDCAB 和胸腔镜下 MIDCAB 的患者可在手术室内就可拔除气管插管。我们建议 6 小时后（或当胸腔引流液很少时）开始双抗血小板治疗（dual antiplatelet therapy，DAPT）（阿司匹林和氯吡格雷）。

冠状动脉血管杂交重建技术

引言与定义

冠状动脉血管杂交重建技术，是将外科手术和以导管为基础的方法相结合来治疗冠状动脉疾病（coronary artery disease，CAD）的方法。通常，LAD 应用 LIMA 搭桥，非 LAD 靶血管采用经皮冠状动脉介入治疗（PCI）。

基本原理和背景

杂交技术是将心脏外科和介入心脏病学两个领域的最佳方案相结合，达到治疗多支血管的 CAD 的一项创新成就。

1996 年，Angelini 和他的同事报告了第一个观察系列，他们对 6 例患者进行了 MIDCAB LIMA-LAD 搭桥，以及经皮冠状动脉腔内成形术（percutaneous transluminal coronary angioplasty，PTCA）或 PTCA 结合支架治疗。十多年后，一项多中心实验显示了机器人 TECAB 和 PCI 联合应用的基本可行性 [27]。27 例需要双支血管重建的患者接受了 TECAB LIMA-LAD 以及 PCI 植入非 LAD 靶血管。经过 3 个月的随访，血管造影显示有良好的 LIMA-LAD 通畅率（96.3%），但 PCI 者的通畅率低于预期值，为 66.7%；1 例患者出现围手术期心肌梗死（myocardial infarction，MI）；早期再介入率为 29.3%，主要原因是支架失败。

杂交血管重建技术现状

当前，这项技术的经验仍然有限，有关杂交血管重建技术的前瞻性随机实验还没有公开发表，只有三个大宗病例的系列研究报告。

现有资料显示低死亡率（0～2%）和低总体发病率（所有研究的平均住院发病率接近 4.7%），住院和滞留在重症监护病房的时间比常规 CABG 预期的要短[28]。LIMA 吻合于 LAD 的术后通畅率在 92%～100% 之间。至于再狭窄率，数据好坏参半。早期的研究系列，使用裸金属支架或无支架的血管成形术，显示了较高的 6 个月时支架再狭窄率。因此，在至今为止的所有研究资料中，支架再狭窄率介于 2.3%～23% 之间，平均为 11%。据报道，在应用 MIDCAB 和 PCI 联合治疗措施时，仅采用药物洗脱支架，1 年通畅率为 97%[28]。

在对 226 例患者进行了 5 年随访的最大规模报告中，住院死亡率为 1.3%，平均住院时间为 6 天，5 年生存率为 92.9%。5 年无主要不良心脑血管事件（MACCE）的病例为 75.2%，旁路移植术的再干预率为 2.7%，PCI 靶血管的再干预率为 14.2%[29]。

技术与时机注意事项

与 PCI 相关的手术时机一直是一个讨论的焦点。所有杂交手术的程序都是阶段性的；只是这些程序在持续时间和先后顺序上有所不同。"两段式"杂交技术是指 PCI 和 CABG 分别在不同的手术部位进行，两者的间隔时间为数小时、数天或数周。"一站式"手术是在杂交手术室同一个环境下进行，操作之间只间隔数分钟[27]。在"两段式"杂交技术操作中，可以先行 CABG 也可以先行 PCI 术。在"一站式"同步手术过程中，通常先进行 CABG。

外科手术前经皮介入治疗

大多数接受"PCI 先行"治疗的患者，都接受对急性冠状动脉综合征相关血管病变的紧急经皮介入治疗，随后进行 LIMA 与 LAD 的旁路手术。这种操作程序的缺点包括：PCI 术后需要抗血小板药物，并要求手术血管重建在双抗血小板疗法（dual antiplatelet therapy，DAPT）的条件下进行，进而轻度地增加出血风险[1]；PCI 施行时，得不到 LIMA-LAD 吻合血管的保护；除非在手术后进行第三个操作（完成血管造影），否则不能在 PCI 时获得 LIMA-LAD 吻合口的影像资料。

这一方法的潜在优势包括降低缺血风险，如果采用心脏跳动下手术并阻断 LAD（由于有来自非 LAD 靶血管重建的侧支循环）。此外，有机会推动和促进多支血管 PCI，因为如果发生并发症或者 PCI 失败，紧接着就可以进行外科手术血管重建。

经皮介入治疗前外科治疗

LIMA-LAD 旁路移植后行 PCI 术，可避免在手术中出现 DAPT 相关的出血并发症的可能性；DAPT 可以在手术后开始并维持相当长时间治疗。此外，在 LAD 血运重建的保护下进行经皮介入治疗，提供了为 LIMA-LAD 吻合口进行血管造影评估的机会[1]。

这两种干预措施之间的最佳等待时间尚不清楚。患者至少应该能够承受平躺在血管造影台上（这可能需要恢复数日，因为术后呼吸功能下降）。推迟 PCI，也许 3~5 天，直到术后炎症期过后，似乎也是合理的。此外，患者可能希望术后有 7~10 天的身心康复时间。在理想的情况下，PCI 是在指标住院期间完成的，这样患者就不至于在没有得到完全血管重建的情况下出院[1]。

同步操作步骤

"两段式"治疗程序涉及较多的资源（两个团队、后勤方面的挑战、两个独立手术及手术间期可能需要住院的相关费用），许多患者更喜欢一个完整程序带来的方便。在有杂交手术室的中心，"一站式"操作是可行的。

这种路径颇具吸引力的特征包括：在全身麻醉下对整个手术进行监测，因而任何并发症都可在一个手术设置下得到解决；能够进行完全性血管造影来评估 LIMA-LAD 移植术；患者在情感 / 心理上得益于一个手术所提供的完全"修复"[1]。缺点包括需要专门的设施、增加手术时间和费用。在这一点上，有关杂交手术过程中 DAPT 对患者出血的作用，研究数据形形色色（有些报告出血增加，另一些报告没有增加[28-30]。鱼精蛋白的逆转作用对支架通畅性的影响尚不清楚）。

Srivastava 等人探讨了在杂交手术中与 TECAB 相关的 PCI 的时机[31]。在他们的研究中，大多数患者（73%）在 PCI 前接受 TECAB，他们的结论是这两项干预的时机应该根据患者的个人需要而裁定。

结论

技术和影像学的进步使各种微创冠脉血运重建措施成为可能。尽管存在市场的力量和对财政因素的考虑，但仍应强调的是，手术操作应就具体的患者而设定。这是一个令人激动的重塑"心脏团队"概念的阶段，这些术式中哪一种有在整个社区群体中发展的势头，仍有待观察。

（陈　强　姜　益　李勇新　闫　炀　译　庞继洁　审）

参考文献

1. **DeRose JJ** (2009). Current state of integrated "hybrid" coronary revascularization. *Semin Thorac Cardiovasc Surg*, **21**(3), 229–36.

2. **Kolessov VI** (1967). Mammary artery-coronary artery anastomosis as method of treatment for angina pectoris. *J Thorac Cardiovasc Surg*, **54**(4), 535–44.

3. **Sellke FW, Chu LM, Cohn WE** (2010). Current state of surgical myocardial revascularization. *Circ J*, **74**(6), 1031–7.

4. **Karpuzoglu OE, Ozay B, Sener T**, *et al.* (2009). Comparison of minimally invasive direct coronary artery bypass and off-pump coronary artery bypass in single-vessel disease. *Heart Surg Forum*, **12**(1), E39–43.

5. Holzhey DM, Cornely JP, Rastan AJ, Davierwala P, Mohr FW (2012). Review of a 13-year single-center experience with minimally invasive direct coronary artery bypass as the primary surgical treatment of coronary artery disease. *Heart Surg Forum*, **15**(2), E61–8.

6. Holzhey DM, Jacobs S, Mochalski M, *et al.* (2007). Seven-year follow-up after minimally invasive direct coronary artery bypass: experience with more than 1300 patients. *Ann Thorac Surg*, **83**, 108–14.

7. Reddy RC (2011). Minimally invasive direct coronary artery bypass: technical considerations. *Semin Thorac Cardiovasc Surg*, **23**(3), 216–9.

8. Itagaki S, Reddy RC (2013). Options for left internal mammary harvest in minimal access coronary surgery. *J Thorac Dis*, **5**(Suppl 6), S638–S40.

9. Subramanian VA (1996). Clinical experience with minimally invasive reoperative coronary bypass surgery. *Eur J Cardiothorac Surg*, **10**(12), 1058–62; discussion 1062–3.

10. Vassiliades TA Jr, Reddy VS, Puskas JD, Guyton RA (2007). Long-term results of the endoscopic atraumatic coronary artery bypass. *Ann Thorac Surg*, **83**(3), 979–84; discussion 984–5.

11. Vassiliades TA Jr (2002). Technical aids to performing thoracoscopic robotically-assisted internal mammary artery harvesting. *Heart Surg Forum*, **5**(2), 119–24.

12. Sellke FW, Ruel ME (2010). *Atlas of Cardiac Surgical Techniques*. Townsend C, Evers BM (eds). Philadelphia, PA: Elsevier.

13. Hrapkowicz T, Bisleri G (2013). Endoscopic harvesting of the left internal mammary artery. *Ann Cardiothorac Surg*, **2**(4), 565–9.

14. Weerasinghe A, Bahrami T (2005). Bilateral MIDCAB for triple vessel coronary disease. *Interact Cardiovasc Thorac Surg*, **4**(6), 523–5.

15. McGinn JT Jr, Usman S, Lapierre H, *et al.* (2009). Minimally invasive coronary artery bypass grafting: dual-center experience in 450 consecutive patients. *Circulation*, **120**(11 Suppl), S78–84.

16. Guida MC, Pecora G, Bacalao A, *et al.* (2006). Multivessel revascularization on the beating heart by anterolateral left thoracotomy. *Ann Thorac Surg*, **81**(6), 2142–6.

17. Lapierre H, Chan V, Ruel M (2006). Off-pump coronary surgery through mini-incisions: is it reasonable? *Curr Opin Cardiol*, **21**(6), 578–83.

18. Ruel M, Une D, Bonatti J, McGinn JT (2013). Minimally invasive coronary artery bypass grafting: is it time for the robot? *Curr Opin Cardiol*, **28**(6), 639–45.

19. Lapierre H, Chan V, Sohmer B, Mesana TG, Ruel M (2011). Minimally invasive coronary artery bypass grafting via a small thoracotomy versus off-pump: a case-matched study. *Eur J Cardiothorac Surg*, **40**(4), 804–10.

20. Ruel M, Shariff MA, Lapierre H, *et al.* (2014). Results of the minimally invasive coronary artery bypass grafting angiographic patency study. *J Thorac Cardiovasc Surg*, **147**(1), 203–9.

21. Robicsek F (2008). Robotic cardiac surgery: time told! *J Thorac Cardiovasc Surg*, **135**(2), 243–6.

22. Martens TP, Argenziano M, Oz MC (2006). New technology for surgical coronary revascularization. *Circulation*, **114**(6), 606–14.

23. Loulmet D, Carpentier A, d'Attellis N, *et al.* (1999). Endoscopic coronary artery bypass grafting with the aid of robotic assisted instruments. *J Thorac Cardiovasc Surg*, **118**(1), 4–10.

24. Bonatti J, Lehr EJ, Schachner T, *et al.* (2012). Robotic total endoscopic double-vessel coronary artery bypass grafting--state of procedure development. *J Thorac Cardiovasc Surg*, **144**(5), 1061–6.

25. Currie ME, Romsa J, Fox SA, *et al.* (2012). Long-term angiographic follow-up of robotic-assisted coronary artery revascularization. *Ann Thorac Surg*, **93**(5), 1426–31.

26. Bonatti J, Lee JD, Bonaros N, Schachner T, Lehr EJ (2012). Robotic totally endoscopic multivessel coronary artery bypass grafting: procedure development, challenges, results. *Innovations (Phila)*, **7**(1), 3–8.

27. **Katz MR, Van Praet F, de Canniere D**, *et al.* (2006). Integrated coronary revascularization: percutaneous coronary intervention plus robotic totally endoscopic coronary artery bypass. *Circulation*, **114**(1 Suppl), I473–6.

28. **Bonatti J, Schachner T, Bonaros N**, *et al.* (2008). Simultaneous hybrid coronary revascularization using totally endoscopic left internal mammary artery bypass grafting and placement of rapamycin eluting stents in the same interventional session. The COMBINATION pilot study. *Cardiology*, **110**(2), 92–5.

29. **Bonatti JO, Zimrin D, Lehr EJ**, *et al.* (2012). Hybrid coronary revascularization using robotic totally endoscopic surgery: perioperative outcomes and 5-year results. *Ann Thorac Surg*, **94**(6), 1920–6.

30. **Kon ZN, Brown EN, Tran R**, *et al.* (2008). Simultaneous hybrid coronary revascularization reduces postoperative morbidity compared with results from conventional off-pump coronary artery bypass. *J Thorac Cardiovasc Surg*, **135**(2), 367–75.

31. **Srivastava MC, Vesely MR, Lee JD**, *et al.* (2013). Robotically assisted hybrid coronary revascularization: does sequence of intervention matter? *Innovations (Phila)*, **8**(3), 177–83.

第 4 章

主动脉瓣成形

Munir Boodhwani and Gebrine El Khoury

引言

　　主动脉瓣置换术依然是严重主动脉瓣病变治疗的金标准。然而,对于特定的病例,瓣膜成形是替代瓣膜置换术的一种可行而有吸引力的选择。瓣膜成形术可减少或消除因人工瓣膜相关的并发症风险,包括血栓栓塞、心内膜炎、与抗凝治疗相关的出血以及瓣膜的结构性退化等因素导致的二次手术。与二尖瓣相似,主动脉瓣的重建方法要求完整和详细地了解瓣膜解剖、瓣膜功能、瓣膜病变的评估和分类,以及掌握对所有受损瓣膜附件的治疗方案。在本章中,我们将回顾主动脉瓣与主动脉根部的主要解剖特征、瓣膜评估和病变分类的方法,以及主动脉瓣修复常用技术的演示。此外,我们还将回顾主动脉瓣成形术在未经选择的群组中以及保留主动脉瓣和成形技术的不同亚群患者中的结果。

主动脉瓣的解剖和功能

　　心脏外科医生都熟悉主动脉瓣和主动脉根部的解剖结构[1]。但是,下面将介绍的一些特征,与保留主动脉瓣和成形手术的关系尤为密切[2]。与二尖瓣相似,主动脉瓣的功能涉及瓣环瓣叶之间的重要相互作用。然而,十分重要的是,主动脉瓣环不是单一结构,它由三个不同部分组成,即窦管交界,主动脉 - 心室结合部,以及解剖学上呈冠状形态的环部,作为主动脉瓣叶的附着处(图 4.1)[3]。这些部件协同工作发挥正常的瓣膜功能,被统称为"功能性主动脉瓣膜环"。主动脉瓣(aortio valve,AV)近端在主动脉 - 心室结合部(aorto-ventricular junction,AVJ)、远端在窦管交界(sinotubular junction,STJ)附着于主动脉瓣环。在正常的主动脉瓣中,三个瓣尖在主动脉瓣开口的中心部位对合,其合拢部位大约在 AVJ 和 STJ 水平之间。主动脉窦的高度(从 AVJ 到 STJ)相当于 STJ 的外径,这将有助于确定主动脉根部置换术中移植物的大小以及在主动脉瓣修复术后评估瓣叶的几何形状。

　　作为一个功能性有机体,主动脉瓣由功能性主动脉瓣环(functional aortic annulus,FAA)和瓣叶组成。这两个功能部件(即瓣叶和 FAA)的完整性是实现瓣

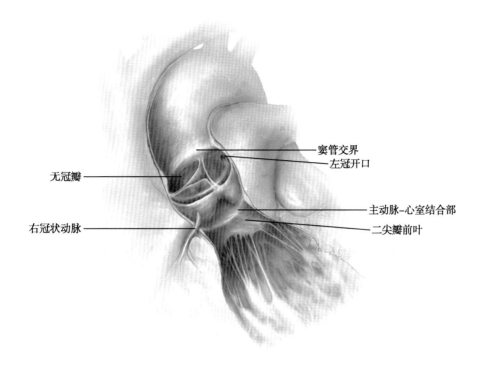

窦管交界
左冠开口
无冠瓣
主动脉–心室结合部
右冠状动脉
二尖瓣前叶

图 4.1 主动脉瓣（AV）和功能性主动脉瓣膜环（FAA）的解剖。主动脉瓣下区域局部解剖

膜良好功能的基础，一个部件的改变常常与另一部件的变化相关。因此，主动脉瓣成形术的基本原则是应该在手术中同时处理瓣叶和 FAA 的病变。

　　主动脉瓣膜下区域及其周围组织的解剖结构，对主动脉瓣膜成形术也具有重要意义 [4]（图 4.2）。一个重要的观察结果是，从外部将主动脉根部与其周围结构的分离，受到膜性间隔（在无冠瓣和右冠瓣交界处）和心室肌（在左冠瓣和右冠瓣交界处）的制约，然而在其他所有位点，当使用再植技术进行保留瓣膜的主动脉根部置换时，从外部将主动脉根部向下分离至解剖性瓣环水平都是可行的，也是必要的。因此，主动脉瓣置换术的近端缝合径线，应以曲线形式遵循这些外部限制。

主动脉瓣关闭不全的分类

　　直到不久前，主动脉瓣膜成形技术无法进一步推广应用的一个主要制约，在于缺乏一个通用的瓣膜评估体系来帮助指导瓣膜修复的操作。这方面的重要经验可能是从二尖瓣成形术的发展过程中获得的。二尖瓣关闭不全的 Carpentier 分类 [5]，在很大程度上奠定了二尖瓣成形术的进展和广泛应用基础，因为它为心脏

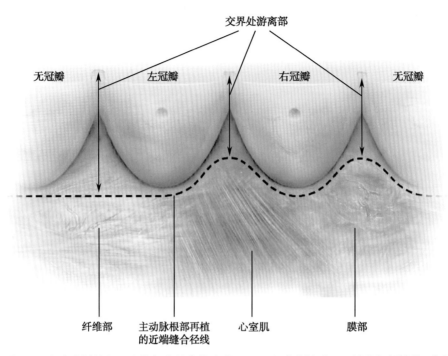

图 4.2 主动脉瓣关闭不全修复术的定位分类。图示主动脉瓣膜下区域的解剖结构，虚线标示了主动脉根部的外部解剖界限，以及用再植技术行保留瓣膜的根部置换术时近端缝合的径线

病学家、麻醉师和外科医生就疾病发病机制和病理学的沟通，提供了共通的话题。这个分类系统的主要特征是：它涵盖了整个疾病谱；阐明并提供了瓣膜关闭不全发生机制的核心观点；同时适用于不同的评估手段（如超声心动图和手术评估）；指导各种成形技术；最后，它还为不同二尖瓣病变的长期结果提供了一个评估体系。

在过去的十几年中，考虑到上述的特征，我们也建立了一个类似的主动脉瓣关闭不全分型方法 [6]（图 4.3）。这个分类的中心理念是，主动脉瓣与二尖瓣很相似，它包含两个主要组成部分，即主动脉瓣环和瓣叶。然而，与二尖瓣不同的是，主动脉瓣环不是单一的解剖结构。功能性主动脉瓣环由两个独立的部件构成，即主动脉 - 心室结合部和窦管交界。正如二尖瓣病变的 Carpentier 分类那样，与正常瓣叶运动相关的反流被定义为 I 型。它主要归因于 FAA 病变，I a 型主动脉瓣关闭不全（aortic insufficiency, AI）源于窦管交界扩大和升主动脉扩张，I b 型源于主动脉窦和窦管交界扩张，I c 型是由于主动脉 - 心室结合部扩张，最后的 I d 型是由于瓣叶穿孔但无原发性 FAA 病变。II 型 AI 继发于瓣叶组织冗长或闭合障碍而引起的瓣叶脱垂。III 型 AI 是由于瓣叶活动受限，可见于由主动脉瓣叶钙化、增厚、纤维化导致的二叶瓣的退行性病变或风湿性瓣膜疾病。

分型	I 型 伴随FAA扩张的正常瓣膜或瓣窦穿孔				II 型 瓣叶脱垂	III 型 瓣叶受限
	I a	I b	I c	I d		
机制		主动脉瓣保留：用SCA再植入或重建		补片修复 自体或牛心包	脱垂修复 折叠术 三角切除术 游离缘再悬吊补片	瓣叶修复 剔除钙化斑 补片
成形技术（主要）	STJ重建 升主动脉移植		SCA	SCA	SCA	SCA
（次要）	SCA		STJ环状成形	SCA	SCA	SCA

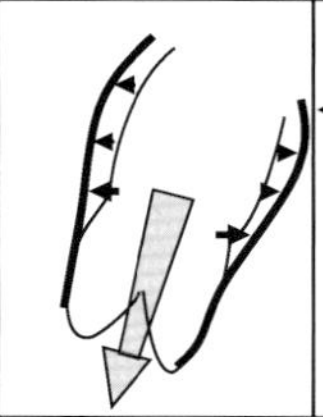

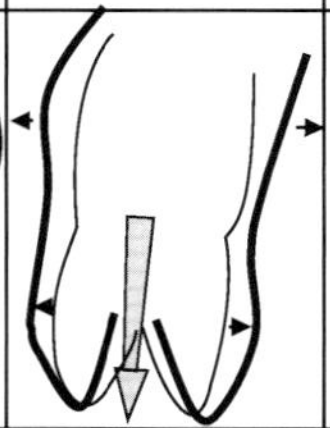

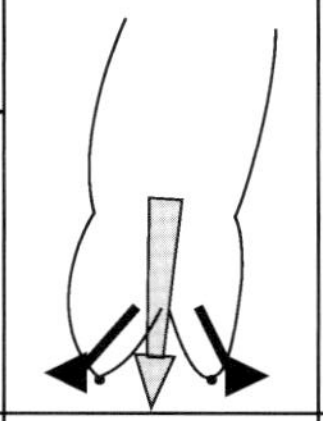

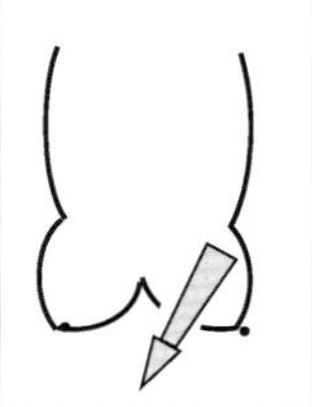

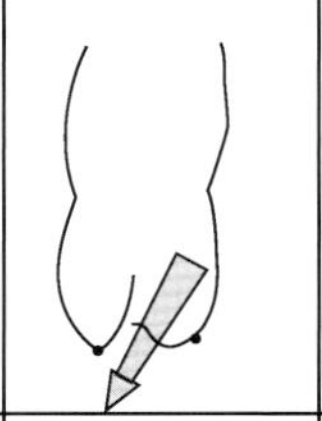

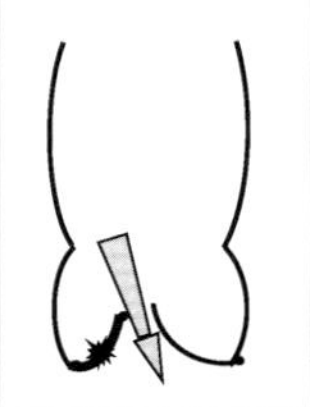

图 4.3 主动脉瓣关闭不全的分型。AI，主动脉瓣关闭不全；FAA，功能性主动脉瓣环；SCA，主动脉瓣环；SCA，主动脉窦管交界扩张；STJ，窦管交界

患者可出现单个或多个病变导致主动脉瓣关闭不全。例如，单纯 I b 型 AI 患者（由于主动脉窦的扩张所致），预计出现中心性反流。因此，主动脉窦瘤的存在与一个偏心性 AI 反流提示有共存的瓣叶脱垂（Ⅱ型）或瓣膜活动受限（Ⅲ型）。对瓣膜解剖结构的进一步评估有助于更好地阐述 AI 的不同发病机制。一旦充分了解了 AI 的发病机制，外科医生就可以依据分类系统选择手术方法来矫治病变。

手术技巧

显露与评估

通常经胸骨正中切开术施行主动脉瓣成形术。主动脉插管常在病变的主动脉段远端完成，最为典型的是在远端升主动脉或主动脉弓部位。在主动脉弓病变情况下，腋动脉插管可以作为替代方法。经右心耳插入单根双腔的静脉插管。心脏停搏后，在窦管交界上方约 1cm 处，自无冠窦上方处开始，横向切开主动脉，须保留 2～3cm 主动脉后壁完整无损。将主动脉远端向头侧牵引。在瓣膜的三个交界处，全层缝置 4-0 聚丙烯牵引线，用钳夹牵引，但不要结扎系紧，以便于动态评估瓣膜解剖结构。轴向牵引瓣膜交界处的缝合线（垂直于瓣环平面），展现的是主动脉瓣的生理闭合位置，并可以用来观察对合部位的面积和高度。继而检查瓣叶以评估其活动度、僵硬性、钙化和脱垂程度。与此同时，脱垂的主动脉瓣膜会显现出一条横向的纤维化带，这在超声心动图中同样也能看得到[7]（图 4.4）。

主动脉根部和瓣环的外科干预

I 型病变最为常见，由 FAA 各组成部分扩张所导致，可以单独发生，也可与瓣膜疾病同时出现。冠状动脉开口上方的升主动脉瘤伴发 STJ 扩张，导致 I a 型病变。这种病变可以通过应用 Dacron 人工血管置换升主动脉并重建 STJ 而得到矫治。对严重的、复合型主动脉瓣关闭不全，也需要施行交界下方的瓣环重塑。主动脉根部动脉瘤（ I b 型）常伴有 STJ 和 AVJ 扩张。这些病变常用保留主动脉瓣膜的根部替换术来矫治，优先使用的是再植技术[8]，因为它提供最佳的主动脉 - 心室结合部（ventriculo-aortic junction，VAJ）稳定性。主动脉根部重建[9]也可用于治疗主动脉根部动脉瘤，尤其适用于只涉及一个或两个窦的病变。

交界下方瓣环成形术

瓣膜交界下方的瓣环成形术通常在接合部一半高度的位置进行，而在无冠 / 右冠接合部须在较高的位置实施，以避开膜性间隔和传导系统（图 4.5）。在这一区域结扎缝线时，需要小心谨慎，避免撕裂膜性间隔。在另外两个接合部，假如希望获得更大接合面积，也可以在较低水平行瓣环成形术。交界下方瓣环成形

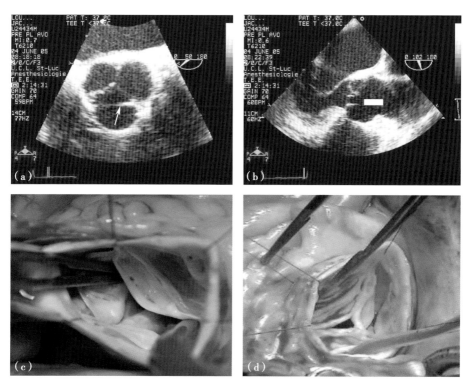

图 4.4　三叶式的主动脉瓣瓣叶脱垂，在超声心动图(a,b)和外科检查(c,d)中都可见一条典型的横向纤维带，这条带有助于脱垂瓣膜的发现和定位

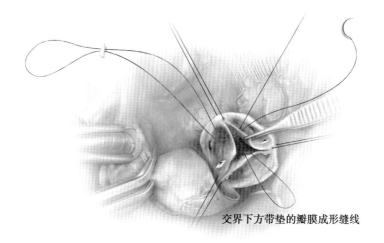

交界下方带垫的瓣膜成形缝线

图 4.5　交界下瓣环成形术

缩小了瓣叶间三角的宽度，提高了瓣叶接合度，有助于稳定主动脉 - 心室结合部。然而，在二叶式主动脉瓣的情况下，仅做交界下方的处理并不总能充分遏止将来 VAJ 的扩张。能够替代这种不需要根部置换的主动脉瓣环成形术的方法 [10, 11]，尚处于探索之中。

保留瓣膜的根部置换——再植技术

采用再植技术所进行的保留瓣膜的根部置换为功能性主动脉瓣环成形术提供了最稳妥的方式。除了用于主动脉根部动脉瘤患者外，该技术也适用于二叶式主动脉瓣伴中度根部扩张患者主动脉瓣膜的成形。接下来将描述此术式的重要步骤 [12]。

主动脉根部准备

鉴于其自然的解剖学限制（即主动脉根部在此处嵌入心室肌），从外部分离主动脉根部的一个关键原则是分离到尽可能低的部位。根部的分离，沿无冠窦起始，继而向着左 / 无冠窦（LC/NC）交界方向进行。在这个部位，主动脉瓣的瓣环下区域是纤维性组织，所以，解剖分离可以延伸至低于瓣叶附着处的水平。向右 / 无冠窦（RC/NC）交界以及沿着右冠窦与左 / 右窦交界（RC/LC）的继续解剖分离，直到受到瓣环非纤维性组织的限制（图 4.6）。接下来切除主动脉窦，保留冠状动脉开口周边约 5mm 正常主动脉壁，即获取纽扣状冠状动脉及其开口（备用）。

移植人工血管的大小

将三个交界的牵引缝线向垂直于瓣环平面的方向牵拉，并稍加内收，以确保瓣叶良好的闭合。在瓣叶关闭良好时，使用 Hagar 扩张器测量包含三个交界的组织环的大小，选用一个比测量值大 4mm 的移植血管，因为这个移植血管要放置在瓣膜交界的外面。另一种确定移植血管尺寸的方法是利用这个原则：主动脉瓣膜在正常功能状态下，接合部的高度（从瓣叶间三角形的基部测量至接合部的顶部）与窦管交界的外径相同 [13]（图 4.7）。尽管主动脉根部和 FAA 的各个组成部分在有根部动脉瘤时都可能扩张，但接合部的高度保持相对恒定。接合部的高度在无 / 左冠窦处最容易测量：首先在两个相邻瓣叶的最底部绘制连线（瓣叶间三角形的基底部），再测量连线与接合部顶部的距离。该高度则相当于所选移植血管的直径。

近端缝合路线

从 NC/LC 交界处沿顺时针方向开始，用带有毡片的 2-0 Tycron 缝线，在主动脉壁上由内向外穿行，将毡片留置于内侧。沿着主动脉瓣环的纤维部分及瓣叶间三角基底部构成的平面，缝置这些带垫缝线。然而，尤为重要的是，在沿着瓣环

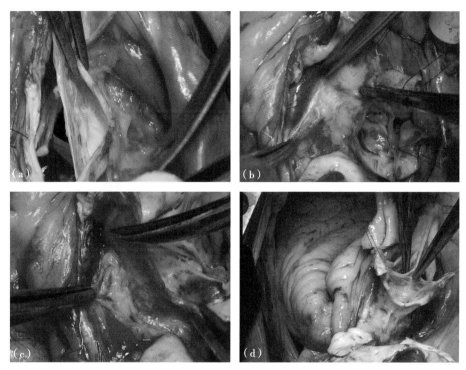

图 4.6　（a-d）采用再植技术行保留瓣膜的根部置换术时所采用外部解剖分离方法

无纤维部分缝合时，因为此处主动脉根部的解剖分离受到肌肉的限制，这些缝线需沿着得到分离的主动脉根部的最低部位置入，这使得近端缝线针迹在 RC/NC 和 RC/LC 交界处略高于 LC/NC 交界处（图 4.8）。

移植血管的准备和固定

　　Dacron 人工血管，有或无内置的主动脉窦者，均可使用。为了防止发生 AI，三个交界处必须在同一平面与人工血管相吻合，即形成新的窦管交界。由于解剖根部所受的外部限制，人工血管必须加以修剪。首先，测量 LC/NC 交界处的顶部到瓣叶间三角基底部的距离，并在人工血管上做出标记。接着，测量 RC/NC 和 RC/LC 交界处的顶部到近端缝合线的距离，以确定人工血管需修剪的程度（图 4.9）。因此，修剪部分的高度在无制约因素的 LC/NC 交界处与另两个交界处还是有差异的。剪裁部分的形状精确与否并不太重要，因为人工血管将适应于主动脉根部的外部界限。然后，用带毡片的缝线于人工血管基底部进行缝合，注意重视缝线的间距，更重要的是，保证缝合径线适合局部自然的曲线轮廓。在打结固定移植血管时，将交界处的牵引缝线一起向上拉起，确保移植血管处于主动脉瓣环周围的适当位置上。

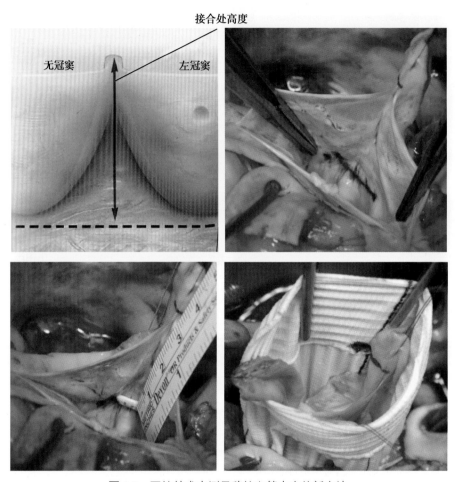

图4.7 再植技术中测量移植血管大小的新方法

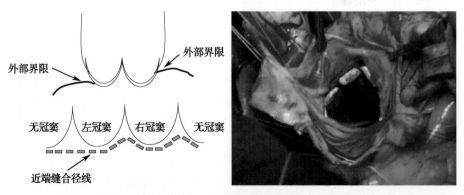

图4.8 使用再植技术施行保留瓣膜的根部置换手术时的近端缝合径线

主动脉人工血管

新的窦管交界

瓣环外部界限的高度

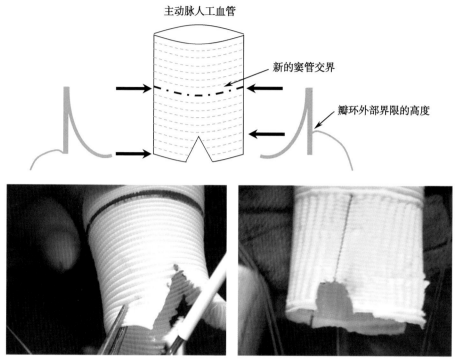

图 4.9　再植技术中移植血管的修剪

瓣膜再植术

首先进行交界处的再植，提起人工血管与自身交界处，使用 4-0 聚丙烯线将之缝置到位。然后在两个相邻的交界处缝线上施加径向牵引力，这便清楚地勾勒出了"植入线"。在这条线路上采用常规小针距连续缝合，缝线从移植血管外侧向内侧进针，贯穿主动脉壁，并保持贴近瓣环，然后，再回到移植血管外面。

瓣膜评估和成形

在瓣膜再植入之后，再次检查有无任何未被注意的瓣膜脱垂、瓣叶的对称性以及接合的高度和深度，是至关重要的。瓣膜脱垂可以使用下述各种技术来矫治。心脏停搏液于移植血管远端灌注，同步在此血管处实施部分钳夹阻断，扩张新的主动脉根部，以评估根部压力和左心室（left ventricular, LV）扩张的迹象。此时可以获得有限的超声心动图图像。然后，在不造成瓣叶变形的情况下，从人工血管中缓慢吸出心脏停搏液。这也提供了对主动脉瓣的生理闭合状态及其接合面积与高度的另一种视觉评估。最后，将冠状动脉开口再植于人工血管上，并在正常的主动脉水平上完成远端吻合。

瓣叶成形技术

瓣叶脱垂的矫正

瓣叶脱垂与瓣叶游离缘过长有关,这可以通过折叠中心游离缘或再悬吊游离缘来纠正。当单一瓣叶脱垂时,以两个未脱垂瓣叶为参照物,来估测游离缘所需缩减的长度。当两个瓣叶脱垂时,则以第三个未脱垂瓣叶为参照,以显示理想的瓣膜接合高度。罕见的情况是所有的瓣叶都发生脱垂,此时所要达到的目标是使瓣膜的接合高度处于主动脉窦的中间水平。

游离边缘的折叠

中央游离缘折叠技术在过去已有描述[14](图4.10)。首先,用7-0聚丙烯缝合线穿过两个未脱垂的参考瓣叶中央,并施加柔和的轴向牵引。然后,将脱垂的瓣叶轻轻牵拉使之平行于参考瓣叶。在它与参照瓣叶中央相遇的点上,用6-0聚丙烯缝线从主动脉侧到心室侧穿过脱垂瓣叶。接下来,反向牵引脱垂瓣叶,在与参考瓣叶中央相遇的位点,用同一缝线从瓣膜的心室侧穿至主动脉侧。在这条6-0

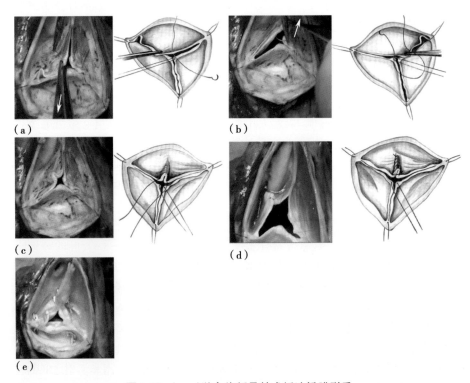

图4.10 (a-e)游离缘折叠技术矫治瓣膜脱垂

缝线针迹两端点之间的游离缘的长度就代表瓣叶游离缘过长的部分。随后,在主动脉侧将过长的部分进行缝扎并加以折叠。

通过附加一段 6-0 聚丙烯线间断或连续锁边式缝合,将折叠区向主动脉瓣叶主体延展 5～10mm。假如多余的瓣叶组织太多,可使用外科手术刀或剪削去,但须保留足够的组织以衔接好两个边缘。

游离缘再悬吊术

过长的瓣叶游离缘也可应用聚四氟乙烯(polytetrafluoroethylene,PTFE)缝合线再悬吊术来矫正[15, 16](图 4.11)。首先,将一根 7-0 聚丙烯缝线穿过两个未脱垂瓣叶的中央(Arantis 结节),作为参照物。使用一根 7-0 PTFE 缝线在脱垂瓣叶交界的顶部做两次缝合,接着通过该缝线的另一头,在瓣叶的游离缘全长做连续缝合,在另一个交界将缝线锁住。使用第二根 7-0 PTFE 缝线以同样的方式缝合游离缘。然后,在每个 PTFE 缝线分支上施加缓和的牵引力,同时用镊子夹住游离缘中央施加反向拉力,以缩短游离缘的长度。这种手法通过折叠和缩短脱垂瓣叶的游离缘,直至其达到与邻近的参考瓣叶游离缘相同的长度。以同样的方法操作脱垂瓣叶游离缘的另一半。此项两步法游离缘悬吊技术保证了游离缘对称且均匀的缩短。当瓣叶的游离缘缩短适度时,将各交界处的两个缝线末端打结系紧。

该项技术可以单独使用,或与其他瓣膜成形技术联合应用,尤其适用于游离缘脆化伴随多发性穿孔的情形,或用于借助心包补片的瓣膜扩大术中,以实现游离缘的均质化。

二叶主动脉瓣的手术方案和技术

二叶式主动脉瓣膜疾病不仅影响瓣叶,而且累及 FAA。二叶式主动脉瓣可分为两大类[17, 18](图 4.12)。0 型二叶式主动脉瓣没有中位缝,具有两个对称的主动脉瓣窦,两个交界以及两个瓣叶附着的对称的基底部。这种结构只代表少数病例。在这种情况下,AI 的发病机制通常是由于存在多余的瓣叶组织而导致一个或两个瓣膜脱垂。

Ⅰ型二叶式主动脉瓣明显地更为常见,它呈现具有中脊的融合瓣叶和不对称分布的主动脉瓣窦,一个大的主动脉瓣窦伴随一个大的非融合瓣膜,两个小的主动脉瓣膜与中脊融合。中脊常常以"伪连合"的形式附着于瓣膜基底部,其高度低于正常交界。中脊可能是限制性的、纤维化的、钙化的或脱垂的。此外,与无融合瓣叶相比,融合瓣叶的附着处基底部通常更大(即在瓣膜周长上占据更大比例)、更高。Ⅰ型 AI 的机制,可能是与小融合瓣叶相关联的僵硬、限制性中脊导致三角形对合缺陷。或者,中脊可能是短而非限制性的,有发育良好的瓣叶,但伴发融合瓣膜脱垂。二叶式主动脉瓣解剖学外在表现可以介于 0 型和 1 型之间的任何一种过渡形态。二叶式主动脉瓣成形的一般准则如图 4.13 所示。

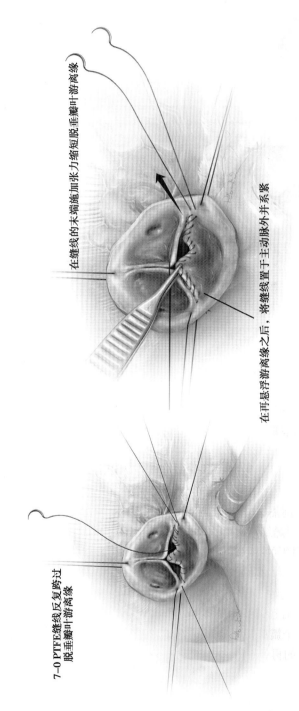

在缝线的末端施加张力缩短脱垂瓣叶游离缘

在再悬浮游离缘之后，将缝线置于主动脉外并系紧

7-0 PTFE缝线反复跨过脱垂瓣叶游离缘

图 4.11 使用聚四氟乙烯（Gore-Tex）缝线进行游离缘再悬吊技术矫治瓣膜脱垂

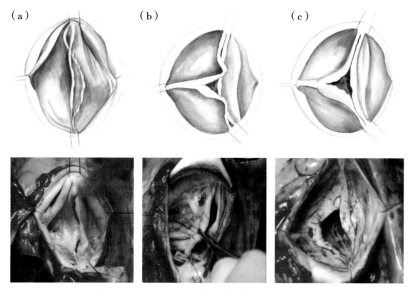

图 4.12　（a-c）二叶式主动脉瓣的瓣膜解剖

在 0 型瓣膜中，脱垂程度由脱垂瓣膜与非脱垂瓣膜之间的比较来评估，类似于三叶式瓣膜。有两个瓣叶脱垂时，治疗目标是将接合处的高度恢复至主动脉瓣窦的中部。这可以通过游离缘折叠、7-0 PTFE 缝线对游离缘的再悬吊，或者如前述用三叶式瓣膜两者联合应用的处理方式来完成。瓣叶增厚的纤维化区域（通常是游离缘中部）需要削薄，如有钙化，需要进行局部去钙化处理。

在 I 型瓣膜中，首先处理中脊。如果中脊还相对灵活且仅轻度增厚和纤维化，可以保留瓣膜，同时使用手术刀和剪刀进行削薄（图 4.14）。当中脊显著地限制活动或钙化时，则需要对此组织施行最小限度的三角形切除（图 4.15）。接下来，将一根 6-0 聚丙烯缝线的两端分别穿于融合中脊的游离缘，即切开处的两侧，以评估剩余瓣膜组织的多少。此时，如果瓣膜无活动受限且开放良好，则说明留存的瓣膜组织量适中。有适量的瓣膜组织时，使用 6-0 聚丙烯缝线做连续锁边或间断缝合，重新对接两个瓣叶边缘，恢复最初状态。在缺乏足够组织的情况下，则采用三角形自体心包或牛心包片进行瓣叶成形（图 4.16）。

随后，比较两个瓣膜的游离缘，观察有无任何脱垂，脱垂瓣膜可用游离缘折叠术或借助 PTFE 的再悬吊术进行矫正。

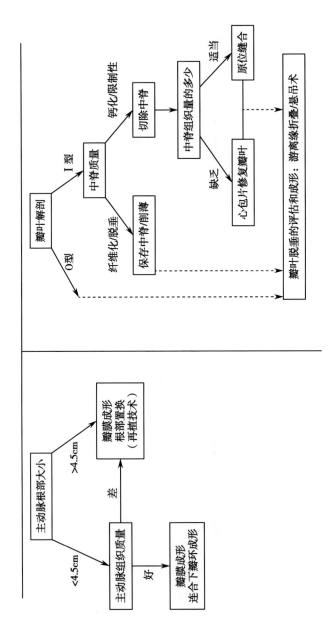

图 4.13 二叶式主动脉瓣成形中瓣环与瓣叶的处理方法

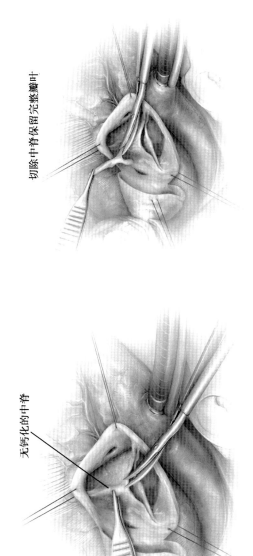

切除中脊保留完整瓣叶

无钙化的中脊

图 4.14　修整无钙化的纤维化中脊

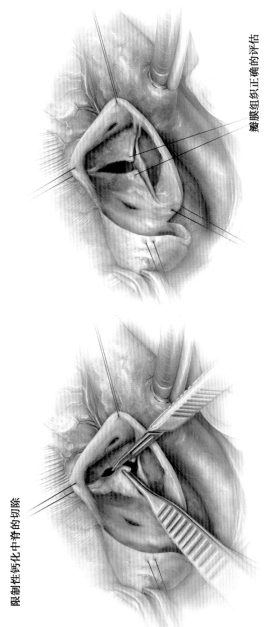

图 4.15 切除限制性、钙化的中脊（左）和充分评估瓣叶组织量（右）

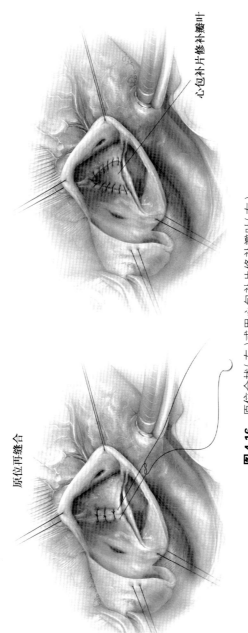

原位再缝合

心包补片修补瓣叶

图 4.16　原位合拢（左）或用心包补片修补瓣叶（右）

术中超声心动图检查

除了提供有关瓣膜解剖和瓣膜功能障碍机制的重要信息外，瓣膜术后经食道做超声心动图检查，对接受主动脉瓣成形术的患者是必不可少的[19]。超过轻、中度的残存主动脉瓣关闭不全（特别是偏心性反流），接合高度低于主动脉瓣环水平，以及接合长度<5mm，已被证明是远期成形失败的重要预测因素，并且需要重新探查主动脉瓣[20]。

疗效

目前尚没有关于主动脉瓣成形与置换效果的随机对照实验。有关主动脉瓣成形术耐久性的资料，目前仅限于单个中心的小到中等规模的研究，平均随访时间为5～10年。

总体而言，很少有研究报告非选择性患者中主动脉瓣成形术的效果。在这种情况下瓣膜保留和成形的成功率也鲜有报道。进行主动脉瓣成形术的患者通常是不同的群体，包含从年轻的先天性瓣膜疾病患者到老年性退行性主动脉瘤合并主动脉瓣关闭不全患者，以及在此之间的各种情况。因此，治疗效果经常是针对接受主动脉瓣成形术的特定患者亚群来报道。

在一项检验AI分类对手术技术和疗效作用的研究中，我们对264名接受主动脉瓣成形术的非选择性患者［平均年龄（54±16）岁，男性占80%]进行了评估[6]。大约2/3的患者查到单一病变所导致的AI，而30%的患者有两个病变，6%的患者有三个病变。Ⅰ型病变占50%，Ⅱ型占35%，Ⅲ型占15%。最常见的病变组合为主动脉瓣瓣叶脱垂合并Ⅰa型（STJ扩张，14例）或Ⅰb型（主动脉根部瘤，38例）病变。AI的分类正确地指导了绝大多数患者所使用的手术技术（82%～100%）。该组患者总生存率，在5年时为95%±3%，在8年时为87%±8%。在8年时，无心脏疾病性死亡的患者比例为95%±5%，无须主动脉瓣再次手术和置换的患者分别为91%±5%和93%±4%。更为重要的是，AI的分类同样可以预测Ⅲ型患者的远期疗效，在这些患者中再次手术和复发性AI增多。

保留瓣膜的主动脉置换术

在具备该技术经验的中心，从大量接受手术的患者中得到的数据显示大体相似的疗效。David等作为再植技术（reimplantation）的先驱者，报告了他们在289名患者中的经验所得，其中228名接受了再植技术（即保留瓣膜的主动脉置换术），61名接受了主动脉瓣重塑技术（remodeling technique）[21, 22]。早期死亡率为1.7%，12年生存率为83%。采用主动脉瓣重塑技术和再植术者，12年时无须再次手术的比例分别为90%和97%（$P=0.09$）。12年时，重塑术组无复发性AI的比例为 83%，再植术组则为 91%（*P* = 0.035）。作者得出结论：再植术为患者提供了更为持久的疗效。

Schafers 等人报告了 274 名患者重塑术的结果，发现早期死亡率为 3.6%，10 年时无须再次手术的患者比例为 96%，10 年时无复发性 AI 的比例为 87%[23]。

我们小组已报告了 164 例保留瓣膜的主动脉根置换术（再植术占 74%，重塑术占 26%）的连续观察结果，侧重于关注术前 AI 对长期疗效的作用[24]。57%的患者存在严重的术前 AI。在该组中，早期死亡率为 0.6%，8 年时的晚期存活率为 88%。8 年时无须再次手术的患者比例为 90%，5 年时无复发性 AI 的比例为 90%，两者均与术前 AI 严重程度无关。

二叶式主动脉瓣膜的成形

与保留瓣膜的主动脉根部置换术的结果所不同的是，文献中报道的二叶式主动脉瓣的结果在各群组之间差别很大。这些差别主要是由于所采用的手术技术的根本差异所致，尤其是瓣环的稳定程度。据 Schafers 等人报道，5 年内无须再次手术的比例，在重塑术组为 97%，而在未接受根部置换的二叶式瓣膜成形术组仅为 53%[25]。他们所涉及 316 名患者的最新资料显示，10 年生存率为 92%，10 年无须再次手术的比例为 81%；而未进行根部置换预示着成形失败[26]。David 等人[27] 报道了 71 例患者二叶式主动脉瓣成形术的结果。尽管早期和晚期死亡率均较低，但术后 8 年时无须再次手术和无复发性 AI 的比例分别为 82% 和 44%。

在我们的 122 名进行了二叶式主动脉瓣成形术的患者群体中，没有早期死亡。8 年时的晚期生存率为 97%[17]，未发生晚期 AI 再手术的患者比例在 5 年及 8 年时分别为 98% 和 87%；5 年时 AI 无复发者比例为 94%。根据我们的经验，与仅施行接合处下方的瓣环成形术相比，根部置换术带来了更持久的疗效。一项随访研究比较了借助再植术保留瓣膜的根部置换术患者与所有采取其他形式的瓣环稳定技术的对照组患者。接受再植术的患者，再次手术和 AI 复发的发生率均显著降低。这证实了二叶式主动脉瓣疾病患者的 AVJ 可能会随着时间的推移继续扩张，并可能导致成形失败。

三叶式主动脉瓣膜的成形

可以使用不同的技术矫治三叶式主动脉瓣的瓣叶脱垂。游离缘的折叠和再悬吊术是最常用的技术。对这两种技术的比较研究，证明了二者在无须再手术或无 AI 复发方面具有相同的持久性[16, 28]。三叶式主动脉瓣成形的另一个重要问题是，瓣膜脱垂的准确检测和定位。我们诊察其瓣膜超声心动图和手术中的特征，以此来推断是否需要对有或没有主动脉根部病变的三叶式主动脉瓣进行瓣膜脱垂的成形。结果发现，术前存在偏心性 AI 反流者，无论其严重程度如何，以及是否存在横向纤维带（图 4.4），对其瓣膜脱垂的检测和正确定位都是大有帮助的[7]。

瓣膜相关并发症

所有主动脉瓣成形结果的纵向性研究，一致显示瓣膜相关性事件的发生率较低。就人工主动脉瓣置换术而言，血栓栓塞事件的发生率通常为每年 1%～2%[29, 30]。对于应用机械主动脉瓣患者，与抗凝血相关的出血发生率也是每年 1%～2%。再者，瓣膜血栓形成和人工瓣膜心内膜炎是不常发生但却是危险的并发症。相比之下，在一些研究报告中，主动脉瓣成形术后血栓栓塞、出血事件和心内膜炎的混合发生率每年低于 0.5%[6, 17, 31]。这对年轻患者颇具吸引力，因为他们发生瓣膜相关问题的风险会随时间而递增。

结论

在过去的二十多年中，主动脉瓣成形领域已经取得了重要进展，包括：对主动脉瓣膜功能解剖的深入了解，以成形为宗旨的主动脉瓣关闭不全的分类系统的发展，瓣膜保留技术在反流性主动脉瓣成形中的应用，以及主动脉瓣成形技术的进展。现在有越来越多的资料表明，主动脉瓣成形术的耐久性长达 10 年。但我们仍需进一步长期的研究，对比主动脉瓣成形与置换术，以明确主动脉瓣成形术在主动脉瓣关闭不全患者中的作用。

（郭锋伟　黎　明　闫　炀　王海晨 译　庞继洁 审）

参考文献

1. **Anderson RH** (2000). Clinical anatomy of the aortic root. *Heart*, **84**(6), 670–3.
2. **Boodhwani M, El Khoury G** (2010). Principles of aortic valve repair. *J Thorac Cardiovasc Surg*, **140**(6 Suppl), S20–2; discussion S45–51.
3. **Underwood MJ, El Khoury G, Deronck D, Glineur D, Dion R** (2000). The aortic root: structure, function, and surgical reconstruction. *Heart*, **83**(4), 376–80.
4. **Boodhwani M, El Khoury G** (2009). Aortic valve repair. *Op Tech Thorac Cardiovasc Surg*, **14**(4), 266–80.
5. **Carpentier A** (1983). Cardiac valve surgery—the "French correction". *J Thorac Cardiovasc Surg*, **86**(3), 323–37.
6. **Boodhwani M, de Kerchove L, Glineur D**, *et al.* (2009). Repair-oriented classification of aortic insufficiency: impact on surgical techniques and clinical outcomes. *J Thorac Cardiovasc Surg*, **137**(2), 286–94.
7. **Boodhwani M, de Kerchove L, Watremez C**, *et al.* (2011). Assessment and repair of aortic valve cusp prolapse: implications for valve-sparing procedures. *J Thorac Cardiovasc Surg*, **141**(4), 917–25.
8. **David TE, Feindel CM** (1992). An aortic valve-sparing operation for patients with aortic incompetence and aneurysm of the ascending aorta. *J Thorac Cardiovasc Surg*, **103**(4), 617–21; discussion 622.

9. **Yacoub MH, Gehle P, Chandrasekaran V**, *et al.* (1998). Late results of a valve-preserving operation in patients with aneurysms of the ascending aorta and root. *J Thorac Cardiovasc Surg*, **115**(5), 1080–90.

10. **Lansac E, Di Centa I, Sleilaty G**, *et al.* (2010). An aortic ring: from physiologic reconstruction of the root to a standardized approach for aortic valve repair. *J Thorac Cardiovasc Surg*, **140**(6 Suppl), S28–35; discussion S45–51.

11. **Scharfschwerdt M, Pawlik M, Sievers HH, Charitos EI** (2011). *In vitro* investigation of aortic valve annuloplasty using prosthetic ring devices. *Eur J Cardiothorac Surg*, **40**(5), 1127–30.

12. **Boodhwani M, de Kerchove L, El Khoury G** (2009). Aortic root replacement using the reimplantation technique: tips and tricks. *Interact Cardiovasc Thorac Surg*, **8**(5), 584–6.

13. **de Kerchove L, Boodhwani M, Glineur D, Noirhomme P, El Khoury G** (2011). A new simple and objective method for graft sizing in valve-sparing root replacement using the reimplantation technique. *Ann Thorac Surg*, **92**(2), 749–51.

14. **Boodhwani M, de Kerchove L, Glineur D, El Khoury G** (2010). A simple method for the quantification and correction of aortic cusp prolapse by means of free margin plication. *J Thorac Cardiovasc Surg*, **139**(4), 1075–7.

15. **David TE, Armstrong S** (2010). Aortic cusp repair with Gore-Tex sutures during aortic valve-sparing operations. *J Thorac Cardiovasc Surg*, **139**(4), 1075–7.

16. **de Kerchove L, Boodhwani M, Glineur D**, *et al.* (2009). Cusp prolapse repair in trileaflet aortic valves: free margin plication and free margin resuspension techniques. *Ann Thorac Surg*, **88**(2), 455–61; discussion 461.

17. **Boodhwani M, de Kerchove L, Glineur D**, *et al.* (2010). Repair of regurgitant bicuspid aortic valves: a systematic approach. *J Thorac Cardiovasc Surg*, **140**(2), 276–84.e1.

18. **Sievers HH, Schmidtke C** (2007). A classification system for the bicuspid aortic valve from 304 surgical specimens. *J Thorac Cardiovasc Surg*, **133**(5), 1226–33.

19. **Van Dyck MJ, Watremez C, Boodhwani M, Vanoverschelde JL, El Khoury G** (2010). Transesophageal echocardiographic evaluation during aortic valve repair surgery. *Anesth Analg*, **111**(1), 59–70.

20. **le Polain de Waroux JB, Pouleur AC**, *et al.* (2009). Mechanisms of recurrent aortic regurgitation after aortic valve repair: predictive value of intraoperative transesophageal echocardiography. *JACC Cardiovasc Imaging*, **2**(8), 931–9.

21. **David TE, Feindel CM, Webb GD**, *et al.* (2007). Aortic valve preservation in patients with aortic root aneurysm: results of the reimplantation technique. *Ann Thorac Surg*, **83**(2), S732–5; discussion S785–90.

22. **David TE, Maganti M, Armstrong S** (2010). Aortic root aneurysm: principles of repair and long-term follow-up. *J Thorac Cardiovasc Surg*, **140**(6 Suppl), S14–9; discussion S45–51.

23. **Aicher D, Langer F, Lausberg H, Bierbach B, Schafers HJ** (2007). Aortic root remodeling: ten-year experience with 274 patients. *J Thorac Cardiovasc Surg*, **134**(4), 909–15.

24. **de Kerchove L, Boodhwani M, Glineur D**, *et al.* (2009). Effects of preoperative aortic insufficiency on outcome after aortic valve-sparing surgery. *Circulation*, **120**(11 Suppl), S120–6.

25. **Schafers HJ, Aicher D, Langer F, Lausberg HF** (2007). Preservation of the bicuspid aortic valve. *Ann Thorac Surg*, **83**(2), S740–5; discussion S785–90.

26. **Aicher D, Kunihara T, Abou Issa O**, *et al.* (2011). Valve configuration determines long-term results after repair of the bicuspid aortic valve. *Circulation*, **123**(2), 178–85.

27. **Alsoufi B, Borger MA, Armstrong S, Maganti M, David TE** (2005). Results of valve preservation and repair for bicuspid aortic valve insufficiency. *J Heart Valve Dis*, **14**(6), 752–8; discussion 758–9.

28. **de Kerchove L, Glineur D, Poncelet A**, *et al.* (2008). Repair of aortic leaflet prolapse: a ten-year experience. *Eur J Cardiothorac Surg*, **34**(4), 785–91.

29. **Peterseim DS, Cen YY, Cheruvu S,** *et al.* (1999). Long-term outcome after biologic versus mechanical aortic valve replacement in 841 patients. *J Thorac Cardiovasc Surg*, **117**(5), 890–7.

30. **Ruel M, Masters RG, Rubens FD,** *et al.* (2004). Late incidence and determinants of stroke after aortic and mitral valve replacement. *Ann Thorac Surg*, **78**(1), 77–83; discussion 83–74.

31. **Aicher D, Fries R, Rodionycheva S,** *et al.* (2010). Aortic valve repair leads to a low incidence of valve-related complications. *Eur J Cardiothorac Surg*, **37**(1), 127–32.

第 5 章

主动脉瓣:常规瓣膜置换术和经导管瓣膜植入术

Jörg Kempfert and Thomas Walther

引言

　　未经治疗的严重主动脉瓣狭窄(aortic valve stenosis,AS),在心绞痛或晕厥发作后的平均存活时间为 3 年,而在心力衰竭发作后仅有 1.5 年[1],这一自然病史强烈提示尽早外科手术治疗是其唯一的治疗选择。自 20 世纪 60 年代初首次开展这一开创性工作以来,常规主动脉瓣置换(aortic valve replacement,AVR)已成为一项常规手术,在全世界范围内每年完成 20 万次以上。

总论和文献回顾:常规主动脉瓣置换术的现状

"低风险"患者目前的预后

　　在过去的几十年中,AVR 外科技术已经发展成为一种高度标准化的手术方式,取得了很好的疗效,并为患者提供了安全保证。根据美国胸外科医师协会(Society of Thoracic Surgeons,STS)国家数据库统计,在过去十几年中,尽管患者的年龄和风险预测有所增加,但 30 天的死亡率下降了 24%[2]。目前,在选择性的"低风险"患者中,大多数中心报道的 30 天死亡率为 2%～3%。

生物瓣膜和机械瓣膜

　　根据 STS 国家数据库资料,在过去的十几年中所发生的一个巨大转变是生物移植瓣膜的应用[2]。一般来说,依据更新的美国心脏协会(American Heart Association,AHA)指南[3],推荐 65 岁以上患者选择生物瓣膜。但是,考虑到避免潜在的生物瓣膜退化所引起的再次手术,也应综合考虑选择机械瓣膜所累积的出血和血栓栓塞的风险,根据每位患者情况加以权衡。由于生活质量和生活方式的原因,有些较年轻的患者也可能会选择生物瓣膜。鉴于在年轻患者的长期死亡率方面,没有足够证据证明机械瓣膜优于生物瓣膜[4],故最近的这一趋势似乎是合理的。最近的一项分析显示,生物瓣膜和机械瓣膜的优劣平衡交叉点是 60 岁[5]。此外,已证实在较年轻的患者中，二次 AVR 的手术风险并没有明显高于首次手术 [6]。尽管还在不断进展中，经导管"瓣中瓣"技术这一选项，可能会在不远的将来对年轻患者选择生物瓣膜的决定产生进一步的影响 [7]。

患者 - 人工瓣膜不匹配

自 AVR 术后患者－人工瓣膜不匹配（patient-prosthesis mismatch，PPM）的理论概念被引入以来，这一现象在近十年来的文献中引起了热烈讨论。一般认为，有效瓣口面积指数（the indexed effective orifice area，IEOA）小于 $0.65cm^2/m^2$ 属于严重不匹配，而 IEOA 小于 $0.85cm^2/m^2$ 则为中度不匹配 [8]。现已发表的有关 PPM 的资料矛盾重重。根据最近的一项分析 [9]，重度 PPM 似乎与不良的短期、中期和长期预后有关，应尽可能避免。中度 PPM 的潜在影响更为复杂。保留左心室功能的老年患者似乎对其有较好的耐受能力，多数因 AS 而接受 AVR 治疗的患者是这种情况。另一方面，在左心室功能受损或左室明显肥厚、年轻和／或运动活跃的患者中，应避免中度 PPM。为了防止在小的主动脉环中发生严重 PPM，采取瓣环扩大术 [10] 或无支架瓣膜的全根置换术 [11] 都可获得良好的血流动力学效果，且不会显著增加手术风险。

无支架瓣膜

在刚刚被应用于临床实践的时候，无支架瓣膜的概念被看做是一项技术革命。当时的期望在于，这些新型的瓣膜可以有与自身主动脉瓣相似的血流动力学表现，且其所具有的低跨瓣压和较大有效瓣口面积的优点都能改善患者的预后和生活质量。此外，较好的流动性也会减少人工瓣叶的受力。所以，其长期耐用性有望得到改善。

现在，大约 15 年后，有关这类瓣膜的耐久性，已经得到了一些长期的、有所矛盾的数据。Medtronic Freestyle 瓣膜在术后 10 年随访中 [12] 显示出极低的瓣膜退化率，而 St. Jude Toronto 瓣膜尽管在术后 8 年时随访结果良好 [14]，但术后 12 年的随访数据却令人失望 [13]。

所有无支架瓣膜的缺点是在植入过程中自身的技术要求更高。在冠状动脉开口下植入时，冠脉口不必再植，但这一技术易于增加跨瓣压，特别是对于小型的主动脉根部。另一种选择是全根部置换，似乎被用于主动脉环较小的情况下 [15] 以避免 PPM。但是，需要重新植入冠状动脉，进而增加了手术的复杂性。尽管如此，几个随机临床试验已经证明，在专业化的治疗中心，无支架瓣膜置换没有增加手术死亡率，反而因促使心室肥厚加速消退，获得了良好的血流动力学表现 [16, 17]。

至于生存率，一些研究声称植入无支架瓣膜可以获益。遗憾的是，其证据不甚充分，因为大多数研究都不是随机的，而且一个明显的偏颇是在年轻患者中使用无支架瓣膜，这无疑影响了其所报告的长期数据。另一方面，此文献资料强烈提示，无支架瓣膜显著地有益于主动脉根部较小或左心室功能受损的患者[18]。

对于因退行性 AS 而接受 AVR 治疗的大多数 75～80 岁的患者来说，快捷的带支架瓣膜手术的简单性与安全性，可能胜于更复杂的无支架瓣膜手术所能带来的潜在好处。对于较年轻的患者来说，良好的血流动力学表现，尤其是考虑到运动时，是一个甚为重要的问题，与无支架瓣膜相关的再次手术的潜在风险也应该得到慎重考虑[19]。总之，对于严格筛选的患者而言，无支架瓣膜是一个很好的选择，但需要获取更多关于长期耐久性的资料和易于植入技术的瓣膜设计，来进一步提高患者对"无支架"概念的接受度。

微创主动脉瓣置换术

微创主动脉瓣置换术（minimally invasive access aortic valve replacement，MA-AVR）是在十多年前提出的[20]。它通过胸骨上段部分切开术或胸部右外侧小切口改进了标准 AVR。这两种方法都已被证明是安全、可行的，与全胸骨切开 AVR 术相比，其造成较少的外在和手术创伤，而且保留了胸骨的稳定性。经胸骨上段切口手术可能更"直截了当"，且不需要借助任何特殊器械[21]。另一方面，经胸骨外侧入路的手术则具有完全不用切开胸骨的优势，但通常需要一套特殊的微创手术器械，并且面临着较长时间主动脉阻断所带来的技术挑战[22]。

几项研究表明，MA-AVR 可以像全胸骨切开术一样安全地进行，并不影响瓣膜手术本身的质量。此外，最近的一项荟萃分析[23]，证明了 MA-AVR 技术在住院时间、重症监护停留时间、机械通气时间等方面具有显著的优势。Tabata 等人[21] 报道了使用 MA-AVR 技术治疗老年患者（> 80 岁，179 例）所得到的极好疗效，尽管入组患者年龄已经很大，但 30 天的死亡率仅为 1.7%。在最近的另一项研究中，MA-AVR 甚至被认为是降低高危高龄患者 30 天死亡率的一个独立因素[24]。

虽然微创方案的安全性得到了明确的证实，而且也极为可能达到明显有利的疗效，但引入临床十多年以来，MA-AVR 仍然没有成为标准的治疗方法。譬如，在德国 2008 年的所有单纯 AVR 手术中，只有 8.3% 是使用微创方法完成的[25]。

MA-AVR 非常适合于年轻患者，因为它推动了长期耐用的"经典"人工瓣膜的应用，同时，也提供了为患者所青睐的较小切口的选择。对于高危高龄患者，MA-AVR 与不需缝合的新型人工瓣膜相结合[26]，可能成为介于常规 AVR 和经导管 AVR 之间的折中策略。

高龄患者

AS 发病率随年龄增加而增高，在 85 岁时达到 8.1%[27]。结合人口老龄化现象，预计 AS 在不远的将来会成为心血管疾病临床实践中的一个主要成因[28]。在出现症状后,AS 患者的预后不良,高龄患者的预后更差[29]。鉴于高龄 AS 患者严重的自然病程,用外科瓣膜置换术来提高生存率似乎是合理的,即使是对 80 多岁的高龄患者。

在过去的几年里,有几个研究小组已经证明,常规的主动脉瓣置换术在 80 多岁的老年人中是可行的,并且有一个可以接受的效果。与在老年人身上观察到的良好结果相一致的是,年龄本身并不是常规 AVR 的独立危险因素[30]。外科干预除了已知的改善短期疗效的作用外,最近的研究表明,外科 AVR 在老年患者中也表现出良好的远期预后[31]。

目前,即使对于 80 岁以上的患者,常规 AVR 都十分明确地显著地提高患者的生存率。另一方面,在这些患者中,单纯的存活可能并不是最初的终端目标。因此,在过去几年中,有几个研究小组对常规 AVR 术后的生活质量(quality of life,QoL)进行了调查,观察到了明显的良性效果[32, 33]。然而,另外一些研究表明,AVR 术后的生活质量与年龄匹配的"健康"人群相比,可能没有显著性差异[34]。

经导管主动脉瓣植入术的现状

经导管瓣膜的概念

鉴于常规 AVR 已经具有良好效果,随之而来的问题是:我们真的需要新的技术吗?根据欧洲心脏调查(European Heart Survey)机构的资料,在所有罹患严重症状的高龄 AS 患者中,有三分之一从未被转诊给心脏外科医生,因为这些接诊的心脏科医生认为手术风险高得令人无法接受[35]。类似的"不转诊"模式也在一项来自加利福尼亚州的研究中得到证实,其中,甚至高达 61% 的严重 AS 患者从未接受过主动脉瓣置换手术[36]。虽然所观察到的"不转诊"模式中,有一部分是因为转诊医生常常不知道目前常规 AVR 在高龄患者中的真正疗效,但它仍然清楚地证明了,严格筛选的高龄高危患者,需要一种创伤更小的手术选择。

这一思路本身并不新颖,早在 1980 年,在特定的患者中就已建议开展球囊主动脉瓣成形术,但很快就发现这种技术只能带来有限且短暂的临床症状的改善[37, 38]。在瓣膜支架得到开发后[39],这一概念重新引起了人们的兴趣,并最终在 2002 年首次实现了其经股静脉和间隔顺行入路的体内植入术[40]。

继早期的探索之后,经导管主动脉瓣植入术(transcatheter aortic valve implantation,TAVI)现已发展成专科中心的一种近乎常规的治疗方法。瓣膜的传送采用逆行经血管入路(经股动脉、锁骨下动脉、主动脉),或者采用顺行经心尖外科手术入路。从理论上讲,经导管植入术的概念有以下几个优点:

1. 该技术促进了瓣膜植入术,仅以最小的手术创伤(经心尖)甚或单纯经皮入路(经股动脉)进行,并避免了胸骨切开术。

2. 经股动脉入路不需要全身麻醉，甚至在采用经心尖入路技术时，特定的患者也可以避免全麻[41]。

3. 该技术允许在非体外循环下进行瓣膜植入术，从而避免了体外循环潜在的危害。然而，其潜在的缺点，如手术相关的并发症（血管损伤、心室撕裂、瓣周漏、瓣膜脱位等）必须铭记在心。

哪些患者应该进行 TAVI 而不是常规的 AVR？

尽管 TAVI 这一概念本身已展现出了一些明显的优势，但 TAVI 相较于常规 AVR 的优势尚未得到证实。鉴于常规 AVR 的良好预后，TAVI 瓣膜的长期耐久性尚不明确，目前 TAVI 还应严格局限于"真正的"老年高危患者，直到有可信的科学数据支持适应证的扩大。否则，类似于冠状动脉旁路移植术（CABG）与经皮冠状动脉介入治疗（PCI）对抗的不光彩故事可能会重演。临床实践必须得到现有最佳科学证据的支持。目前，大多数单位接受欧洲心胸外科协会（EACTS）和欧洲心脏病学会（ESC）最近发表的建议[42]。亦即，TAVI 适于高龄患者（> 75 岁）且合并其他危险因素的情况[美国胸外科医师协会评分 > 10%，欧洲指数评分（Logistic EuroSCORE, ES）> 20%)]，诸如严重呼吸功能障碍、胸部放疗、纵隔炎、既往 GABG 但左乳内动脉（LIMA）通畅、其他 STS 或 ES 评分所不包括的危险因素等（如钙化脆弱的主动脉、肝功能衰竭、瘫痪或严重血液病）。

这一特殊亚群患者的真正风险很难估计。除了评分系统外，生理年龄和脆弱程度等问题也不是常规方法可以测评的。另一方面，仍需要建立新的评分系统来比较不同技术的疗效。一致公认的是，ES 评分通常高估了真正的风险[43]，而 STS 评分可能更适合于这些患者，因为它对这些患者的评估更准确[44]。

经股动脉入路和经心尖入路

无论是采用逆行经股动脉入路还是顺行经心尖入路，TAVI 都是可行的，且效果良好[45, 46]。目前还没有科学证据证明哪一种方法更优越。经股动脉入路的优点是可以在局部麻醉下进行。另一方面，在临床上经心尖入路更为有利，由于直接地顺行进入主动脉瓣位置，可以实现非常精确的器械操作和定位。此外，经心尖入路不需要考虑股动脉鞘大小和质量的问题。顺行经心尖入路的另一个优势可能是其操作仅涉及主动脉弓范围内的有限区域，这可能使其卒中的发病率低于经股动脉入路操作，尤其是在主动脉弓钙化的"高危"患者中。在有严重肺功能障碍的患者中，清醒状态下的经股动脉入路操作可能更为有利，而在伴有股动脉狭窄或钙化的情况下，应侧重于心尖入路。此外，还有其他一些途径，包括经主动脉和锁骨下动脉入路，适用于特定的患者。

总之，对于大多数患者来说，这两种选择都会产生良好的预后。尽管得到一些研究小组的支持，但"首选经股动脉入路的策略"目前并没有受到任何科学证据的支持。在比较与手术入路相关的结果时，必须考虑到总体风险概况（ES 评分，最重要的是 STS 评分），以期达到"公允"的评判。

TAVI 的当前疗效

在经过最初的开创性阶段之后，治疗效果已经趋于稳定。遗憾的是，大多数团队似乎更倾向于"首选经股动脉入路的策略"，这导致两组患者的结果失去了可比性。经股动脉组，预期 30 天的死亡率为 7%，需满足 ES 评分低于 25%。而在经心尖组，患者通常有更高的风险系数（ES 评分 > 30%），这转为一个较高的 30 天死亡率（约为 10%）。

近年来，TAVI 逐渐成为不适于外科手术患者的治疗选择，也是伴有严重症状的重度主动脉狭窄的高危患者所偏爱的备用方案。一项随机对照临床试验（PARTNER 试验）报告了 TAVI 对不适宜外科手术的主动脉瓣狭窄患者的有益方面 [47]。随着临床试验的进展，大量研究证据不断涌现出来。据 PARTNER 临床试验报道，5 年随访后未发现因瓣膜退化而需要行外科主动脉瓣置换术（surgical AVR，SAVR）的情况，并且瓣膜面积和平均跨瓣压保持稳定。报道中的 TAVI 装置的耐久性似乎足以满足高危患者的需求，但仍须进行远期观察，以证明其与 SAVR 具有类似的瓣膜耐久性。由于 TF-TAVI 传送鞘的大小与第一代系统相比明显减小，血管并发症的发生率明显下降。

人们正热切期待着 TAVI 在中度风险患者中的随机试验结果。

关键技术步骤

常规 AVR

目前，常规的全胸骨正中切开术是一种高度标准化的手术方法。因此，我们在此只分享对于细小主动脉根部的操作经验。对于年轻患者，我们认为全根部置换是避免 PPM 的最佳解决方法。人工机械带瓣管道是年轻患者的最好选择，可以避免未来发生再次全根部置换的潜在风险。如果患者决定使用组织瓣膜，那么，无支架瓣膜（Freestyle 瓣膜）的长期耐久性似乎更好，可以与自体同种瓣膜移植物相媲美。对于运动量大的老年患者，我们倾向于施行根部扩大结合应用新型环上带支架生物瓣，以保证手术过程的相对简单化。对于活动量小的老年患者，我们认为应用新型环上带支架生物瓣，大多数患者可获得良好的血流动力学效果，中度 PPM 尚可以接受，不必要对这类患者进行更复杂的手术。

微创入路 AVR

我们认为，应当推广微创入路 AVR 在单纯的主动脉瓣手术中的应用。胸骨旁侧切口展示了保证胸骨完整性的优点，已有几个研究团队报告了这种手术入路的良好疗效。然而，这项技术所报告的主动脉阻断时间相对长。与之相比，我们更愿意采用胸骨上段部分切开的微创开胸术。因为从技术上来说，这种手术在操作上更为简洁，实现更短的手术过程和主动脉阻断时间，而且不需要特别的手术器械。

在大多数情况下，我们采用 6～8cm 长的皮肤切口和 J 形微创开胸术进入右侧第 4 或第 5 肋间隙。通常，常规的胸部 X 线就足以满足手术计划之需，也避免了 CT 扫描所带来的辐射和造影剂负荷。在绝大多数患者中，该入路容许升主动脉和右心耳的标准插管操作（图 5.1）。或者，也可以通过附设的上腹部切口放置静脉插管，或在负压吸引辅助下做皮下静脉插管。多数情况下，可将吸引排气管放入右上肺静脉；在极少数情况下，经肺动脉排气也是一种备选方案。通路建立后，就可以进行顺行心脏停搏液的灌注，手术操作与全胸骨开胸术类似。

随着时间的推移，我们也发现了一些陷阱或缺陷：

1. J 形胸骨切开术所导致的出血常位于右胸廓内动脉（right internal thoracic artery，RITA）部位。

2. 在进行体外循环时，心外膜起搏导线和胸腔引流管的放置更为容易，也更为安全；反之，停机后则较为困难和不安全。

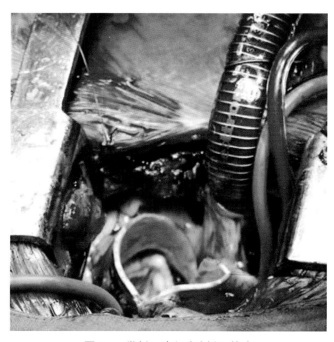

图 5.1　微创入路主动脉瓣置换术

3. 由于手术入路局限性并不能充分暴露左、右心室，经食道超声检测是强制性的，目的在于发现潜在的心室扩张。微创手术下排气操作相对较为困难，因此，应常规使用 CO_2 气体吹填手术野。

TAVI（侧重外科经心尖入路方案）

这一部分将着重讲述使用 Edwards SAPIEN 瓣膜经心尖入路技术中的要点和窍门，以及在学习曲线中观察到的一些具体问题[48]。

手术设备

实施 TAVI 手术的最佳场所是在设备齐全的杂交手术室。如果没有这样的手术室可供使用，应优先考虑"升级版"的心导管室而不是普通手术室，或者选用具备可移动 C 形臂的手术室，因为成像的质量是关键。此外，应备有经食管超声心动图（transesophageal echocardiography，TEE）和常规体外循环系统。手术应由一个外科医生、心内科医生和麻醉师所组成的专业团队来进行，以确保患者最佳的手术安全性。设置设备和仪器时应考虑到潜在的"应急"方案，范围涵盖从简单的手术如股部血管切断，到最复杂棘手的情况如 A 型主动脉夹层（type A dissection）时的再次主动脉弓置换术。

为了能在必要时提供迅速的体外循环支持，应在切皮前放置股血管的"安全网"（除动脉鞘外，还有经皮静脉导丝）[49]。

经心尖入路

虽然经心尖瓣膜植入术业已证明在清醒的患者中是可行的[42]，但在大多数情况下仍使用全身麻醉。在确定最佳的入路时，超声心动图可能有助于确定心尖的位置。另外，在第 6 肋间隙，从锁骨中线向外侧做一 5~6cm 的切口，通常也能良好地显露手术野（图 5.2）。对于心室扩大的患者，应选择更外侧的入路。一旦肋间隙稍有打开，就可以很容易地扪及心尖的搏动，相应地，在安放肋骨牵开器之前，可以选择其上一个或向下一个肋间隙，而不会明显地增加整体的创伤。借助于 4~6 根心包留置牵引线，可达到心尖部位的最佳暴露。留置的牵引线不影响双肺的正常通气。

虽然不同的技术都已经显示了良好的效果，但我们常使用带 5 个小 Teflon（聚四氟乙烯）垫片的 2-0 Prolene 线两根作双荷包缝合（大中号半针），来加固心尖部。应保证足够的缝合深度，以避免撕裂心外膜。最佳的缝合部位是在解剖学左室心尖头侧的肌肉处、左前降支的外侧，而要避免缝在心尖处的脂肪组织上。

在瓣膜植入后，将两根荷包线结扎系紧。在收缩压高的情况下，可以短暂使用快速心室起搏。如果还有残余出血，用带毡条的 2-0 Prolene 缝线进行 U 形深部缝合，可以起到有效的止血效果。出现"不能控制"的心尖出血或撕裂则需要临时

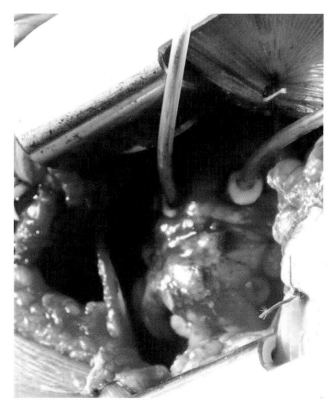

图 5.2　经心尖入路完成经导管主动脉瓣植入术

通过体外循环支持来减轻心室负荷。如有持续的动脉性出血而在心尖处看不到明确原因，则考虑环部破裂，应通过反复的主动脉根部血管造影加以排除。

影像：C 形臂的最佳角度

　　如前所述，我们认为良好的影像质量是 TAVI 手术成功的关键步骤之一。一种新的成像技术（DynaCT）已经开发出来，它可能最有助于获得 C 形臂完全垂直的角度 [50]。然而，如果没有条件，则必须通过反复的根部血管造影来确定最佳角度［提示：从左前枕位（LAO）/ 头侧以 10°/10° 开始］。维持 C 形臂完全垂直的角度，其重要性再怎么强调都不为过，但却常常在各个团队学习曲线开始时被忽视。图 5.3 展示了 C 形臂的非垂直角度（A）和最佳角度（B）。最佳角度确保了移植物精确、可控的定位。

瓣膜的定位和植入

　　理想情况下，应当将人工瓣膜 1/3～1/2 锚定在主动脉瓣环上方，并且严格控

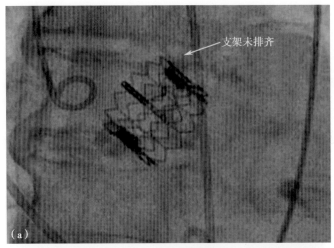

支架未排齐

（a）

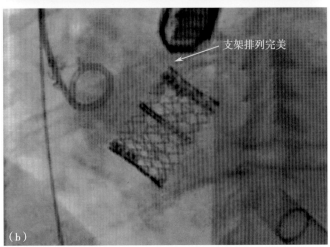

支架排列完美

（b）

图 5.3 最佳 C 形臂角度。（a）非垂直角度。（b）垂直角度

制于冠状动脉开口之下。根据我们的经验，瓣膜植入的位置过低与较高的瓣周漏发生率有关。另一方面，瓣膜植入的位置过高可能导致冠状动脉血运受阻——这是一种罕见但致命的并发症。主动脉瓣环与冠状动脉开口之间的距离通常可以在手术前应用冠状动脉造影来评估。如有疑问，则需要再进行一次 CT 扫描。一个相当宽大的主动脉根部构型（主动脉窦明显扩张）容许选择接近冠脉开口的较"大胆"的定位；而对于较小的管状主动脉根部结构，则更建议"较低侧"的位置。

　　与经股动脉入路不同的是，经心尖入路可以通过收紧或松弛导丝来调整人工瓣膜在主动脉瓣环内的倾斜度（图 5.4）。此外，即使在瓣膜植入过程中，也可以通过球囊的分步充气，来实现对其位置的细微调整。植入顺序如下：

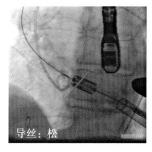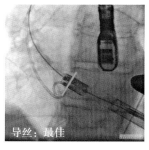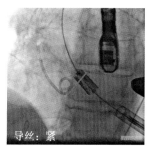

图 5.4　通过操作导丝来调整瓣膜的倾斜度

1. 瓣膜安放就位并调整好导丝的张力，在最终血管造影对照之后，所有的团队成员达成共识。
2. 停止机械通气，以最大限度地减少侧向运动。
3. 启动快速心脏起搏（180～220 次 /min，在"不夺获"的情况下，可尝试较慢的起搏心率以避免 2∶1 传导）。
4. 麻醉师确认："无输出"。
5. 在快速起搏期间，最后一次向主动脉根部注射造影剂。这样就可以植入有对比的主动脉根部，且所有关键的靶结构得以清晰显示，包括主动脉瓣瓣环和冠状动脉开口。
6. 球囊逐渐充气至 50%。
7. 必要时进行最后的调整（为了避免由于鞘层和导管之间的初始摩擦力所导致的无法控制的跳出，最好只做全系统的整体调整）。
8. 一旦团队成员都表示满意，进行球囊完全充气。

潜在并发症和"应急"建议

鉴于接受 TAVI 技术治疗患者的高风险特性，各种并发症都可能发生。我们列举了了常见的并发症，以及如何根据具体情况做出对应的措施。

♦ **瓣膜释放位置过低**：应立即收回输送系统，准备在稍高位置上第二次进行"瓣中瓣"（valve-in-a-valve）植入。

♦ **瓣膜释放位置过高**：导致冠状动脉闭塞或受阻。如果能够放置导丝，可以考虑植入支架；如若不能，则应行胸骨切开术，并在体外循环、心脏搏动下完成冠状动脉旁路移植术。为了缩短心肌缺血的时间，特别是在左主干闭塞的情况下，体外循环开始后应立即进行经冠状静脉窦的持续逆行灌注。

♦ **瓣周漏（>1+级）**：应尝试追加 1ml 的额外剂量再次扩张球囊。

♦ **中心漏（>1+级）**：如果一个瓣叶不活动，活动猪尾导管可能会有效。一旦动脉压完全恢复，瓣膜功能通常会明显的改善。万一该操作仍不成功，可考虑在略高位置二次"瓣中瓣"植入，以避免自体主动脉瓣瓣尖的干扰。

♦ **血流动力学不稳定**：小剂量肾上腺素（2～10mg 肾上腺素稀释于 100ml 的生理盐水）通过猪尾导管注入主动脉根部通常是有帮助的。在心排血量持续低下时，应转换到体外循环，使用"安全网"进行辅助循环。其间，持续胸外按压，直到建立起体外循环的全流量。为了防止左心室扩张（特别是在主动脉瓣大量反流的情况下），可以考虑经心尖减压。

（李建鹏　周和平　王海晨　李勇新 译　庞继洁 审）

参考文献

1. **Ross J Jr, Braunwald E** (1968). Aortic stenosis. *Circulation*, **38**, 61–7.
2. **Brown JM, O'Brien SM, Wu C,** *et al.* (2009). Isolated aortic valve replacement in North America comprising 108,687 patients in 10 years: changes in risks, valve types, and outcomes in the Society of Thoracic Surgeons National Database. *J Thorac Cardiovasc Surg*, **137**, 82–90.
3. **Bonow RO, Carabello BA, Chatterjee K,** *et al.* (2008). Focused update incorporated into the ACC/AHA 2006 guidelines for the management of patients with valvular heart disease. *Circulation*, **118**, e523–661.
4. **Ruel M, Kulik A, Lam BK,** *et al.* (2005). Long-term outcomes of valve replacement with modern prostheses in young adults. *Eur J Cardiothorac Surg*, **27**, 425–33; discussion 433.
5. **Puvimanasinghe JP, Takkenberg JJ, Edwards MB,** *et al.* (2004). Comparison of outcomes after aortic valve replacement with a mechanical valve or a bioprosthesis using microsimulation. *Heart*, **90**, 1172–8.
6. **Potter DD, Sundt TM, 3rd, Zehr KJ,** *et al.* (2005). Operative risk of reoperative aortic valve replacement. *J Thorac Cardiovasc Surg*, **129**, 94–103.
7. **Walther T, Kempfert J, Borger MA,** *et al.* (2008). Human minimally invasive off-pump valve-in-a-valve implantation. *Ann Thorac Surg*, **85**, 1072–3.
8. **Pibarot P, Dumesnil JG** (2006). Prosthesis-patient mismatch: definition, clinical impact, and prevention. *Heart*, **92**, 1022–9.
9. **Urso S, Sadaba R, Aldamiz-Echevarria G** (2009). Is patient-prosthesis mismatch an independent risk factor for early and mid-term overall mortality in adult patients undergoing aortic valve replacement? *Interact Cardiovasc Thorac Surg*, **9**, 510–8.
10. **Dhareshwar J, Sundt TM, 3rd, Dearani JA,** *et al.* (2007). Aortic root enlargement: what are the operative risks? *J Thorac Cardiovasc Surg*, **134**, 916–24.
11. **Ennker JA, Ennker IC, Albert AA,** *et al.* (2009). The Freestyle stentless bioprosthesis in more than 1000 patients: a single-center experience over 10 years. *J Card Surg*, **24**, 41–8.
12. **Bach DS, Kon ND, Dumesnil JG,** *et al.* (2005). Ten-year outcome after aortic valve replacement with the freestyle stentless bioprosthesis. *Ann Thorac Surg*, **80**, 480–6; discussion 486–7.
13. **David TE, Feindel CM, Bos J,** *et al.* (2008). Aortic valve replacement with Toronto SPV bioprosthesis: optimal patient survival but suboptimal valve durability. *J Thorac Cardiovasc Surg*, **135**, 19–24.
14. **Yadav S, Hodge AJ, Hilless AD,** *et al.* (2006). Outcomes with Toronto stentless porcine aortic valve: the Australian experience. *Interact Cardiovasc Thorac Surg*, **5**, 709–15.
15. **Albert A, Florath I, Rosendahl U,** *et al.* (2007). Effect of surgeon on transprosthetic gradients after aortic valve replacement with Freestyle stentless bioprosthesis and its consequences: a follow-up study in 587 patients. *J Cardiothorac Surg*, **2**, 40.
16. **Ali A, Halstead JC, Cafferty F,** *et al.* (2006). Are stentless valves superior to modern stented valves? A prospective randomized trial. *Circulation*, **114**, I535–40.

17. **Walther T, Falk V, Langebartels G**, *et al.* (1999). Prospectively randomized evaluation of stentless versus conventional biological aortic valves: impact on early regression of left ventricular hypertrophy. *Circulation*, **100**, II6–10.

18. **Gulbins H, Reichenspurner H** (2009). Which patients benefit from stentless aortic valve replacement? *Ann Thorac Surg*, **88**, 2061–8.

19. **Borger MA, Prasongsukarn K, Armstrong S**, *et al.* (2007). Stentless aortic valve reoperations: a surgical challenge. *Ann Thorac Surg*, **84**, 737–43; discussion 743–34.

20. **Cosgrove DM, 3rd, Sabik JF** (1996). Minimally invasive approach for aortic valve operations. *Ann Thorac Surg*, **62**, 596–7.

21. **Tabata M, Umakanthan R, Cohn LH**, *et al.* (2008). Early and late outcomes of 1000 minimally invasive aortic valve operations. *Eur J Cardiothorac Surg*, **33**, 537–41.

22. **Plass A, Scheffel H, Alkadhi H**, *et al.* (2009). Aortic valve replacement through a minimally invasive approach: preoperative planning, surgical technique, and outcome. *Ann Thorac Surg*, **88**, 1851–6.

23. **Murtuza B, Pepper JR, Stanbridge RD**, *et al.* (2008). Minimal access aortic valve replacement: is it worth it? *Ann Thorac Surg*, **85**, 1121–31.

24. **Grossi EA, Schwartz CF, Yu PJ**, *et al.* (2008). High-risk aortic valve replacement: are the outcomes as bad as predicted? *Ann Thorac Surg*, **85**, 102–6; discussion 107.

25. **Gummert JF, Funkat A, Beckmann A**, *et al.* (2009). Cardiac surgery in Germany during 2008. A report on behalf of the German Society for Thoracic and Cardiovascular Surgery. *Thorac Cardiovasc Surg*, **57**, 315–23.

26. **Shrestha M, Folliguet T, Meuris B**, *et al.* (2009). Sutureless perceval S aortic valve replacement: a multicenter, prospective pilot trial. *J Heart Valve Dis*, **18**, 698–702.

27. **Iung B, Baron G, Butchart EG**, *et al.* (2003). A prospective survey of patients with valvular heart disease in Europe: the Euro Heart Survey on Valvular Heart Disease. *Eur Heart J*, **24**, 1231–43.

28. **Nkomo VT, Gardin JM, Skelton TN**, *et al.* (2006). Burden of valvular heart diseases: a population-based study. *Lancet*, **368**, 1005–11.

29. **Varadarajan P, Kapoor N, Bansal RC**, *et al.* (2006). Clinical profile and natural history of 453 nonsurgically managed patients with severe aortic stenosis. *Ann Thorac Surg*, **82**, 2111–5.

30. **Melby SJ, Zierer A, Kaiser SP**, *et al.* (2007). Aortic valve replacement in octogenarians: risk factors for early and late mortality. *Ann Thorac Surg*, **83**, 1651–6; discussion 1656–7.

31. **Likosky DS, Sorensen MJ, Dacey LJ**, *et al.* (2009). Long-term survival of the very elderly undergoing aortic valve surgery. *Circulation*, **120**, S127–33.

32. **Kolh P, Lahaye L, Gerard P**, *et al.* (1999). Aortic valve replacement in the octogenarians: perioperative outcome and clinical follow-up. *Eur J Cardiothorac Surg*, **16**, 68–73.

33. **Huber CH, Goeber V, Berdat P**, *et al.* (2007). Benefits of cardiac surgery in octogenarians--a postoperative quality of life assessment. *Eur J Cardiothorac Surg*, **31**, 1099–105.

34. **Maillet JM, Somme D, Hennel E**, *et al.* (2009). Frailty after aortic valve replacement (AVR) in octogenarians. *Arch Gerontol Geriatr*, **48**, 391–6.

35. **Sundt TM, Bailey MS, Moon MR**, *et al.* (2000). Quality of life after aortic valve replacement at the age of >80 years. *Circulation*, **102**, III70–4.

36. **Iung B, Cachier A, Baron G**, *et al.* (2005). Decision-making in elderly patients with severe aortic stenosis: why are so many denied surgery? *Eur Heart J*, **26**, 2714–20.

37. **Pai RG, Kapoor N, Bansal RC**, *et al.* (2006). Malignant natural history of asymptomatic severe aortic stenosis: benefit of aortic valve replacement. *Ann Thorac Surg*, **82**, 2116–22.

38. **Bashore TM, Davidson CJ** (1991). Follow-up recatheterization after balloon aortic valvuloplasty. Mansfield Scientific Aortic Valvuloplasty Registry Investigators. *J Am Coll Cardiol*, **17**, 1188–95.

39. **Cribier A, Savin T, Saoudi N,** *et al.* (1986). Percutaneous transluminal valvuloplasty of acquired aortic stenosis in elderly patients: an alternative to valve replacement? *Lancet,* **1,** 63–7.

40. **Knudsen LL, Andersen HR, Hasenkam JM** (1993). Catheter-implanted prosthetic heart valves. Transluminal catheter implantation of a new expandable artificial heart valve in the descending thoracic aorta in isolated vessels and closed chest pigs. *Int J Artif Organs,* **16,** 253–62.

41. **Cribier A, Eltchaninoff H, Bash A,** *et al.* (2002). Percutaneous transcatheter implantation of an aortic valve prosthesis for calcific aortic stenosis: first human case description. *Circulation,* **106,** 3006–8.

42. **Mukherjee C, Walther T, Borger MA,** *et al.* (2009). Awake transapical aortic valve implantation using thoracic epidural anesthesia. *Ann Thorac Surg,* **88,** 992–4.

43. **Vahanian A, Alfieri O, Al-Attar N,** *et al.* (2008). Transcatheter valve implantation for patients with aortic stenosis: a position statement from EACTS and ESC, in collaboration with EAPCI. *Eur Heart J,* **29,** 1463–70.

44. **Dewey TM, Brown D, Ryan WH,** *et al.* (2008). Reliability of risk algorithms in predicting early and late operative outcomes in high-risk patients undergoing aortic valve replacement. *J Thorac Cardiovasc Surg,* **135,** 180–7.

45. **Wendt D, Osswald BR, Kayser K,** *et al.* (2009). Society of Thoracic Surgeons score is superior to the EuroSCORE determining mortality in high-risk patients undergoing isolated aortic valve replacement. *Ann Thorac Surg,* **88,** 468–74; discussion 474–65.

46. **Piazza N, Grube E, Gerckens U,** *et al.* (2008). Procedural and 30-day outcomes following transcatheter aortic valve implantation using the third generation Corevalve revalving system. *EuroIntervention,* **4,** 242–9.

47. **Kapadia SR, Leon MB, Makkar RR,** *et al.* (2015). 5-year outcomes of transcatheter aortic valve replacement compared with standard treatment for patients with inoperable aortic stenosis (PARTNER 1): a randomised controlled trial. *Lancet,* **385,** 2485–91.

48. **Walther T, Dewey T, Borger MA,** *et al.* (2009). Transapical aortic valve implantation: step by step. *Ann Thorac Surg,* **87,** 276–83.

49. **Kempfert J, Walther T, Borger MA,** *et al.* (2008). Minimally invasive off-pump aortic valve implantation: the surgical safety net. *Ann Thorac Surg,* **86,** 1665–8.

50. **Kempfert J, Falk V, Schuler G,** *et al.* (2009). Dyna-CT during minimally invasive off-pump transapical aortic valve implantation. *Ann Thorac Surg,* **88,** 2041.

第6章

胸主动脉开放性外科手术和经血管内治疗的选择

Ourania Preventza and Joseph S.Coselli

引言

　　胸主动脉分为近端主动脉、横向的弓部、降主动脉和胸腹主动脉。每个节段都有不同的病理特征。开放性腔内修复和杂交技术等治疗方式就是针对这些节段性的差异应运而生。全胸骨正中切开术是近端主动脉疾病、升主动脉及弓部修复的标准手术入路。其他微创方案如胸骨上段微创切开和经右胸小切口术也是应对主动脉近端及弓部疾病的治疗而产生。近来，左胸切开术和胸腹入路成为治疗胸降主动脉和胸腹主动脉病变的唯一途径。20世纪80年代中期，Volodos及其同事[1]第一次报告了利用腔内自固定人工血管进行主动脉修复。1991年，Parodi及其同事[2]使用支架人工血管来治疗腹主动脉瘤，并推广和普及了这项技术。3年后，Dake和他的同事[3]描述了采用自制的支架人工血管来治疗胸主动脉瘤。这些初期的利用微创操作治疗主动脉瘤的尝试，引发了对这项技术强劲有力的研究与发展。由此，美国食品药品监督管理局（FDA）于1999年批准了两种用于治疗腹主动脉瘤的装置，并于2005年批准了第一种用于胸主动脉瘤腔内治疗的装置。

胸主动脉外科的诊断模式

　　不同的成像方式都可以提供胸主动脉的关键信息，指导治疗方案的选择。各研究机构所拥有的成像设备和手术者的经验参差不齐，这种差异导致不同的研究中心采用不同的措施治疗胸主动脉疾病。尽管如此，目前的指南仍在尝试就以下的关键点将图像采集和报告标准化：主动脉病变位置（包括钙化和病变延伸至分支血管的范围），主动脉最大外径，破裂或内部充盈缺陷征象，以及与以往成像研究的对比[4]。

　　尽管胸腹部X线平片能够帮助初步诊断甚至确诊胸主动脉瘤（特征：在心脏轮廓右侧的凸出阴影，胸降主动脉影变宽且边缘钙化，上纵隔右侧膨出），但其结果也可能看起来完全正常。位于胸部降主动脉中下段的动脉瘤可以处于心脏的轮廓内而不被发现。胸部、腹部和骨盆计算机断层扫描（computed tomography,

CT），无论有无注射造影剂，都可通过多层和三维影像重建来显示整个胸、腹主动脉。测量应在标准解剖部位进行，且与血流方向垂直[4]。CT 扫描可以发现主动脉夹层（急、慢性）、动脉瘤、壁内血栓、囊状动脉瘤周围炎症反应、包裹性主动脉破裂、纵隔和腹膜后血肿，从而准确诊断胸主动脉病变。对于有既往胸主动脉手术史的患者，CT 可为了解彼次手术的结果（即先前放置的 Dacron 人工血管的完整性或先前置入的血管内支架移植物的位置），以及保留的原有主动脉的情况提供有价值的信息。这种影像技术也是后续评估和比较的有用工具。此外，对于有近端和弓部动脉瘤、既往胸骨切开术病史、并考虑采用去分支杂交技术或传统开放手术的患者，CT 可以为胸骨与主动脉的间距或之前的左乳内动脉旁路移植血管与胸骨后的关系提供宝贵信息。CT 扫描在大量适应证中的频繁应用，使得许多无症状的、在几十年前一度等到破裂致死都未能发现到的胸、腹主动脉瘤得以确诊。

虽然辐射暴露并非无足轻重，但对于这些患者而言，其对肾功能的影响更备受关注。造影剂引起的肾脏病变，即造影剂给药后 1～4 天内血清肌酐水平较基线水平升高 25% 以上，占医院获得性肾功能衰竭患者的 10%，它是静脉造影剂 CT 扫描的主要副作用[5, 6]。这种并发症与患者相关的危险因素有关，如充血性心力衰竭、高龄、贫血、慢性肾病、有效循环量减少、显影剂类型和用量等。非离子型低渗造影剂在大多数研究中都有广泛的应用[5, 6]。术前用氯化钠和碳酸氢钠进行水化治疗，目前已证明是十分有益的[5, 6]。口服 N- 乙酰半胱氨酸（N-acetylcysteine）未显示确切疗效[6-8]。经过长期随访发现，由于无症状患者的主要诊断依据是主动脉外径，不用静脉造影剂的 CT 扫描适用于大多数情况下的常规监测。

磁共振血管造影（magnetic resonance angiography，MRA）是另一种为完整主动脉成像的有用工具，因为这种方法不需要患者暴露于电离辐射之下，并可以很清晰地显示和检测分支血管的狭窄[9]。然而，在晚期肾功能不全的患者中，MRA 的造影剂钆（gadolinium）会牵涉肾源性系统性纤维化[10]。对于需要长期随访观察的患者，MRA 是一种很好的成像工具。

其他胸主动脉可视化诊断手段包括二维超声心动图（经胸和经食管），能很好地显示主动脉根部和升主动脉[11, 12]。此外，该检查还可以评估异常管壁运动，对主动脉瓣关闭不全进行检测、分级，并鉴别其他瓣膜异常和心内缺陷。超声心动图被认为是非稳定性近端主动脉夹层患者应该选用的影像学诊断方法，它用于大多数主动脉疾病的随访观察也比较经济实惠。一度被视为金标准的有创性主动脉血管造影[13, 14]，除在腔内主动脉操作的手术过程中使用外，已被 CT 和 MRA 所取代。对于肾功能不全患者，常采用术前 CT 实时透视结合二氧化碳数字减影血管造影（digital subtraction angiography，DSA）而不是碘 DSA，来进行三维图像融合观察[15]。心导管术在术前策划和诊断中，尤其是对于有主动脉瓣根部病变、既往冠状动脉疾病和曾接受过冠状动脉旁路移植术的患者，仍发挥着重要作用。

胸主动脉外科的术前评估

在作任何胸主动脉手术之前，应该对每个患者进行详细的评估，重点在于评估和优化肺、心脏和肾脏的功能状态。关于肺的评估，每个患者应接受动脉血气测量和肺活量测定。患者的第 1 秒用力呼气容积（forced expiratory volume，FEV_1）超过 1.0L，二氧化碳分压（$PaCO_2$）小于 45mmHg，被认为是手术指征。术前肺功能很差并不排除动脉瘤或夹层的修复手术，但必须对保护左侧喉返神经、膈神经和膈肌功能给予特别的关注。在修复手术前几个月，戒烟、锻炼、减肥和治疗支气管炎将有益于肺功能处于临界水平的患者。

对于术前心脏评估，主要是应用经胸超声心动图检查来评估心脏和瓣膜的功能。双嘧达莫 - 铊心肌灌注显像有助于识别心肌可逆性缺血，尤其是对伴有周围血管疾病的老年人和活动量少的人群。如果这些检查中有任何一项提示冠状动脉疾病，或者左室射血分数小于 30%，则应进行心导管检查和冠状动脉造影。任何严重的冠状动脉或瓣膜疾病都可以用与主动脉近端手术同样的技术来处理。如果修复涉及主动脉根部，则应在胸主动脉手术前完成冠状动脉血管重建。

基础肾功能的维护非常重要，因为在需要进行胸腹主动脉置换术的患者中，患有重度肾动脉狭窄者多达 25%～30%。肾动脉内膜切除、支架植入或旁路移植术在特定的患者中可能是必要的。如果肾功能急剧恶化，术后可能需要进行临时性血液透析。

近端主动脉和 / 或主动脉根部置换的手术适应证

升主动脉夹层及变异

急性升主动脉夹层（Stanford A 或 DeBakey Ⅰ或Ⅱ型）指在疼痛发作后 2 周内发生者，它和自发性主动脉破裂是升主动脉干预和置换两个主要的急诊手术的适应证。介入的时机至关重要，因为正常解剖关系的中断关系到两种潜在性严重的心脏并发症：①急性主动脉瓣反流（aortic regurgitation，AR），表现为不太明显的舒张性杂音甚或充血性心力衰竭和心源性休克[16]；②由于夹层延伸至冠状动脉脉口或冠状动脉受压而致的心肌梗死。由于后者是急性Ⅰ型主动脉夹层的少见并发症，很可能被误诊为原发性心肌梗死而给予不当治疗[17]。近端主动脉夹层的另一个并发症是心力衰竭，可以有非典型表现，而使诊断延迟。心包填塞是急性升主动脉夹层的常见并发症，需要立即救治。由心脏、神经、血管和血容量相关的因素所引起的晕厥，是急性 A 型（或Ⅰ型）主动脉夹层的另一种表现，需要特别注意和及时干预，因为这类患者比无晕厥病史的其他患者具有更高的死亡风险[18]。

与急性Ⅰ型主动脉夹层相关的血液灌注异常（脑、内脏和下肢）预示着严重不良后果，需要格外关注。对于存在脑卒中的患者，干预的方法和时机是重大且进退两难的选择 [19]。根据国际急性主动脉夹层登记中心（international registry of acute aortic dissection，IRAD）的最新数据，6% 的急性近端主动脉夹层患者出现脑卒中症状 [20]。这些患者趋向于年龄较大，患有高血压，且伴随主动脉弓血管受累。他们接受较少的手术治疗，明显地具有较高的住院死亡率和发病率，但其长期死亡率并不高。对于这些患者，积极的外科干预和其对住院死亡率的影响，还需要观察，并应根据每个患者的具体情况，包括年龄、伴随疾病以及有意义康复的潜能等，需加以区别对待。

壁内血肿（intramural hematoma，IMH）是主动脉夹层另一种形式和动态过程 [21]。临床表现为主动脉夹层的患者，有 10%～20% 具有 IMH，但在影像诊断上并没有内膜撕裂 [22]。根据一些报道 [23, 24]，内膜上微小的撕裂和中层内滋养血管的出血，也能导致壁内血肿。壁内血肿与急性 A 型（Ⅰ型）主动脉夹层有相同的外科治疗指征，但非常年长或并发多种疾病的患者除外，对于这些患者，药物治疗、控制血压和定期影像学观察是极为重要的。

慢性升主动脉夹层指发生在最初症状出现后 6 周以上者 [25]，它虽不属于紧急情况，但干预的条件很低。在这些患者中，胸主动脉趋于扩张，夹层应像扩张的动脉瘤一样处理。

穿透性动脉粥样硬化性溃疡（penetrating atherosclerotic ulcer，PAU），即弹性层溃疡致使主动脉壁中层血肿形成，它可以发生在主动脉的任何部位，但最常见的是在胸降主动脉，可导致 IMH 或主动脉夹层 [26]。它可以或较多或较少地给予积极治疗 [21]。PAU 出现在升主动脉中，是另一种非紧急性置换的手术指征。患有结缔组织疾病和急性 A 型（Ⅰ型）主动脉夹层的患者，不仅需要置换升主动脉，而且需要置换主动脉根部。

升主动脉瘤

升主动脉置换术最常见的指征是退行性动脉瘤。所有出现症状的患者都要考虑紧急或急诊手术。根据目前的建议 [27]，当无症状患者的升主动脉或窦直径达到 5.5cm，或者无论大小，其增长速度每年超过 0.5cm 时，都建议外科修复。对于有遗传性疾病的患者，主动脉或窦直径达到 5cm 是手术指征，除非患者有主动脉夹层家族史，对后者可以适当降低手术的选择标准。对于接受任何心脏手术的患者，升主动脉置换的推荐尺寸为 4.5cm。对于结缔组织疾病患者，除了升主动脉置换术外，还需要进行主动脉根部修复或置换。

二叶式主动脉瓣

二叶式主动脉瓣（bicuspid aortic valve，BAV）是最常见的心血管畸形，其患病率为 1%～2%，受到累及的男性患者是女性患者的四倍。BAV 可能与胸主动脉瘤的形成、主动脉夹层和主动脉缩窄有关联。功能正常的 BAV 和升主动脉直径超过 5cm 是升主动脉置换的指征 [27]。由于多达 15% 的近端主动脉夹层患者有 BAV，升主动脉直径小于 5cm 的患者有 12.5% 的可能患有主动脉夹层 [28, 29]，因此，功能异常的 BAV 本身便可成为升主动脉手术的指征。尽管现行指南 [4] 建议，对升主动脉直径大于 4.5cm 的 BAV 患者，应在主动脉瓣置换术中更换升主动脉，但这一建议并没有得到普遍支持 [30]。与选择性修复相关的、有或没有升主动脉置换的患者，死亡率应小于 1% [27]。BAV 在年轻患者中更可能引起 AR，而在老年患者中更可能导致主动脉瓣狭窄（aortic stenosis，AS）。BAV 患者出现主动脉瓣反流合并窦管交界处扩张，表明需要进行根部修复或置换。

感染

既往置入的 Dacron 人工血管的感染是近端主动脉置换的一个指征。真菌或细菌性心内膜炎是主动脉瓣根部加近端升主动脉置换的另一个指征。

主动脉钙化

主动脉钙化是指主动脉壁广泛性钙化而呈现蛋壳样外观，正如 CT 扫描或简单的胸部 X 线片所见那样 [31]，在心脏瓣膜病或冠心病的手术中都可以发现。在这类患者中，禁用主动脉阻断和直接升主动脉插管灌注，因为这些操作造成极大的栓塞性卒中风险。除了其他建议采用的处理钙化主动脉的技术之外 [32, 33]，也推荐使用血管移植物替换升主动脉。

特别注意事项：妊娠

血压升高、母体血流量和心搏量的增加，可以引起主动脉壁张力和剪切力增大，尤其是在妊娠晚期和围生期，会导致较高的夹层发生率 [27, 34]。在妊娠早期和中期发生的急性近端夹层，是急诊修复的指征，并需要格外积极的胎儿监测及一个有经验的高风险母胎小组的参与 [27]。体外循环和低温可能是有害的，甚至可能导致胎儿死亡。如果近端主动脉夹层发生在怀孕的后 3 个月，在剖宫产后同期进行主动脉修复，能为胎儿和母亲提供最佳的生存机会 [27]。

主动脉弓修复/置换的手术指征

主动脉病变，很少只局限于主动脉弓而不殃及主动脉的其余部分。因此，主动脉弓的手术干预与治疗升主动脉或降主动脉具有十分相似的手术指征。急性 A 型（Ⅰ型）主动脉夹层伴弓内撕裂和明显的扩张（> 5cm）是主动脉弓和升动脉置换术的指征 [27]。仅近端主动脉夹层而没有弓部扩张，不是主动脉弓置换的指征。为试图降低远端主动脉后期的再手术率，少数外科医生 [35, 36] 提倡，在初次升主动脉修复时施行大范围全弓置换术。其他医生则主张在胸降主动脉内顺行植入支架，以促进远端主动脉的重塑，这可能对灌注不良的患者有益 [37, 38]。对既往曾接受主动脉修复并存留远端夹层的患者，在随访期间有迹象表明存在进行性扩张（每年扩张 0.5cm），或主动脉弓直径为 5.5cm 或更大时，我们进行主动脉弓置换。对于结缔组织疾病和残存主动脉弓夹层患者，主动脉弓直径≥5cm 时，我们也进行弓部置换。

梭形或囊状动脉瘤是主动脉弓置换的另一个指征。主动脉弓囊状动脉瘤很少遇到，通常继发于感染（霉菌性动脉瘤）、严重动脉粥样硬化穿透性溃疡变性、创伤、既往手术或局灶夹层等 [37, 39]。针对所有这些情况，我们的做法是手术干预以替换或根除这些动脉瘤。

降主动脉和胸腹主动脉修复 / 置换术的手术适应证

胸降主动脉动脉瘤和胸腹主动脉瘤

Elefteriades 报道 [40] 了 1 600 例胸主动脉瘤和夹层患者的自然病史，其中直径大于 6.0cm 的动脉瘤的年破损率为 3.6%，年夹层发生率为 3.7%，年死亡率为 10.8%；而年破裂、夹层或死亡率占 14.1%。胸主动脉瘤的增大速度各不相同，降动脉瘤和胸腹动脉瘤（thoracoabdominal aortic aneurysms, TAAA）以每年 0.19cm 的速度变大，快速增长的动脉瘤更容易破裂 [40]。前瞻性的随机研究，没有提供按动脉瘤的大小来确定手术时机的 A 级或 B 级的科学证据。临床实践指南建议，无症状的胸降动脉瘤在主动脉直径为 5.5cm 时应施行修复术 [4]。我们的做法是，对有马方综合征（Marfan syndrome）家族史且动脉瘤直径达 5.0cm 或以上的患者、无马方综合征家族史且动脉瘤达 5.5cm 或以上的患者、记录显示动脉瘤的增长率超过每年 1cm 的患者，均进行外科手术。对于快速扩张的动脉瘤，瘤体直径比毗邻的正常主动脉大两倍以上者，以及那些出现症状的动脉瘤，我们也采取外科干预治疗。

B 型或 DeBakey Ⅲ 型主动脉夹层及其不同类型

在夹层的急性期，出现下列情况是紧急干预的特异性指征：包裹性破裂，主动脉直径迅速扩大，主动脉周围或胸膜积液愈来愈多，无法控制的疼痛，顽固性高血压对药物治疗没有反应，以下肢缺血为表现的灌注不良，肾脏或肠系膜缺血等。需要特别注意的是叠加于慢性夹层或现有动脉瘤基础之上的急性夹层，这是手术的另一个指征。对于无并发症的急性 B 型（Ⅲa 型，Ⅲb 型）主动脉夹层患者，单独的药物治疗是令人满意的，尽管并不能提高长期生存率 [41, 42]。目前已有报道，血管内介入治疗后所发生的远端主动脉重塑和支架植入导致的假腔血栓形成，但长期疗效尚不清楚 [43]。在慢性远端主动脉夹层中，20%～50% 的患者会出现晚期并发症 [44-46]。Crawford [44] 发现，23% 的慢性主动脉夹层破裂患者，降主动脉直径在 5cm 到 6cm 之间。对慢性夹层动脉瘤直径达到 5.5cm 但没有遗传因素诱发的胸主动脉疾病患者，以及直径达到 5cm 且伴有遗传性胸主动脉疾病患者，我们进行手术干预。

降主动脉或胸腹主动脉 IMH 的介入指征与急性 B 型（Ⅲa 型、Ⅲb 型）病变相近。反复发作性疼痛、血肿增大和主动脉漏是急诊修复的指征[41]。至于 PAU，其介入性治疗的适应证仍存在争议。这些患者 80% 有相关的 IMH[26]。虽然我们通常的做法是，对那些适于手术的 PAU 患者进行干预，但目前尚不清楚手术干预是否会影响这些具有多重疾病患者的长期生存状况[42]。

主动脉根部和升主动脉病变的治疗选择

涉及近端主动脉的胸主动脉病变，其外科治疗通常采用胸骨正中切开，并辅以体外循环手术。多种不同的方法，或停或不停循环，都可以采用，包括 Dacron 人工血管直接升主动脉置换，全近端主动脉和半弓置换，以及主动脉根部置换和冠状动脉再植术等。在所有病例中，均行经食道心脏超声，并在头部放置近红外光谱（near-infrared spectroscopy，NIRS）探针，监测大脑灌注压和局部大脑氧饱和度（regional cerebral oxygen saturation，rSO$_2$）。就动脉灌注而言，采用了各种插管策略：自 2008 年以来，无名动脉插管一直是我们治疗主动脉近端动脉瘤和主动脉夹层的首选方法，除非患者的情况（即病危或血流动力学不稳定）提示需变更位置[47-48]；之前我们首选的右腋动脉插管，目前是我们的第二选项；再次一级的是股动脉插管或直接主动脉插管，在患者血流动力学不稳定情况下选用。正如前文所述，将 8mm 人工血管吻合于右腋动脉或无名动脉上[47-48]。在手术整个过程中，使用顺行和逆行心脏停搏液灌注保护心肌。

无论治疗的是涉及近端弓部或近端夹层的升主动脉瘤，我们都采用开放的远端吻合术[37, 47-48]。只有在极少数情况下，即升主动脉远端和弓部绝对正常，不存在风险，且无夹层，我们才阻断升主动脉。远端开放吻合，以降温至 24℃ 为目标。中低温（24～28℃）常用于选择性全弓和半弓置换术[49]。将冰块置于患者头部周围，使用甘露醇和氢化可的松预防脑水肿。达到目标温度时，开始停止全身循环。当近端无名动脉灌注有保障后，灌注流量降至 10～15ml/(kg·min)，经右颈总动脉，提供单侧顺行灌注。附加或双侧灌注可采用 9F Pruitt 灌注导管（LeMaitreVascular, Inc.；Burlington，Massachusetts，USA）来实施，在切开主动脉弓后，将该导管直接插入左颈总动脉。远端吻合完成后，通过无名动脉重建并恢复灌注至全流量水平，此时恢复全身循环。阻断新置换的 Dacron 人工血管，完成主动脉近端病变手术，包括主动脉瓣（aortic valve，AV）的处理。

以下方案涵盖了 AV 病变的整个治疗范围。其修复方法可以简单操作如下：① AV 交界处折叠术用于正常主动脉窦伴轻、中度反流患者。② AV 悬吊，附加或不附加交界处折叠,用于有或无反流的近端夹层患者,在这些患者中,假腔和真腔延伸至主动脉瓣环。主动脉瓣根部置换术的适应证如下:主动脉根部动脉瘤(主动脉瓣环扩张),马方综合征或其他结缔组织疾病,主动脉瓣心内膜炎伴根部广泛受累,人工主动脉瓣心内膜炎,复发性瓣周漏,主动脉根部较小因而需植入新的人工主动脉瓣等。对于复杂性近端主动脉夹层,无论是否伴有主动脉窦扩张,均可考虑主动脉根部置换。通过应用游离纽扣状或其他包容技术重新植入冠状动脉。对 A 型(DeBakey Ⅰ型)主动脉夹层患者,采用一种复合式主动脉窦带瓣管道(Terumo, VASCUTEK, Inchinnan, Scotland)进行主动脉根部置换。或者,如果主动脉瓣尚正常,则行保留瓣膜手术,但不太常用。在我们的临床工作中,但凡急性近端夹层涉及主动脉根部并需要置换时,要么置换一个复合式含有主动脉窦的带瓣管道,附加游离的冠状动脉纽扣状移植;要么置换一枚同种异体主动脉根部带瓣管道(Medtronic Freestyle Bioroot)。在主动脉夹层患者中,我们很少施行保留主动脉瓣膜的外科手术。

对于无夹层而合并 BAV、主动脉窦轻中度扩张、轻中度 AR 的年轻患者,所有患有 AR 和主动脉窦扩张的年轻患者,以及患有结缔组织疾病且主动脉瓣叶质地适于修复的患者,我们采取保留主动脉瓣的瓣膜成形术。我们更愿意采用 David Ⅰ再植技术,进行保留瓣膜的主动脉根部置换,其次是重建技术(Yacoub 或 David Ⅱ技术)。在重建手术中,主动脉瓣窦和升主动脉被三个"舌头"(即舌状剪裁的人工血管)置换,以模拟正常的主动脉窦。这三个舌头缝合于扇形弯曲的主动脉瓣环上。在植入手术(David Ⅰ)中,Dacron 人工血管(我们使用的是带有 Valsalva 无瓣人工血管)安置在骨骼化的 AV 周围,并固定于瓣环下方。窦组织和瓣环的剩余部分缝在人工血管的内侧。这项技术稳定和加固了主动脉瓣环,防止其今后进一步扩张,特别是对于结缔组织疾病患者。外科医生的经验和自信程度对瓣膜保留手术的成败和耐久性起着至关重要的作用[50-52]。

主动脉弓病变治疗方案

主动脉弓修复/置换术的治疗手段包括开放式外科手术、杂交技术修复和主动脉弓的腔内置换。对各种主动脉弓病变的修复技术的选择,受患者伴随病症和年龄的影响。

开放式主动脉弓修复术

1955 年,Cooley 和 DeBakey 首次报道了开放式主动脉弓修复术[53],该手术涉及相当大的脑卒中和死亡风险,这在当时极具挑战性。由于体外循环技术的进展、手术技术的简化、保护性辅助措施的进步(如选择性顺行脑保护和适度低温等)更好地保护了大脑,与过去取得的成果相比,近期有了重大的提升[54-56]。如上所述，我们在治疗升主动脉病变和进行弓部重建中，首选动脉灌注途径是通过 8mm Dacron 人工血管，以端 - 侧方式吻合于无名动脉。虽说在深低温停循环（deep hypothermic circulatory arrest，DHCA）下完成首次弓部重建，但该技术对凝血系统有不利影响，在 18℃下仅限于持续 30 分钟以内[57]。Ueda[57] 于 1990 年应用逆行脑灌注技术，作为 DHCA 的一种辅助手段，通过上腔静脉输送氧合血液，并将气泡和杂质从脑循环中排出，产生了更好的效果。尽管我们手术团队最初也采用了逆行脑灌注[58]，但逆行脑灌注未能改善神经和代谢功能[59]，由此顺行脑灌注已成为我们和其他手术团队保护大脑的首选方法[60]。此外，虽然安全温度上限尚未确定，中度低温或浅低温（26～30℃）对大脑的保护可能是安全、有效的[49, 61, 62]。从传统的"岛与整体"主动脉弓上血管吻合到弓上四分支血管和 Y 型移植术[63, 64]，弓部外科修复技术各有不同。对于涉及胸降或胸腹主动脉的广泛性动脉瘤疾病，常采用 Hans Borst 所描述的象鼻手术技术[65]。

这里介绍我们的手术方法：体外循环建立后，开始转流使患者降温。对于开放式弓部重建，尽管也会根据患者的弓部解剖结构而采用岛状技术，但我们更倾向于使用 Y 型移植技术[55, 71]。在降温过程中，解剖弓部血管，利用现成的三分支人工血管（Terumo，Vascutek）进行左锁骨下动脉和左颈总动脉旁路植入。达到目标温度（24℃）后，在无名动脉上采用套圈或钳夹，使血流降低到 10～15ml/（kg•min）。最初通过无名动脉单侧顺行脑灌注，而后通过在 Y 型人工血管的近端加入一个顶端带有球囊的导管，建立双侧脑灌注。如果 NIRS 显著性下降，或已知存在大的占优势的左椎动脉，则可在左锁骨下动脉起始处再加用一根灌注套管。血管弓部剖开后，将 Y 型人工血管主干与无名动脉进行吻合。排气后，阻断 Y 型人工血管，进行远端吻合，其位置通常在左锁骨下动脉和左颈总动脉之间。对于象鼻血管移植技术，我们使用 Terumo（Terumo，VASCUTEK，Inchinnan，Scotland）带裙边象鼻人工血管。如果夹层的主动脉弓伴有降主动脉广泛性动脉瘤疾病，则需要采用象鼻技术。将象鼻人工血管植入有夹层的胸降主动脉管真腔内，或者血管开窗，将移植物放置于降主动脉主腔内。

对于那些胸降主动脉病变可以在未来以血管腔内治疗来修复的患者，我们采用定制的人工象鼻支架血管施行象鼻技术[66]。完成远端吻合后，阻断人工血管，进行近端部分的手术。此时，重启全身体外循环，恢复正常灌注流量。完成近端血管重建之后，将 Y 型血管主干以一个最不易扭结的角度吻合于人工主动脉血管上。将患者逐渐复温至鼻咽部体温达 36.5℃。在整个过程中，一直保持 NIRS 监测，并使用逆行与顺行心脏停搏液保护心肌。

主动脉弓杂交修复术

主动脉弓杂交修复术是将开放式主动脉弓上血管去分支，与影响主动脉弓病变的血管腔内隔绝术结合于一体。弓部杂交修复术[67] 于 1991 年首次由 VoLodos

和他的同事所描述。它一直作为高危患者传统开放式外科手术的有效替代疗法，有着可以接受的死亡率和发病率 [68, 69]。我们以前对主动脉弓去分支技术已作了报道 [69, 70]。借助胸骨正中切开术，我们采用市场所售的人工分支血管（Terumo，Vascutek）重新构建弓上血管。首先，部分阻断升主动脉，以二分叉或三分叉的 Y 型人工血管主干与升主动脉之间进行近端吻合。然后，将远端各自吻合：先吻合于左锁骨下动脉，接着是左颈总动脉，最后为无名动脉。随后，施行血管腔内手术，通过顺行或逆行路径放置有支架的人工血管以隔绝主动脉弓病变。杂交手术的复杂性取决于主动脉病变的范围 [70]。为了避免胸骨正中切开，另外一些足以完全重建弓部血管分支的解剖学旁路也已有报道 [69]。除非存在升主动脉瘤并需要置换，否则，不需用体外循环。必要时，可以附加心脏搏动下冠状动脉旁路移植术。

直接将此杂交技术与开放式弓部手术相比较，可能有失公允，因为患者群体缺乏同源性或同质性 [71]。目前，新型的用于主动脉弓部杂交手术的血管腔内支架人工血管，正处在临床实验阶段。

主动脉弓腔内血管修复

专门定制的有分支人工血管，已经用于有特殊解剖与病理改变的患者身上。为了弥补现行技术的不足，各种不同的腔内血管修复技术业已有所阐述 [72]。由于报道有限，难以将其与弓部杂交或开放式手术修复相对比。

降主动脉和胸腹主动脉病变的治疗策略

开放式手术和血管内治疗方案都可用于各种涉及降主动脉和胸主动脉的病变中（图 6.1）。

胸降主动脉

胸降主动脉瘤：开放式手术修复

现有的前瞻性随机研究，尚没有提供以动脉瘤的大小来确定手术干预时机的 A 级或 B 级科学证据。下列条件可作为手术干预的理由 [41]：直径 5.0cm 或以上的动脉瘤患者合并马方综合征（Marfan syndrome）家族史，直径 5.5cm 或以上的动脉瘤患者但无马方综合征家族史，动脉瘤增大速率超过每年 1cm 的患者，以及动脉瘤快速扩大、其直径是邻近正常主动脉直径两倍以上或引起症状者。

开放式外科修复术通过左后外侧开胸施行。下述技术适用于胸腹主动脉瘤的开放式手术治疗。

阻断缝合技术：在阻断动脉之前，静脉给予肝素（1.5U/kg）。只要情况允许，在左锁骨下动脉远端位置阻闭。伴发主动脉夹层患者，最常用的是在左颈总动脉

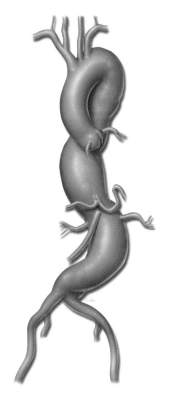

图 6.1　主动脉瘤延伸至降主动脉和胸腹主动脉

远端阻断。对于涉及继发于慢性夹层的胸降主动脉瘤扩大的病例，需清除假腔中的血栓，之后分离出夹层隔膜，打开真腔。导致后方活动性出血的小的近端肋间血管可以缝合。而引发缓慢渗血的大的远端肋间血管通常需要再植。在完成近端吻合并缝置肋间血管片段后，进行开放式远端吻合术。对于慢性夹层，在进行远端吻合重建的过程中，需要在内膜上开窗，以便血液可以流入远端的真腔和假腔中。

　　左心转流阻断缝合法：部分左心转流（left-side heart bypass，LHB）作为一项辅助手段在修复过程中提供远端主动脉灌注并维持内脏和脊髓血流。这种技术最常用于Ⅰ、Ⅱ度 TAAA 的修复（图 6.2 和图 6.3）。建立 LHB 回路时，引流管通过左下肺静脉插入左心房，灌注管低位插入胸降主动脉或者股动脉（后者较少使用）。如果手术时间长且复杂，LHB 为首选，因为 LHB 能够降低胸腹主动脉瘤修复术后部分性或完全性下肢瘫痪的风险，尤其是对于Ⅱ度动脉瘤[73]。

　　深低温停循环技术：如果动脉瘤向近端延伸累及弓远端，阻断无法实施，DHCA 则可能是必要的，以便进行开放式近端吻合。通常经股动脉和股静脉插管，或者插管至下腔静脉与右心房的交界处，建立体外循环转流。患者降温的目标温度为 18℃。当达到此温度时，在降主动脉中部或更低位置上远端阻断使流量降至

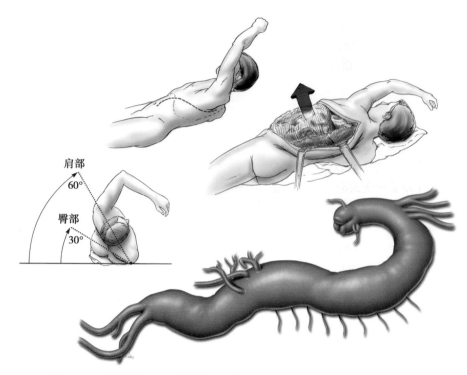

图 6.2 右侧卧位施行左后外侧开胸术，从左肩胛骨延伸至左侧和肚脐方向

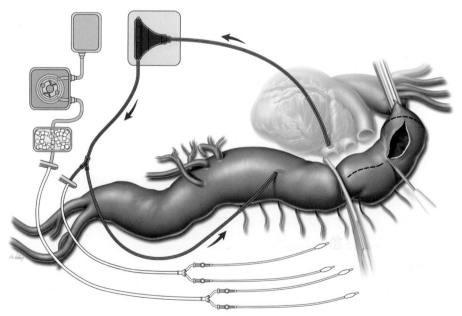

图 6.3 经胸降主动脉和左肺静脉建立 LHB

2～3L/min,再打开近端主动脉。在近端吻合完成之后,通常经由在弓远端吻合口下方的一条预置的 8mm 侧支人工血管,重新开启体外循环。随后,阻断人工胸降主动脉血管,在体外循环复温期间,进行开放式远端吻合。

胸降主动脉瘤的血管腔内修复

2005 年 3 月,FAD 批准了 Gore TAG 胸部腔内植入系统(W.L.Gore 及其同事,Flagstaff,AZ,USA)用于治疗胸降主动脉瘤。此后,更多的医用材料获得了批准应用。尽管 2005 年 FDA 只批准了单一的适应证,但胸主动脉腔内覆膜支架作为各种胸主动脉病变的治疗手段迅速兴起[41, 74-76]。最近,FDA 批准了对创伤性损伤和胸降主动脉夹层的腔内修复(thoracic endovascular aortic repair,TEVAR)治疗技术。在评估胸降主动脉腔内使用覆膜支架时,应明确以下几个方面:近端锚定区域及其与大血管(左锁骨下动脉和左颈总动脉)起始部位的关系,远端锚定区域及其与腹腔干的关系,髂股动脉的直径,有无钙化、血栓或夹层,胸主动脉的弯曲度,以及影响关键分支血流的可能性。根据入路血管的粗细,采用原位髂股血管或髂导管,或者主动脉导管通路。对于左乳内动脉开放、既往冠状动脉旁路术、左上肢功能性动静脉瘘、左椎动脉优势等患者,左锁骨下动脉重建与左颈至锁骨下动脉旁路或转流术是绝对指征。覆盖长区段胸主动脉是左锁骨下血管重建以保护脊髓的相对指征。

以下是基本手术步骤:经股动脉通路(经皮肤穿刺或切开),给予肝素(5 000U)。在透视引导下,将一根软导丝送入升主动脉。对于急性或慢性主动脉夹层病例,建议采用血管内超声(intravascular ultrasound,IVUS)确定导丝插在胸主动脉真腔内。有时,进入真腔难度较大,此时,经右肱动脉先插入软导丝并通过股动脉勾住此导丝,会极大地方便操作。将软导丝换为硬质 Lunderquist 导丝,然后将鞘或腔内支架血管或两者在透视下送入。支架血管放置之前,有必要进行术前弓部与胸降主动脉血管造影,或 IVUS,或两者兼用,以确定左锁骨下动脉、左颈总动脉和腹腔干的起源。在释放支架血管时,收缩压保持在 100mmHg 以下,放置后,立即将平均压提高到至少 90mmHg,或者收缩压升至 150～170mmHg,以保护脊髓。撤除鞘,直视下或经皮修复股动脉。以鱼精蛋白中和肝素。患者最好在手术室内拔管。在胸降主动脉被覆盖 15cm 以上,以及患者先前接受过开放性或腔内腹主动脉瘤置换的情况下,TEVAR 期间须做脑脊液引流,以保护脊髓。

胸降主动脉夹层: 急性 Stanford B 型, DeBakey ⅢA 型和 / 或ⅢB 型主动脉夹层

特殊注意事项

对于所有怀疑或确认为急性主动脉夹层的患者,最初的治疗是积极控制血压

或镇静治疗，以稳定夹层和防止破裂。静脉应用 β- 肾上腺素能阻滞剂、有效的血管扩张剂、钙通道阻滞剂和血管紧张素转换酶抑制剂。除有强烈禁忌证外，所有患者均需使用 β- 拮抗剂。对没有合并症的急性胸降动脉夹层，药物治疗比开放性手术治疗效果好[77]。建议在患者住院期间定期做胸腹部 CT 扫描，出院后的细致随访和积极控制血压是极为重要的。对于以包裹性破裂（contained rupture）、灌注不良、持续疼痛、不可控高血压和主动脉周围血肿为特征的有并发症的急性 B 型、ⅢA 型或ⅢB 型主动脉病变，需要进行手术治疗。对于急性 B 型主动脉夹层是开放式手术抑或血管内修复，应达到三个目标：解除原发性撕裂，消除所有动脉瘤疾病，保证所有远端器官和主动脉主要分支的灌注。血管内介入治疗正在逐步成为有合并症的急性胸降主动脉夹层的首选治疗方案。根据 IRAD 病案资料，TEVAR 的 5 年死亡率低于药物治疗组[78]。对于结缔组织疾病患者，不推荐血管内介入治疗；如果需要进行血管内支架技术，也只是为以后彻底修复作一个过渡[79]。

慢性 Stanford B 型（ⅢA、ⅢB 型）主动脉夹层

对慢性胸降主动脉夹层，存在胸主动脉瘤夹层且有扩大的症状和征象，以及慢性动脉瘤合并急性夹层、近乎破裂或灌注不良，都是手术治疗的指征。用于胸腹主动脉瘤（见下文描述）的开放式治疗技术同样适用于这些患者。特别要注意的是分离撕脱的内膜需要分开，以识别真假腔和所有重要分支血管。

关于血管内介入治疗，最近 5 年的 INSTEAD-XL 临床实验（主动脉夹层中支架介入治疗的调查）显示，TEVA 在最佳药物治疗的基础上，改善了 5 年主动脉疾病特异性生存率，且延缓了疾病的进展[80]。对于与解剖学相适应的稳定性 B 型夹层，其结论是，应考虑采用主动性 TEVAR 预防措施以改善晚期疗效。

我们针对每个患者的解剖、年龄和伴随疾病来选择治疗方案。从技术层面考虑，血管内修复在慢性患者中甚至比在急性疾病中更具有挑战性。急性胸降主动脉夹层患者在 TEVAR 时所遵循的原则，也适用于进行 TEVAR 的慢性夹层患者。

胸腹主动脉

胸腹主动脉瘤：外科手术

胸腹主动脉瘤（TAAA）的手术修复，根据主动脉置换范围按 Crawford 分型进行分类。Ⅰ度 TAAA 修复涉及胸降主动脉，起始于左锁骨下动脉附近，并延伸至内脏血管（腹腔、肠系膜上动脉和双侧肾动脉）。Ⅱ度 TAAA 修复（图 6.1）也开始于左锁骨下动脉附近，但远端延伸到腹主动脉分叉处。Ⅲ度 TAAA 修复从胸降主动脉下段（第 6 肋以下）延伸到腹部。Ⅳ度 TAAA 修复从内脏血管水平的膈肌裂孔开始，常涉及整个腹主动脉。采用胸腹部切口暴露。在 TAAA Ⅰ度和Ⅱ度修复中，我们常规使用 LHB、选择性低温和冷（4℃）晶体液（25g 甘露醇和 125mg 甲泼

尼龙，溶于 1L 林格乳酸溶液）进行肾脏灌注和保护[73, 81, 82]。采用脑脊液引流、有序阻断和选择性肋间动脉或腰动脉再植，以保护脊髓[83, 84]，尤其是对于 I 度和 II 度 TAAA 修复。手术步骤在此前已作描述（图 6.2）。开始左心转流（图 6.3），放置阻断钳进行近端吻合（图 6.4），并对伴有缓慢背部出血的大的肋间动脉行再植术（图 6.5）。对于涉及升主动脉、横向的弓部和降主动脉的广泛性动脉瘤["巨主动脉"（mega aorta）]，我们采用分期手术。当降部或胸腹部节段有症状或不成比例地扩大（与升主动脉相比）时，初次手术时治疗远段，二次手术时修复升主动脉和主动脉弓。首次手术可进行反向象鼻修复术[85]。象鼻支架人工血管修复术可用于治疗升部和弓部延伸至胸降主动脉上部或整个胸降主动脉的动脉瘤[86]。虽然脊髓缺血和肾功能衰竭在术后需特别注意，但在广泛性修复术后，最常见的并发症却是呼吸衰竭。此外，迷走神经和左侧喉返神经也易受损。声带麻痹可通过直接声带介导进行治疗。对先前冠状动脉旁路移植、左胸廓内动脉尚畅通、需要阻断左锁骨下动脉近端的患者，在 TAAA 修复前进行左颈总动脉 - 锁骨下动脉旁路术。

完全象鼻修复技术

这项修复可以通过血管腔内技术实施于动脉瘤末端止于膈肌的患者，而对更广泛病变的患者则需开放式外科手术。偶尔，从股动脉逆向推送一个支架血管至象鼻里非常困难，这时，从右肱动脉顺行推送一个导丝是非常有帮助的。过去几

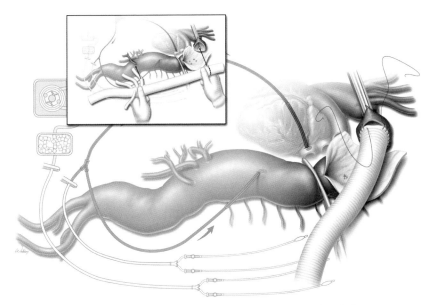

图 6.4　LHB 建立后，接着放置阻断钳并施行近端吻合术

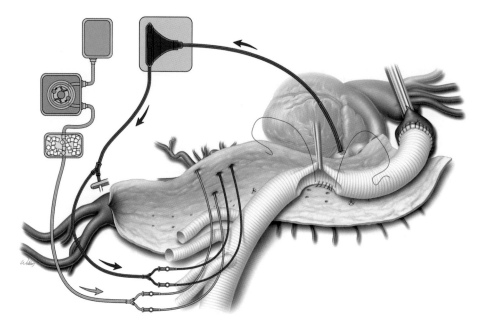

图 6.5 肋间血管片的放置

年里，在那些手术完成阶段可以采用血管内技术的病例中，我们一直都在象鼻血管中释放一个短支架（10cm），以利于二次手术，完成血管重建[86, 66]。

TAAA：杂交技术与血管腔内修复

结合开放式外科手术，重建内脏血管的血供以避免内脏缺血，使得支架血管可以覆盖这些血管在主动脉上的开口，是 TAAA 杂交技术治疗的根本所在。杂交技术的腔内操作环节可以与开放性手术部分同时进行，也可以作为单独的操作而随后实施。不同操作的后果是有所差异的[87, 88]。我们不主张实施杂交技术治疗 TAAA。尽管其切口范围小于暴露胸腹部的 TAAA 手术，但去血管分支过程通常需要大幅度腹膜后或经腹膜的显露。使用开窗和分支的血管内移植物对 TAAA 进行全血管内修复已得到广泛应用，并取得了良好的效果[89]。然而，死亡率和脊髓缺血的风险仍然相当大。

结论

新型和标准开放性手术方法可用于治疗各种胸主动脉病变。外科手术、血管内介入技术和杂交手术修复等选择，为不同患者创造了最有利的修复机会。

（姜　益　陈　强　许锁春　闫　炀　译　庞继洁　审）

参考文献

1. **Volodos NL, Shekhanin VE, Karpovich IP, Troian VI, Gur'ev Iu A** (1986). [A self-fixing synthetic blood vessel endoprosthesis]. *Vestn Khir Im I I Grek*, **137**, 123–5.

2. **Parodi JC, Palmaz JC, Barone HD** (1991). Transfemoral intraluminal graft implantation for abdominal aortic aneurysms. *Ann Vasc Surg*, **5**, 491–9.

3. **Dake MD, Miller DC, Semba CP**, *et al.* (1994). Transluminal placement of endovascular stent-grafts for the treatment of descending thoracic aortic aneurysms. *N Engl J Med*, **331**, 1729–34.

4. **Hiratzka LF, Creager MA, Isselbacher EM**, *et al.* (2016). Surgery for aortic dilatation in patients with bicuspid aortic valves: a statement of clarification from the American College of Cardiology/American Heart Association Task Force on Clinical Practice Guidelines. *J Am Coll Cardiol*, **67**, 724–31.

5. **Brar SS, Shen AY, Jorgensen MB**, *et al.* (2008). Sodium bicarbonate vs sodium chloride for the prevention of contrast medium-induced nephropathy in patients undergoing coronary angiography: a randomized trial. *JAMA*, **300**, 1038–46.

6. **Subramaniam RM, Suarez-Cuervo C, Wilson RF**, *et al.* (2016). Effectiveness of prevention strategies for contrast-induced nephropathy: a systematic review and meta-analysis. *Ann Intern Med*, **164**, 406–16.

7. **Duong MH, MacKenzie TA, Malenka DJ** (2005). N-acetylcysteine prophylaxis significantly reduces the risk of radiocontrast-induced nephropathy: comprehensive meta-analysis. *Catheter Cardiovasc Interv*, **64**, 471–9.

8. **Goldenberg I, Shechter M, Matetzky S**, *et al.* (2004). Oral acetylcysteine as an adjunct to saline hydration for the prevention of contrast-induced nephropathy following coronary angiography. A randomized controlled trial and review of the current literature. *Eur Heart J*, **25**, 212–8.

9. **Danias PG, Manning WJ** (2000). Coronary MR angiography: current status. *Herz*, **25**, 431–9.

10. **Ergun I, Keven K, Uruc I**, *et al.* (2006). The safety of gadolinium in patients with stage 3 and 4 renal failure. *Nephrol Dial Transplant*, **21**, 697–700.

11. **Erbel R** (1993). Role of transesophageal echocardiography in dissection of the aorta and evaluation of degenerative aortic disease. *Cardiol Clin*, **11**, 461–73.

12. **Rodríguez-Palomares JF, Teixidó-Tura G, Galuppo V**, *et al.* (2016). Multimodality assessment of ascending aortic diameters: Comparison of different measurement methods. *J Am Soc Echocardiogr*, **29**, 819–26.

13. **Evangelista A, Flachskampf FA, Erbel R**, *et al.* (2010). Echocardiography in aortic diseases: EAE recommendations for clinical practice. *Eur J Echocardiogr*, **11**, 645–58.

14. **Flachskampf FA** (2006). Assessment of aortic dissection and hematoma. *Semin Cardiothorac Vasc Anesth*, **10**, 83–8.

15. **Koutouzi G, Henrikson O, Roos H, Zachrisson K, Falkenberg M** (2015). EVAR guided by 3D image fusion and CO_2 DSA: a new imaging combination for patients with renal insufficiency. *J Endovasc Ther*, **22**, 912–17.

16. **Januzzi JL, Eagle KA, Cooper JV**, *et al.* (2005). Acute aortic dissection presenting with congestive heart failure: results from the International Registry of Acute Aortic Dissection. *J Am Coll Cardiol*, **46**, 733–5.

17. **Hansen MS, Nogareda GJ, Hutchison SJ** (2007). Frequency of and inappropriate treatment of misdiagnosis of acute aortic dissection. *Am J Cardiol*, **99**, 852–6.

18. **Nallamothu BK, Mehta RH, Saint S**, *et al.* (2002). Syncope in acute aortic dissection: diagnostic, prognostic, and clinical implications. *Am J Med*, **113**, 468–71.

19. **Berretta P, Trimarchi S, Patel HJ**, *et al.* (2018). Malperfusion syndromes in type A aortic dissection: what we have learned from IRAD. *J Vis Surg*, **4**, 65.

20. **Bossone E, Corteville DC, Harris KM,** *et al.* (2013). Stroke and outcomes in patients with acute type A aortic dissection. *Circulation*, **128**, S175–9.

21. **Lansman SL, Saunders PC, Malekan R, Spielvogel D** (2010). Acute aortic syndrome. *J Thorac Cardiovasc Surg*, **140**(6 Suppl), S92–7; discussion S142–S146.

22. **Evangelista A, Mukherjee D, Mehta RH,** *et al.* (2005). Acute intramural hematoma of the aorta: a mystery in evolution. *Circulation*, **111**, 1063–70.

23. **Nienaber CA, Sievers HH** (2002). Intramural hematoma in acute aortic syndrome: more than one variant of dissection? *Circulation*, **106**, 284–5.

24. **O'Gara PT, DeSanctis RW** (1995). Acute aortic dissection and its variants. Toward a common diagnostic and therapeutic approach. *Circulation*, **92**, 1376–8.

25. **VIRTUE Registry Investigators** (2014). Mid-term outcomes and aortic remodelling after thoracic endovascular repair for acute, subacute, and chronic aortic dissection: the VIRTUE Registry. *Eur J Vasc Endovasc Surg*, **48**, 363–71.

26. **Cho KR, Stanson AW, Potter DD,** *et al.* (2004). Penetrating atherosclerotic ulcer of the descending thoracic aorta and arch. *J Thorac Cardiovasc Surg*, **127**, 1393–9; discussion 9–401.

27. **Svensson LG, Adams DH, Bonow RO,** *et al.* (2013). Aortic valve and ascending aorta guidelines for management and quality measures: executive summary. *Ann Thorac Surg*, **95**, 1491–505.

28. **Larson EW, Edwards WD** (1984). Risk factors for aortic dissection: a necropsy study of 161 cases. *Am J Cardiol*, **53**, 849–55.

29. **Svensson LG, Kim KH, Lytle BW, Cosgrove DM** (2003). Relationship of aortic cross-sectional area to height ratio and the risk of aortic dissection in patients with bicuspid aortic valves. *J Thorac Cardiovasc Surg*, **126**, 892–3.

30. **Kaneko T, Shekar P, Ivkovic V,** *et al.* (2018). Should the dilated ascending aorta be repaired at the time of bicuspid aortic valve replacement? *Eur J Cardiothorac Surg*, **53**(3), 560–8.

31. **Chiu KM, Lin TY, Chen JS,** *et al.* (2006). Images in cardiovascular medicine. Left ventricle apical conduit to bilateral subclavian artery in a patient with porcelain aorta and aortic stenosis. *Circulation*, **113**, e388–9.

32. **Aranki SF, Nathan M, Shekar P, Couper G, Rizzo R, Cohn LH** (2005). Hypothermic circulatory arrest enables aortic valve replacement in patients with unclampable aorta. *Ann Thorac Surg*, **80**, 1679–86; discussion 86–7.

33. **Girardi LN, Krieger KH, Mack CA, Isom OW** (2005). No-clamp technique for valve repair or replacement in patients with a porcelain aorta. *Ann Thorac Surg*, **80**, 1688–92.

34. **Pacini L, Digne F, Boumendil A,** *et al.* (2009). Maternal complication of pregnancy in Marfan syndrome. *Int J Cardiol*, **136**, 156–61.

35. **Kazui T, Washiyama N, Muhammad BA,** *et al.* (2000). Extended total arch replacement for acute type A aortic dissection: experience with seventy patients. *J Thorac Cardiovasc Surg*, **119**, 558–65.

36. **Uchida N, Shibamura H, Katayama A,** *et al.* (2009). Operative strategy for acute type A aortic dissection: ascending aortic or hemiarch versus total arch replacement with frozen elephant trunk. *Ann Thorac Surg*, **87**, 773–7.

37. **Preventza O, Cervera R, Cooley DA,** *et al.* (2014). Acute type I aortic dissection: traditional versus hybrid repair with antegrade stent delivery to the descending thoracic aorta. *J Thorac Cardiovasc Surg*, **148**, 119–25.

38. **Vallabhajosyula P, Szeto WY, Pulsipher A,** *et al.* (2014). Antegrade thoracic stent grafting during repair of acute Debakey type I dissection promotes distal aortic remodeling and reduces late open distal reoperation rate. *J Thorac Cardiovasc Surg*, **147**, 942–8.

39. **Preventza O, Coselli JS** (2015). Saccular aneurysms of the transverse aortic arch: treatment options available in the endovascular era. *Aorta (Stamford)*, **3**, 61–6.

40. **Elefteriades JA** (2002). Natural history of thoracic aortic aneurysms: indications for surgery, and surgical versus nonsurgical risks. *Ann Thorac Surg*, **74**, S1877–80; discussion S92–8.

41. **Svensson LG, Kouchoukos NT, Miller DC**, *et al.* (2008). Expert consensus document on the treatment of descending thoracic aortic disease using endovascular stent-grafts. *Ann Thorac Surg*, **85**, S1–41.

42. **Umana JP, Miller DC, Mitchell RS** (2002). What is the best treatment for patients with acute type B aortic dissections—medical, surgical, or endovascular stent-grafting? *Ann Thorac Surg*, **74**, S1840–3; discussion S57–63.

43. **Brunkwall J, Kasprzak P, Verhoeven E, Heijmen R, Taylor P, the Adsorb Trialists** (2014). Endovascular repair of acute uncomplicated aortic type B dissection promotes aortic remodelling: 1-year results of the ADSORB trial. *Eur J Vasc Endovasc Surg*, **48**, 285–91.

44. **Crawford ES** (1990). The diagnosis and management of aortic dissection. *JAMA*, **264**, 2537–41.

45. **Doroghazi RM, Slater EE, DeSanctis RW**, *et al.* (1984). Long-term survival of patients with treated aortic dissection. *J Am Coll Cardiol*, **3**, 1026–34.

46. **Fann JI, Smith JA, Miller DC**, *et al.* (1995). Surgical management of aortic dissection during a 30-year period. *Circulation*, **92**, II113–21.

47. **Preventza O, Garcia A, Tuluca A**, *et al.* (2015). Innominate artery cannulation for proximal aortic surgery: outcomes and neurological events in 263 patients. *Eur J Cardiothorac Surg*, **48**, 937–42; discussion 942.

48. **Preventza O, Price MD, Spiliotopoulos K**, *et al.* (2018). In elective arch surgery with circulatory arrest, does the arterial cannulation site really matter? A propensity score analysis of right axillary and innominate artery cannulation. *J Thorac Cardiovasc Surg*, **155**, 1953–60.

49. **Preventza O, Coselli JS, Garcia A**, *et al.* (2017). Moderate hypothermia at warmer temperatures is safe in elective proximal and total arch surgery: results in 665 patients. *J Thorac Cardiovasc Surg*, **153**, 1011–8.

50. **David TE, Armstrong S, Ivanov J**, *et al.* (2001). Results of aortic valve-sparing operations. *J Thorac Cardiovasc Surg*, **122**, 39–46.

51. **David TE, Feindel CM** (1992). An aortic valve-sparing operation for patients with aortic incompetence and aneurysm of the ascending aorta. *J Thorac Cardiovasc Surg*, **103**, 617–21; discussion 22.

52. **Yacoub MH, Gehle P, Chandrasekaran V**, *et al.* (1998). Late results of a valve-preserving operation in patients with aneurysms of the ascending aorta and root. *J Thorac Cardiovasc Surg*, **115**, 1080–90.

53. **Cooley DA, Mahaffey DE, De Bakey ME** (1955). Total excision of the aortic arch for aneurysm. *Surg Gynecol Obstet*, **101**, 667–72.

54. **Bachet J, Guilmet D** (2002). Brain protection during surgery of the aortic arch. *J Card Surg*, **17**, 115–24.

55. **LeMaire SA, Price MD, Parenti JL**, *et al.* (2011). Early outcomes after aortic arch replacement by using the Y-graft technique. *Ann Thorac Surg*, **91**, 700–7; discussion 7–8.

56. **Patel HJ, Nguyen C, Diener AC**, *et al.* (2011). Open arch reconstruction in the endovascular era: analysis of 721 patients over 17 years. *J Thorac Cardiovasc Surg*, **141**, 1417–23.

57. **Ueda Y, Miki S, Kusuhara K**, *et al.* (1990). Surgical treatment of aneurysm or dissection involving the ascending aorta and aortic arch, utilizing circulatory arrest and retrograde cerebral perfusion. *J Cardiovasc Surg (Torino)*, **31**, 553–8.

58. **Coselli JS** (1994). Retrograde cerebral perfusion via a superior vena caval cannula for aortic arch aneurysm operations. *Ann Thorac Surg*, **57**, 1668–9.

59. **Harrington DK, Bonser M, Moss A,** *et al.* (2003). Neuropsychometric outcome following aortic arch surgery: a prospective randomized trial of retrograde cerebral perfusion. *J Thorac Cardiovasc Surg,* **126,** 638–44.

60. **Spielvogel D, Kai M, Tang GH, Malekan R, Lansman SL** (2013). Selective cerebral perfusion: a review of the evidence. *J Thorac Cardiovasc Surg,* **145,** S59–62.

61. **Preventza O, Garcia A, Kashyap SA,** *et al.* (2016). Moderate hypothermia ≥24 and ≤28°C with hypothermic circulatory arrest for proximal aortic operations in patients with previous cardiac surgery. *Eur J Cardiothorac Surg,* **50,** 949–54.

62. **El-Sayed Ahmad A, Papadopoulos N,** *et al.* (2017). The standardized concept of moderate-to-mild (≥28°C) systemic hypothermia during selective antegrade cerebral perfusion for all-comers in aortic arch surgery: single-center experience in 587 consecutive patients over a 15-year period. *Ann Thorac Surg,* **104,** 49–55.

63. **Kazui T, Washiyama N, Muhammad BA,** *et al.* (2000). Total arch replacement using aortic arch branched grafts with the aid of antegrade selective cerebral perfusion. *Ann Thorac Surg,* **70,** 3–8; discussion 9.

64. **Spielvogel D, Strauch JT, Minanov OP, Lansman SL, Griepp RB** (2002). Aortic arch replacement using a trifurcated graft and selective cerebral antegrade perfusion. *Ann Thorac Surg,* **74,** S1810–4; discussion S25–32.

65. **Neri E, Massetti M, Sani G** (2004). The "elephant trunk" technique made easier. *Ann Thorac Surg,* **78,** e17–8.

66. **Preventza O, Coselli JS, Mayor J,** *et al.* (2017). The stent is not to blame: lessons learned with a simplified US version of the frozen elephant trunk. *Ann Thorac Surg,* **104,** 1456–63.

67. **Volodos NL, Karpovich IP, Troyan VI,** *et al.* (1991). Clinical experience of the use of self-fixing synthetic prostheses for remote endoprosthetics of the thoracic and the abdominal aorta and iliac arteries through the femoral artery and as intraoperative endoprosthesis for aorta reconstruction. *Vasa Suppl,* **33,** 93–5.

68. **Czerny M, Weigang E, Sodeck G,** *et al.* (2012). Targeting landing zone 0 by total arch rerouting and TEVAR: midterm results of a transcontinental registry. *Ann Thorac Surg,* **94,** 84–9.

69. **Preventza O, Bakaeen FG, Cervera RD, Coselli JS** (2013). Deployment of proximal thoracic endograft in zone 0 of the ascending aorta: treatment options and early outcomes for aortic arch aneurysms in a high-risk population. *Eur J Cardiothorac Surg,* **44,** 446–52; discussion 52–3.

70. **Preventza O, Aftab M, Coselli JS** (2013). Hybrid techniques for complex aortic arch surgery. *Tex Heart Inst J,* **40,** 568–71.

71. **Preventza O, Garcia A, Cooley DA,** *et al.* (2015). Total aortic arch replacement: a comparative study of zone 0 hybrid arch exclusion versus traditional open repair. *J Thorac Cardiovasc Surg,* **150,** 1591–8; discussion 8–600.

72. **Moulakakis KG, Mylonas SN, Dalainas I,** *et al.* (2013). The chimney-graft technique for preserving supra-aortic branches: a review. *Ann Cardiothorac Surg,* **2,** 339–46.

73. **Coselli JS** (2003). The use of left heart bypass in the repair of thoracoabdominal aortic aneurysms: current techniques and results. *Semin Thorac Cardiovasc Surg,* **15,** 326–32.

74. **Brinster DR, Wheatley GH, 3rd, Williams J,** *et al.* (2006). Are penetrating aortic ulcers best treated using an endovascular approach? *Ann Thorac Surg,* **82,** 1688–91.

75. **Preventza O, Wheatley GH, 3rd, Williams J,** *et al.* (2006). Endovascular approaches for complex forms of recurrent aortic coarctation. *J Endovasc Ther,* **13,** 400–5.

76. **Wheatley GH, 3rd, Nunez A, Preventza O,** *et al.* (2007). Have we gone too far? Endovascular stent-graft repair of aortobronchial fistulas. *J Thorac Cardiovasc Surg,* **133,** 1277–85.

77. **Hagan PG, Nienaber CA, Isselbacher EM,** *et al.* (2000). The International Registry of Acute Aortic Dissection (IRAD): new insights into an old disease. *JAMA,* **283,** 897–903.

78. **Fattori R, Montgomery D, Lovato L,** *et al.* (2013). Survival after endovascular therapy in patients with type B aortic dissection: a report from the International Registry of Acute Aortic Dissection (IRAD). *JACC Cardiovasc Interv*, **6**, 876–82.

79. **Preventza O, Mohammed S, Cheong BY,** *et al.* (2014). Endovascular therapy in patients with genetically triggered thoracic aortic disease: applications and short- and mid-term outcomes. *Eur J Cardiothorac Surg*, **46**, 248–53; discussion 253.

80. **Nienaber CA, Kische S, Rousseau H,** *et al.* (2013). Endovascular repair of type B aortic dissection: long-term results of the randomized investigation of stent grafts in aortic dissection trial. *Circ Cardiovasc Interv*, **6**, 407–16.

81. **Coselli JS, LeMaire SA, Preventza O,** *et al.* (2016). Outcomes of 3309 thoracoabdominal aortic aneurysm repairs. *J Thorac Cardiovasc Surg*, **151**, 1323–37.

82. **Koksoy C, LeMaire SA, Curling PE,** *et al.* (2002). Renal perfusion during thoracoabdominal aortic operations: cold crystalloid is superior to normothermic blood. *Ann Thorac Surg*, **73**, 730–8.

83. **Coselli JS, LeMaire SA, Koksoy C, Schmittling ZC, Curling PE** (2002). Cerebrospinal fluid drainage reduces paraplegia after thoracoabdominal aortic aneurysm repair: results of a randomized clinical trial. *J Vasc Surg*, **35**, 631–9.

84. **Coselli JS, de la Cruz KI, Preventza O, LeMaire SA, Weldon SA** (2016). Extent II thoracoabdominal aortic aneurysm repair: how I do it. *Semin Thorac Cardiovasc Surg*, **28**, 221–37.

85. **Coselli JS, Oberwalder P** (1998). Successful repair of mega aorta using reversed elephant trunk procedure. *J Vasc Surg*, **27**, 183–8.

86. **Preventza O, Al-Najjar R, Lemaire SA, Weldon S, Coselli JS** (2013). Total arch replacement with frozen elephant trunk technique. *Ann Cardiothorac Surg*, **2**, 649–52.

87. **Hughes GC, Andersen ND, Hanna JM, McCann RL** (2012). Thoracoabdominal aortic aneurysm: hybrid repair outcomes. *Ann Cardiothorac Surg*, **1**, 311–9.

88. **Patel R, Conrad MF, Paruchuri V,** *et al.* (2009). Thoracoabdominal aneurysm repair: hybrid versus open repair. *J Vasc Surg*, **50**, 15–22.

89. **Greenberg R, Eagleton M, Mastracci T** (2010). Branched endografts for thoracoabdominal aneurysms. *J Thorac Cardiovasc Surg*, **140**, S171–8.

第 7 章

二尖瓣成形：常规外科手术

A.Marc Gillinov and Tomislav Mihaljevic

二尖瓣成形：手术指征与结果

二尖瓣成形与二尖瓣置换

二尖瓣成形几乎是所有二尖瓣反流（mitral regurgitation，MR）患者首选的手术方法。与二尖瓣置换手术相比，二尖瓣成形的优势包括较好地保留左心室功能，更好地避免感染性心内膜炎及抗凝相关出血的并发症，在某些条件下，可提高生存率[1-4]。尤其是在年轻患者中，二尖瓣成形术的优势更明显，因为如果他们接受的是机械瓣膜置换，则需要终生抗凝治疗。在瓣膜脱垂所导致的 MR 患者中，90% 以上可以施行二尖瓣成形术[1-5]。

二尖瓣成形术的耐久性

二尖瓣成形术的耐久性被广泛认为是优良的[1-7]。然而，十分清楚的是，并非所有成形的二尖瓣都能受益终身。事实上，最新的一个单中心系列研究，警示性地报道了在因瓣膜脱垂而施行二尖瓣成形术的患者中，二尖瓣再次出现反流的发生率很高[8]。其他一些有经验的中心，则报道二尖瓣成形术具有较好的耐久性[1-7]。在二尖瓣后叶脱垂的成形患者中，最常见的发现是 10 年无再手术率为 97%，10 年内无中度或重度 MR 者为 80%～90%[7-9]。在大多数系列研究中，二尖瓣前叶脱垂的患者成形术后耐久性稍低[7-10]。然而，手术技术的进步，已经使前叶脱垂患者中二尖瓣成形术的效果得以改善。随着腱索缩短的摒弃，利用人工腱索或自身腱索转移对前叶脱垂施行标准化矫治，以及常规使用二尖瓣瓣环成形术，二尖瓣前叶（或两叶）脱垂成形术的耐久性已接近二尖瓣后叶脱垂患者[7]。

二尖瓣成形术的指征（对比二尖瓣置换术）

对于二尖瓣脱垂患者，施行二尖瓣成形术没有特异的解剖学禁忌证。然而，临床决策必须依据每个个案的具体病情。如果一名老年患者伴有多种并发症，并且有复杂瓣膜病变（两叶脱垂、瓣环钙化），则应该考虑二尖瓣生物瓣膜置换。反之，对于年轻、相对健康而患有复杂性相似的二尖瓣病变患者，则首选二尖瓣成形术。

二尖瓣手术方案

大多数二尖瓣手术都采用胸骨正中切开术。胸骨正中开胸术的优点包括：中央插管、良好的手术暴露、非常便于心脏排气、能够同时施行其他操作。然而，对于患有单纯性二尖瓣瓣膜病的患者，应当考虑微创方案。目前所实施的较少创伤的二尖瓣瓣膜手术，包括胸骨部分切开术（上段或下段）、微创右侧开胸以及机器人辅助下的右胸入路。在我们的临床工作中，有必要同时进行其他手术时（如冠状动脉旁路移植术、主动脉瓣置换术），则采用标准胸骨正中切口术。对于大多数其他需要二尖瓣手术的患者，包括合并房颤者，都采用微创方案。

胸骨正中切开及二尖瓣成形：技术注意事项

开胸前，需仔细研究经食管超声心动图。这对于识别 MR 确切的发病机制和制定最终的手术方案是必要的。通过标准胸骨正中切口暴露心脏。对选择手术的患者，采用有限皮肤切口（10～12cm），以改善外观。通过升主动脉、上腔静脉（直角插管）和下腔静脉插管。建立体外循环，放置顺行和逆行停搏液灌流管。阻断主动脉，顺行和逆行灌注心脏停搏液使心脏停搏。此后，逆向灌注停搏液，每15 分钟一次。手术也按 6L/min 吹入 CO_2 气体。如果左心房很小或系二次手术，通过房间隔至左心房顶部的切口而显露二尖瓣。在大多数其他病例中，常施行左心房标准切口来操作，这个切口位于右肺静脉前方和上下腔静脉的下方，以良好地暴露二尖瓣。将一个三叶式自持牵开器置于左心房，也可显露二尖瓣。接下来，进行系统地瓣膜检查，评估前后叶的每个部分，明确识别脱垂部位。

成形技术

近来临床引入（或重新引入）了简化的二尖瓣成形技术，使得二尖瓣微创成形术的应用受到越来越多的关注。这些二尖瓣成形技术有助于缩短手术时间，并可通过微创或常规胸骨切开两种术式来实施（表 7.1）。具体采用哪种成形术主要取决于脱垂的部位。所有瓣叶和腱索成形技术都应同时实施二尖瓣瓣环成型。在退行性疾病患者中，瓣环成型的类型对瓣膜修复术的耐久性影响不大[5]。因此，在这类患者中，我们一般倾向于将弹性环放置在三角区之间。在技术上，使用弹性环比使用硬质环要简单。根据前瓣叶的表面积选用环的大小。

后叶脱垂

由退行性疾病引起的 MR，大约 75% 患者是单一的后叶脱垂，最常见的是 P2区域（扇贝形的中央区段）[5]。处理这个病变的经典技术就是矩形切除，使用或不

表 **7.1** 修复技术：演变

脱垂部位	经典技术	简化技术	替代技术
收缩期前向运动后叶低风险	矩形切除	三角形切除	缘对缘缝合
收缩期前向运动后叶高风险	滑行成形技术	折叠成形	缘对缘缝合
后瓣叶广泛性切除	滑行成形技术	人工腱索	缘对缘缝合
前瓣叶	腱索转移	人工腱索	缘对缘缝合
交界处	瓣叶切除或腱索转移	交界处成形	
双瓣叶，后瓣叶为主	滑行成形技术 ± 前瓣叶手术	三角形切除，使用较大成形环	缘对缘缝合
均衡双瓣叶，无摆动	滑行成形技术 ± 前瓣叶手术	仅使用较大成形环	缘对缘缝合

使用瓣叶的滑行成形技术[1]。这种手术技术的发展，是为了在瓣膜组织冗长或左室小而高动力的情况下，降低成形后瓣膜在心脏收缩期前向运动（systolic anterior motion，SAM）的风险[11]。在临床工作中，我们一般将标准矩形切除和滑行瓣叶成形技术分别以三角形切除和折叠成形技术来替代。这两种简化技术用以矫正后叶脱垂时，减少了手术操作的次数，也因此缩短了手术时间。当后叶呈现广泛性或弥漫性脱垂时，我们应用人工腱索而不是瓣叶切除成形。

三角形切除

对于后叶节段性脱垂的患者，二尖瓣关闭不全是由腱索断裂或冗长部位的对合不良所导致。因此，针对脱垂的瓣叶游离缘处理这个问题是合理的[12, 13]。三角形切除是指切除瓣膜游离缘脱垂的部分，瓣叶的切口呈一定角度彼此相向，在瓣环水平相接（图 7.1）[12, 13]。没有必要用瓣环折叠缝线，这简化了手术过程，降低了回旋支发生变形或扭曲的风险。三角形切除后，注意不要使用过小的瓣环进行成形，因为这可能增加 SAM 发生的风险[14]。我们最常用的是后部弹性瓣环，选用尺寸为 34～38 mm。

折叠成形技术

当存在 SAM 高发风险时，应用折叠成形术治疗后叶脱垂，在多数的这种案例中，我们以它取代滑行成形技术[15]。将后叶脱垂部分像矩形切除技术一样剔除，在两侧留下高高的后叶剩余部分（图 7.2）。用一根缝线穿过每侧切缘的中部，然后将其通过切除区域瓣环的中部。这个作法降低了后叶的高度。如有必要，可调整缝线的位置，以确保残留瓣叶的高度相近。然后，将瓣叶组织向瓣环合拢，在

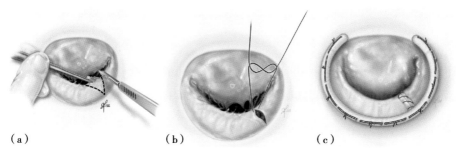

图 7.1　三角形切除。(a)确认后瓣叶的脱垂部分并做三角形切除。(b)瓣叶的切缘重新对合。(c)施行瓣膜成形术完成修复

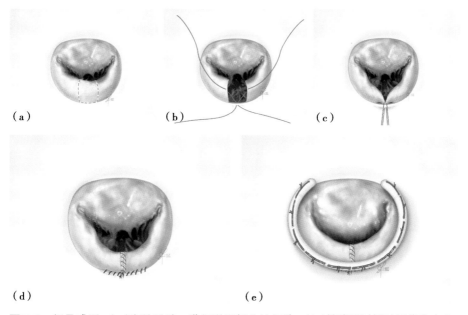

图 7.2　折叠成形。(a)高的后叶。进行脱垂部分的切除。(b)缝线通过瓣叶切缘的中点，然后穿入缺口区域的瓣环上。(c)收紧这些缝线，将后瓣朝瓣环处折叠，以降低其高度。(d)瓣叶边缘缝于瓣环上，每一针缝合都降低后瓣的高度，瓣叶的切缘在中央区域对缝。(e)以瓣环成形术完成修复

瓣环水平上缝合此间隙，并均匀地降低该区域后叶的高度。将中央区域瓣叶的边缘重新缝合，最后以瓣环成形术完成修复。

人工腱索

近年来，应用膨体聚四氟乙烯（expanded polytetrafluoroethylene，ePTFE）腱索（Gore-Tex，W.L.Gore and Assoc，Flagstaff，AZ）矫治后叶脱垂引起了人们广泛的

兴趣。当后叶广泛性脱垂时，我们采用人工腱索。假如脱垂部分非常大，切除后留存的组织可能不足以恢复瓣膜功能。在这种情况下，我们创建人工腱索。缝针和 ePTFE 缝线两次穿越心室乳突肌顶部，形成"8"字缝合。之后，每缝针都在后叶的游离缘穿越两次，均从心室面向心房面穿过。在大多数弥漫性脱垂病例中，需要重建两组腱索。ePTFE 缝线尚未系紧时，即行瓣环成形术。然后，将心室灌注生理盐水，将 ePTFE 缝线调至无泄漏的长度时系紧。一般来说，后叶的腱索较短，使后叶的尖端偏向心室。这样，后叶就为活动度较大的前叶提供了一个良好的接合面。

前叶脱垂

前叶脱垂的矫正，在传统意义上较后叶脱垂更具有挑战性。经典的前叶脱垂矫正技术包括腱索转移（通常需要处理后叶）、腱索缩短（涉及耐久性的降低）和三角形切除[16]。通过应用人工腱索或缘对缘缝合处理前叶脱垂，简化了手术步骤。

人工腱索

如同处理后叶脱垂那样，修复前叶的人工腱索也应用 ePTFE。在矫治前叶脱垂应用人工腱索时，所面临的关键性挑战是确定腱索的长度，而评估腱索长度有很多种方法[17, 18]。我们通常使用与上述后叶脱垂相同的修复技术来制作前叶的人工腱索（图 7.3）。作"8"字缝合将 ePTFE 缝线固定在心室乳突肌上，注意缝线不要缠绕其他正常的腱索。每根缝合针需两次穿过脱垂的前叶边缘。置入瓣膜成形环，然后向心室腔注入生理盐水。将人工腱索调整至合适的长度结扎缝线，以确保瓣膜的功能。需要特别小心的是，要确保前叶的人工腱索不宜太短——这往往是最常见的错误。

另一种方法，由 Von Uppell 和 Mohr 所描述，即用卡尺直接测量高度和制作腱索环[17]。在使用这种技术时，用卡尺测量一个正常腱索的长度，或者，如果没有参照腱索，则测量乳突肌尖端到瓣环的距离。以这样的长度构成一组腱索环并固定在乳头肌上；对于修复前叶脱垂，人工腱索的长度通常为 22～24mm。最后，用 Gore-Tex 缝线将腱索环固定在脱垂前叶的游离缘上（图 7.4）。这种技术也可用于矫正后叶脱垂，在此情况下，腱索的长度一般为 12～14mm[19]。

缘对缘缝合技术

由 Alfieri 和他的同事所描述的缘对缘缝合术，是矫正瓣叶脱垂最简单的手法[20]。该技术将前叶脱垂的部分直接缝合于正常后叶相对应的部位，保证瓣叶的对合，防止瓣叶脱垂。缝合线要深入瓣叶约几毫米，并缚住整个脱垂区域。缝合针脚宽度正常不应超过 1cm。值得注意的是，缘对缘缝合术也可以用来处理后叶脱垂和双叶脱垂；但是，它不是我们用以修复瓣叶脱垂的主要技术。

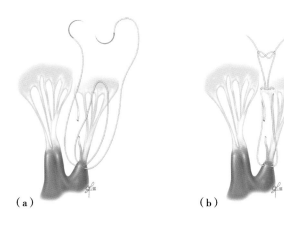

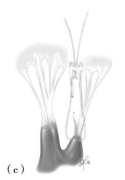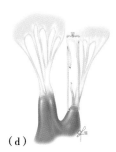

图 7.3　构建人工腱索。（a）在乳突肌顶端作 "8" 字缝合。（b）每一缝合针都两次穿越无支撑的瓣叶游离缘。（c）瓣环安置后，心室腔注水，调整 ePTFE 缝合线，直至瓣膜没有泄露为止。之后，缝线在此长度上于心房侧结扎。（d）完成的人工腱索，每一条缝线构成两根腱索。多数情况下，用一组或两组人工腱索来支持前叶

交界处脱垂

对于涉及前叶、后叶或双叶的交界处脱垂，交界处成形术是一种简单而可重复的解决方案[21]。将脱垂瓣叶的边缘缝合至相对瓣叶的游离缘上。使用一个相对较大的瓣膜成形环装置以避免出现二尖瓣狭窄。

双叶脱垂

双瓣叶脱垂往往是由巴洛病（Barlow's disease）所导致。对这个病变的处理取决于瓣膜的病理变化。几乎所有的这类患者都有瓣叶冗长和瓣环扩张。对于患有对称性双叶脱垂、中心性反流、但无摆动的选择性患者，常能通过植入一个

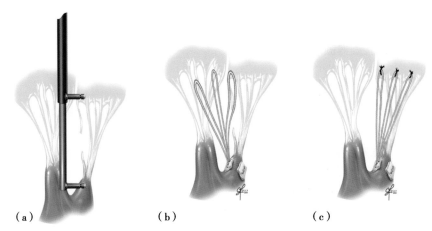

图 7.4 构建预先测量的人工腱索。(a)用卡尺测量前叶正常腱索的长度,之后锁定卡尺。(b)一组腱索环是由一根缝线通过在卡尺周围绕圈形成的,锁定每个环,确保其长度不变。(c)每组腱索环通过垫片固定于乳头肌上,并附着于无支撑的前瓣叶游离缘上

大号的瓣膜成形环来完成修复(通常使用 36 号或更大尺寸);这个方法可以减小瓣环直径,增进瓣叶的对合。在大多数双叶脱垂患者中,瓣叶脱垂是非对称性的,主要病变是后叶扇形区的中部脱垂,产生一个前向的 MR。在这种情况下,二尖瓣成形主要通过切除后叶的中间扇贝区域来完成(根据瓣叶高度和切除的范围,分别采用折叠成形、滑动缝合或三角形切除术)。使用一个相对较大的瓣膜成形环,以减少 SAM 发生的风险。对于严重双叶脱垂且双叶腱索均有明显病变的患者,有必要同时对前、后叶进行修复。这通常要求联合几种瓣膜成形技术,往往包括合并后叶的切除和滑动缝合、使用人工腱索修复前叶、使用瓣膜成形环技术以增进瓣叶的接合等。

特殊情况

瓣环钙化

二尖瓣瓣环钙化使二尖瓣成形复杂化[22]。钙化多见于后瓣环。如果要实行瓣膜修复,几乎总是需要清除钙化组织。在大多数情况下,主要的问题是后叶脱垂。将后叶与瓣环分离并进行滑行缝合,切除瓣叶脱垂的区段。然后,去除瓣环的钙化部分。虽然钙化灶偶尔会呈现为单条状,但更常见的是斑片状分布,需零碎地去除。操作时必须非常小心,不要让钙化块掉入心室或心房。如果切除特别深或范围特别大时,则需要自体心包补片缝合修补心室和心房,将切除部分旷置在外,防止房室沟破裂。然后将后叶组织重新缝合于瓣环(或心包补片)上,并进行瓣环成形术。

心房颤动

对于伴有心房颤动（atrial fibrillation，AF）患者，在二尖瓣手术之前进行外科消融。在大多数患者中，我们倾向于进行双侧心房消融的设置，复制经典迷宫Ⅲ手术的操作，但采用替代能源。在左心房，这一操作包括肺静脉周围的环绕消融，并将消融线延伸到二尖瓣瓣环和左心耳。低温消融在心外膜冠状窦的位置上进行，其对应于心内膜与二尖瓣瓣环的连接区段。切除左心耳，或者在二次手术的情况下，在左心房内侧做锁边式缝合关闭左心耳。进行右房消融，包括右心房体及右心耳的切口，并延续至三尖瓣瓣环，以及自上腔静脉至下腔静脉的消融。

只有对于近期发作的阵发性 AF 且左房大小正常的患者，我们才会只进行肺静脉的隔离。

建议

当面临需要接受二尖瓣手术时，患者往往倾向于选择：①瓣膜的成形（相对于瓣膜置换）；②微创手术方法。外科医生有责任使用最安全的方法，并提供最大可能的修复。虽然微创手术毋庸置疑地受人青睐，但如前所述，患者的条件和特点可能只允许胸骨正中切开术作为手术的抉择。只有在外科医生充分掌握了胸骨正中切开术的标准成形技术后，才能考虑采用侵入性较小的方法。

（张永健　李　静　王海晨　郑建杰 译　庞继洁 审）

参考文献

1. **Braunberger E, Deloche A, Berrebi A**, *et al.* (2001). Very long-term results (more than 20 years) of valve repair with Carpentier's techniques in nonrheumatic mitral valve insufficiency. *Circulation*, **104**, I8–11.

2. **Mohty D, Orszulak TA, Schaff HV**, *et al.* (2001). Very long-term survival and durability of mitral valve repair for mitral valve prolapse. *Circulation*, **104**, I1–7.

3. **Shuhaiber J, Anderson RJ** (2007). Meta-analysis of clinical outcomes following surgical mitral valve repair or replacement. *Eur J Cardio-Thorac Surg*, **31**, 267–75.

4. **Gillinov AM, Blackstone EH, Nowicki ER**, *et al.* (2008). Valve repair versus valve replacement for degenerative mitral valve disease. *J Thorac Cardiovasc Surg*, **135**, 885–93.

5. **Gillinov AM, Cosgrove DM, Blackstone EH**, *et al.* (1998). Durability of mitral valve repair for degenerative disease. *J Thorac Cardiovasc Surg*, **116**, 734–43.

6. **David TE, Ivanov J, Armstrong S, Rakowski H** (2003). Late outcomes of mitral valve repair for floppy valves: implications for asymptomatic patients. *J Thorac Cardiovasc Surg*, **125**, 1143–52.

7. **David TE, Ivanov J, Armstrong S, Christie D, Rakowski H** (2005). A comparison of outcomes of mitral valve repair for degenerative disease with posterior, anterior, and bileaflet prolapse. *J Thorac Cardiovasc Surg*, **130**, 1242–9.

8. **Flameng W, Herijgers P, Bogaers K** (2003). Recurrence of mitral valve regurgitation after mitral valve repair in degenerative valve disease. *Circulation*, **107**, 1609–13.

9. **Johnston DR, Gillinov AM, Blackston EH**, *et al.* (2010). Surgical repair of posterior mitral valve prolapse: implications for guidelines and percutaneous repair. *Ann Thorac Surg*, **89**, 1385–94.

10. **Gillinov AM, Blackstone EH, Abdulrahman A**, *et al.* (2008). Outcomes after repair of the anterior mitral leaflet for degenerative disease. *Ann Thorac Surg*, **86**, 708–17.

11. **Gillinov AM** (1999). Cosgrove DM III. Modified sliding leaflet technique for repair of the mitral valve. *Ann Thorac Surg*, **68**, 2356–7.

12. **Suri RM, Orszulak TA** (2005). Triangular resection for repair of mitral regurgitation due to degenerative disease. *Oper Techniq Thorac Cardiovasc Surg*, **10**, 194–9.

13. **Gazoni LM, Fedoruk LM, Kern JA**, *et al.* (2007). A simplified approach to degenerative disease: triangular resections of the mitral valve. *Ann Thorac Surg*, **83**, 1658–65.

14. **Brown ML, Abel MD, Click RL**, *et al.* (2007). Systolic anterior motion after mitral valve repair: is surgical intervention necessary? *J Thorac Cardiovasc Surg*, **133**, 136–43.

15. **Calafiore AM, Di Mauro M, Iaco AL**, *et al.* (2006). Overreduction of the posterior annulus in surgical treatment of degenerative mitral regurgitation. *Ann Thorac Surg*, **81**, 1310–6.

16. **Gillinov AM, Cosgrove DM III** (2004). Chordal transfer for repair of anterior leaflet prolapse. *Semin Thorac Cardiovasc Surg*, **16**, 169–73.

17. **Von Oppel UO, Mohr FW** (2000). Chordal replacement for both minimally invasive and conventional mitral valve surgery using premeasured Gore-Tex loops. *Ann Thorac Surg*, **70**, 2166–8.

18. **Gillinov AM, Banbury MK** (2007). Pre-measured artificial chordae for mitral valve repair. *Ann Thorac Surg*, **84**, 2127–9.

19. **Falk V, Seeburger J, Czesla M**, *et al.* (2008). How does the use of polytetrafluoroethylene neochordae for posterior mitral valve prolapse (loop technique) compare with leaflet resection? A prospective randomized trial. *J Thorac Cardiovasc Surg*, **136**, 1200–6.

20. **Lapenna E, Torracca L, De Bonis M, La Canna G, Crescenzi G, Alferi O** (2005). Minimally invasive mitral valve repair in the context of Barlow's disease. *Ann Thorac Surg*, **79**, 1496–9.

21. **Gillinov AM, Shortt KG, Cosgrove DM III** (2005). Commissural closure for repair of mitral commissural prolapse. *Ann Thorac Surg*, **80**, 1135–6.

22. **Bichell DP, Adams DH, Aranki SF, Rizzo RJ, Cohn LH** (1995). Repair of mitral regurgitation from Myxomatous degeneration in the patient with a severely calcified posterior annulus. *J Card Surg*, **10**, 281–4.

第 8 章

微创二尖瓣成形

Evelio Rodriguez and W. Randolph Chitwood，Jr

历史

1996 年 Cosgrove 和 Cohn 阐明，胸骨旁切口或胸骨部分切开术都可以安全地进行二尖瓣手术 [1-3]。Carpentier 首先使用视频辅助和低温诱发心室颤动，通过右胸小切口进行二尖瓣（mitral valve，MV）成形 [4]。不久之后，Mohr 和 Chitwood 分别报道了他们进行微创二尖瓣手术（minimally invasive mitral valve surgery，MIMVS）的经验 [5-7]。此后，使用机器人辅助的微创性技术就成为合理的趋势。最初，主要的机器人部件是 AESOP 3000 声控摄像机操控手臂 [8] 和最近的达·芬奇外科手术系统（da Vinci™，Intuitive Surgical，Sunnyvale，CA）。宙斯机器人系统的使用时间很短，目前只完成了几例二尖瓣手术 [9, 10]。

1999 年 Carpentier 报告了第一次使用真正的机器人辅助下二尖瓣手术 [11]。2000 年 5 月我们中心在美国进行了第一次 da Vinci™ 机器人辅助下二尖瓣手术，其中包括瓣膜部分瓣叶切除和修补。自此以后，许多国际中心已经建立了不同层次 MIMVS 的复杂程序，但一直以来很少有人使用 da Vinci™ 机器人协助手术。最近 Gammie 等回顾了美国微创二尖瓣手术的发展趋势 [12]。从美国胸外科医师协会（Society of Thoracic Surgeons，STS）成人外科数据库中，他们确认了 28 143 名患者，这些患者在 2004—2008 年间接受了一次单独的二尖瓣手术。在此研究中显示，MIMVS 的采用率从 12% 增加到 20%，其中 35% 的 MIMVS 是使用机器人技术进行的。这些数据表明，心脏外科医生越来越多地接纳了 MIMVS 技术，这一趋势已经反映在许多国际中心。然而，MIMVS 策略的采用要比外科其他亚专业学科慢得多，这在机器人辅助心脏手术中并不奇怪，特别是 MIMVS，会有明显的滞后，因为其复杂性比其他单纯的切除手术要高得多。

预后

心脏外科医生已经转向侵入性较小的二尖瓣手术，因为与传统的胸骨切开术相比，这些手术的并发症发病率更低。与接受胸骨切开术患者相比，创口较小的手术入路通常恢复更快，住院时间更短，以及更快地恢复正常的活动和工作能力。

135

虽然一些报告已经讨论了这些问题，但还没有足够的前瞻性随机研究来准确地比较 MIMVS 和以胸骨切开术为基础的二尖瓣手术的差异。因此，还没有确凿的证据支持许多外科医生认为的 MIMVS 优于或至少相当于传统的二尖瓣手术。尽管我们希望证明 MIMVS 的优越性，但患者和转诊医生现在已经认为 MIMVS 非常有益，因此，他们宁愿不参加随机试验。为此，我们被迫依赖大型系列登记研究为指导方向，尽管我们知道其中许多都有其局限性。此外，对于采用 MIMVS 的外科医生来说，保存详细的数据库以便向患者提供准确的信息是非常重要的。

来自不同的报告均表明，与传统方法相比，MIMVS 与出血、输血以及因出血再次手术探查的减少相关[5, 13-15]。此外，这些研究还显示，MIMVS 患者术后伤口感染较少[13, 16]，疼痛控制较好[17]，生活质量较佳[18, 19]，住院时间较短[20]，恢复正常活动较快[5]。另外，大多数患者对右侧小切口的美容效果非常满意[21]。与此同时，MIMVS 体外循环和主动脉阻断时间的延长与围手术期卒中发生率的轻微增高有关。

最近 Modi 等发表了一篇对许多 MIMVS 研究的荟萃分析报告[22]。在他们确定的 43 个研究中，2 个是随机试验研究，17 个是病例对照研究，24 个是队列研究。在 2 827 例患者中，MIMVS 组 1 358 例，常规胸骨切开组 1 469 例，两组对比，手术死亡率相当。MIMVS 队列出血较少，并且住院时间有缩短的趋势。尽管体外循环和心脏停搏时间较长，但上述这些优势仍得到了证实。此外，这些研究一致显示，在初次 MIMVS 和再次手术后，患者术后疼痛明显减轻，恢复更快。

Cohn 等发表了一篇全面的综述分析了近期的 MIMVS 文献[23]。他们得出结论，对比这两种手术入路，其手术死亡率和瓣膜效果是相似的。然而在 MIMVS 中，股动脉灌注可能会引起相应的并发症。此外，即使是在手术量大的中心，虽然学习曲线有所改善，体外循环及主动脉阻断时间也是延长的。而有趣的是，与胸骨切开术的患者相比，MIMVS 对肥胖患者更安全[24]，对 70 岁以上的患者也同样安全[25]。以前发表的文献也显示，与传统的二尖瓣手术比较，MIMVS 是有益于老年患者（>70 岁）预后的[26, 27]。

今天，da Vinci™ 机器人系统以最好的可视化效果和人体工程学仪器为创口更小的二尖瓣操作提供了帮助。外科医生对其系统的使用率正在稳步增长，美国的几个中心现已经报道了很满意的结果。到目前为止，在东卡罗来纳心脏研究所，我们已经完成了 650 多台机器人二尖瓣成形手术，无论是单一的成形，还是与心脏病其他联合手术。2000 年 5 月至 2010 年 1 月，530 例中重度二尖瓣关闭不全患者接受了单纯的机器人辅助下二尖瓣成形术。

具体的成形技术包括：

（1）瓣叶切除并瓣环成形（leaflet resection with an annuloplasty，LRA）（n=99，18.4%）；

（2）滑行瓣叶成形和 LRA，同期进行或不进行腱索处理（chordal procedure，CP）（n=130，24.5%）；

（3）腱索处理同期瓣环成形（$n = 64$，12.1%）；

（4）LRA + CP（$n = 144$，27.0%）；

（5）单纯瓣环成形术（$n = 58$，11.2%）。

另外 34 例（6.6%）患者采用其他技术。这些患者每人都植入了一条环状成形带；其平均年龄（57.2±0.9）岁（平均值 + 标准误）；男性 329 例（约占 62.1%）。体外循环、主动脉阻断时间和机器人总的成形时间分别为（162.0±2.3）min、（126.0±3.0）min 和（90.0±2.0）min。该组患者平均手术室滞留时间为（285.5±3.0）min。总死亡率 1.5%（$n = 8$），平均住院时间（4.8±0.2）天。82% 的患者进行了复杂的成形术，96.5% 的患者经食管超声心动图检查有轻度或更少的二尖瓣反流（mitral regurgitation，MR）[28]。

近期其他发表的文献也表明机器人辅助二尖瓣手术是安全和有效的。Murphy 等报告 127 例机器人辅助二尖瓣手术，其中 5 例患者中转为胸骨正中切开手术，1 例更换为侧开胸手术，7 例患者进行了瓣膜置换，114 例患者进行了瓣膜成形[29]。其中住院死亡 1 例，晚期死亡 1 例，卒中 2 例；22 例患者出现术后新发房颤。31% 的患者需要术中输血，再次探查止血 2 例（1.7%）。术后平均随访 8.4 个月，98 例患者出院后超声心动图显示：有 96.2% 的患者仅残存轻微的 MR。

Chitwood 等报告了在 2000 年 5 月至 2006 年 11 月期间完成的第一批 300 例机器人辅助二尖瓣成形术的结果。该系列研究的亮点是对所有患者（100%）进行了随访，其中 93% 的患者进行了定期的超声心动图检查[30]。全组早期死亡（30 天）2 例（0.7%），晚期死亡 6 例（2.0%），没有患者中转为胸骨切开术。术后即刻经食管超声检查显示 MR 程度如下：无 / 轻微 294 例（98%），轻度 3 例（1.0%），中度 3 例（1.0%），重度 0 例（0%）。手术并发症包括：脑卒中 2 例（0.7%），短暂性脑缺血发作 2 例，心肌梗死 3 例（1.0%），再次手术止血 7 例（2.3%）；平均住院时间为（5.2±4.2）（标准差）天；因二尖瓣反流复发需要再次手术者 16 例（5.3%）。定期经胸超声心动图结果显示：无 / 轻微 192 例（68.8%）；轻度 66 例（23.6%）；中度 15 例（5.4%）；重度 6 例（2.2%）。

Mihaljevic 等报告了 2006 至 2009 年间在克利夫兰诊所接受二尖瓣后叶成形术的患者的结果[31]。他们比较了完全胸骨切开术（$n = 114$）、部分胸骨切开术（$n = 270$）、右侧小切口开胸术（$n = 114$）的患者，或在机器人辅助下右侧小切口开胸术患者（$n = 261$）。无住院死亡，机器人组的体外循环和心脏停搏时间最长，胸骨切开组最短；二尖瓣成形术的质量组间无明显差异。机器人组术后心房颤动的发生率最低，住院时间最短（中位数 4.2 天）。两组之间的神经、肺部和肾脏并发症相似。Folliguet 等将机器人辅助二尖瓣成形术患者与胸骨切开术患者（每组 $n = 25$）进行对比发现，除机器人组的住院时间较短（7 天 vs. 9 天，$P = 0.05$）外，两组之间没有其他差异[32]。最后 Woo 等在非随机化的单个外科医生经验中显示，与胸骨切开术患者相比，机器人手术后患者输血量减少和住院时间显著缩短[15]。

总之，MIMVS 的预后非常满意，在许多方面似乎优于常规胸骨切开术。我们和其他学者的研究系列均表明，机器人辅助下二尖瓣成形术的结果和经胸骨切开术几乎一样，并且具有较少的输血量、较快的术后康复和更好的美容效果。我们认为，患者的选择和术前血管筛查将有助于减少围手术期卒中的发生率，因为外周插管逆行灌注可能是引起其中一些不良事件的原因。我们还认为，中心和腋动脉插管仍然是高危患者(老年，既往卒中病史，有严重的外周和/或主动脉血管疾病)的最佳灌注途径。最后，手术医生和外科团队完整的学习曲线，以及更大的患者样本量，将推动机器人项目在这些患者中获得更加满意的结果。同时，其他MIMVS 方法也为患者提供了现代微创手术绝大部分的好处。毫无疑问，在术前计划、超声心动图建模、仪器设备和灌注方面不断进展的技术，将为外科医生带来结构性完美的"非侵入性"二尖瓣成形术。

微创二尖瓣手术

患者选择

我们早期行视频辅助下和 da Vinci™ 机器人辅助下小切口开胸二尖瓣手术时，对于患者的选择标准非常严格。然而，随着经验的积累，单纯的二尖瓣伴或不伴心房纤颤手术的排除标准已经被修改为：①有右侧开胸手术史；②明显的肺功能障碍和/或严重的肺动脉高压；③二尖瓣瓣环高度钙化。一些早期的禁忌证如老年患者和再次手术，现在已经被删除，因为我们已经确定，在这些情况下，MIMVS 通常能比常规的胸骨切开术能获得更好的结果。

术前计划

现今，进行 MIMVS 与进行胸骨切开二尖瓣手术一样需进行患者术前评估。一个主要的评估结果会决定每个患者具体的插管和灌注策略。计算机断层扫描(computed tomography，CT)和/或磁共振成像(magnetic resonance imaging，MRI)能对降主动脉和周围血管系统作出最准确的评估。当存在不稳定的主动脉粥样硬化和/或病变的髂-股动脉时，使用主动脉内球囊阻断进行逆行灌注可能是有危险的，因此术前影像检查对于可疑患者是非常重要的[33]。

目前术中经食管超声心动图(transesophageal echocardiography，TEE)已成为二尖瓣成形手术设计的必备检查。在过去的几年中，我们依靠术中 3D-TEE 来明确瓣膜和瓣环详细的结构和病理特征。这种模式强化了我们对所有二尖瓣成形的方案制定。我们总是通过 TEE 测量 P_1、P_2、P_3 瓣叶的长度以及前叶的长度；同时我们也要确定所有反流束的位置和方向，以决定哪些二尖瓣瓣叶需要进行成形。并且我们可以预测理想的修复后瓣叶长度以提供最佳的对合。此外，术前可以合成 3D 的二尖瓣模型，并帮助我们确定需要重建的瓣叶区域。最近，我们已将这种精确的成像与简单的成形技术相结合，通过从动态超声心动图研究中精准地找出异常瓣叶对合部位，外科医生已经能够放弃过去许多复杂的成形技术。简化的技术现在包括有限的三角形和后叶"理发式"切除[34]、"美式矫形"[35]、折叠成形，以及应用聚四氟乙烯（polytetrafluoroethylene，PTFE）人工腱索材料置换[36]。

麻醉和体位

　　患者仰卧位后，使用双腔气管内导管进行插管；或者用带有支气管阻塞器的单腔管来塌陷右肺。接着将超声食管探头放至左心房的水平。上腔静脉引流通过 Seldinger 技术和 TEE 引导下将 15F 或 17F 薄壁 Bio-Medicus 插管（Medtronic，Minneapolis，MN）置入右侧颈内静脉来实现。然后将 Swan-Ganz 肺动脉导管插入锁骨下静脉或颈内静脉（使用"双重穿刺"方法）（图 8.1）。为了在体外循环过程中监测到合适的肢体灌注，在每条腿上放置血氧饱和度传感器，并使用 Invos 系统（Somantics Inc.，Troy，MI）观测数值。当插管肢体中动脉氧饱和度显著下降时，我们通过导丝引导将 5F 导管或 14 号造影导管置入股动脉远端，然后将它与灌注回路的动脉分流管连接。在接下来的手术中，患者体位旋转至半左侧卧位（30°），如图 8.2 所示。

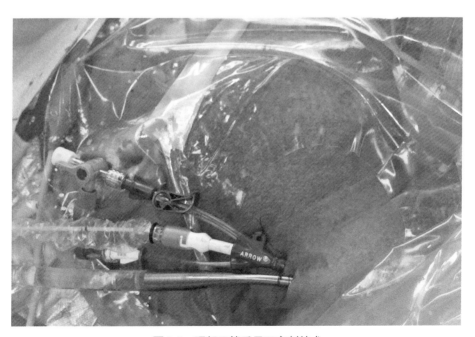

图 8.1　颈部置管采用双穿刺技术

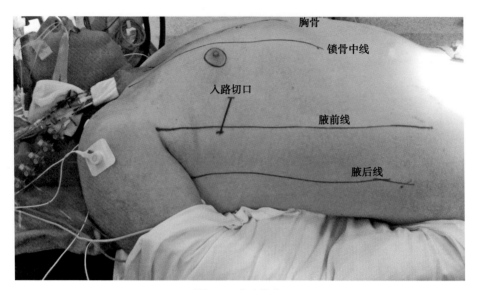

图8.2 患者体位

心肺灌注与心肌保护

通常我们采用右侧股动脉和股静脉进行外周插管。为了便于动脉穿刺置管，应通过左侧股动脉进行诊断性导管检查。在股血管上方做一个 2cm 的斜切口。为了最大限度地减少淋巴囊肿的发生，应最低限度地游离和暴露血管的前表面；在近腹股沟韧带处各个血管外膜上做荷包缝合（4-0 Prolene，Johnson & Johnson，Piscataway，NJ）。在充分肝素化后，将 17～19F 动脉插管和 21F 静脉 Bio-Medicus 插管（Medtronic，Minneapolis，MN）在导丝引导下进行定位。在肥胖患者中，插管可以通过皮下组织以 45° 的角度进入。如果角度太小，置入难度会增大，并且还会增加血管破裂或后壁分离的可能性。恰当地固定插管后，即可进行体外循环。对于有严重外周血管疾病的患者，应使用腋动脉或直接升主动脉插管（第 2 肋间隙）来进行顺行灌注。关于腋动脉插管，可使用 5-0 Prolene 缝线将 10mm 人工编织血管与动脉吻合（图 8.3）。通过一根长的双腔心脏停搏液 / 根部排气导管，每隔 15 分钟将冷血心脏停搏液注入升主动脉进行心脏保护；导管是通过入路切口放置在近端升主动脉上，并用 4-0 PTFE 线缝合固定。

关于心脏停搏，我们最常使用 Chitwood 经胸主动脉阻断钳（Scanlan International，Minneapolis，MN），阻断钳通过近腋后线第 2 肋间小切口进入胸腔，其后钳臂跨过横窦和主动脉后方。需加注意避免损伤右肺动脉、左心耳、冠状动脉左主干。或者，也可以使用主动脉腔内球囊阻断系统——Endoclamp™ 系统（Edwards Lifesciences，Irvine，CA）。该装置不需要放置主动脉停搏液导管，也避免了横窦处阻断钳与机器人左操作臂之间的相互干扰。这种方法对于再次手术来说是一个非常好的选

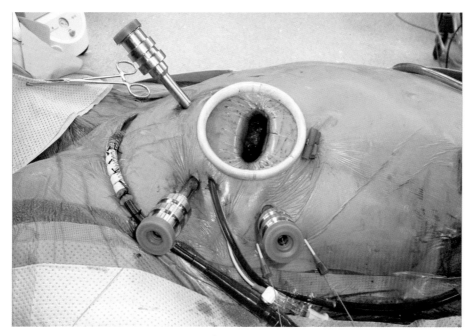

图 8.3　腋动脉插管设置和操作孔的放置

择。它不需要解剖和显露主动脉，也避免了对已搭建的旁路移植物造成可能的损伤。然而，它却是一项昂贵的技术，且需要在手术前进行详细的血管 CT/MRI 成像。对于心脏停搏液的逆行灌注，可以通过颈内静脉插入经皮 EndoPlege™ 冠状静脉窦导管（Edwards Lifesciences，Irvine，CA）予以实现。

切口和操作孔的设置

我们的标准 MIMVS 入路是通过一个乳房下褶皱处 4cm 的右胸小切口，在大部分情况下通过第 4 肋间隙进胸。右上肺静脉是心房内入路最佳的标志，因此，胸部入口可能需要高于或低于第 4 肋间隙。如果有疑虑，术前影像学检查将有助于确定最佳入路位置。体外循环开始转流后，在膈神经前 3～4cm 处打开心包，通过心包边缘缝置经胸牵引线，并维持一定的张力以向切口方向牵引心脏，但须注意不要牵拉膈神经。房间沟没有必要像常规胸骨切开二尖瓣手术那样充分游离，但是两肺静脉周围的脂肪应该向内侧剥离，以显露左心房边缘。为了排出心腔内的空气，可插入 14F 经胸血管造影导管，给予胸腔持续性 CO_2 充气。

非机器人辅助微创二尖瓣手术与机器人手术非常相似。然而，对于 da Vinci™ 机器人手术来说，最常用的是通过第 2 和第 5 间隙放置操作臂。高清三维内窥镜可通过切口入路置入，也可以通过在入路切口的肋间隙另作一单独的操作孔放置。对于左心房牵开器的放置，应在第 3 肋间右肺静脉上方再作第四个操作孔（图 8.4）。

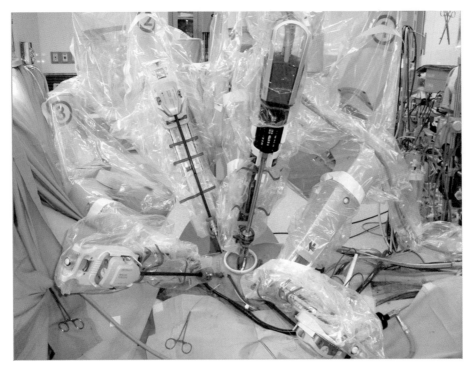

图 8.4 da Vinci™ 机器人外科手术系统展示

二尖瓣手术操作

　　手术使用长柄或 da Vinci™ 机器人器械进行，采用与传统手术类似的技术进行二尖瓣手术，但是缝线的放置和操作是不同的，必须掌握处理这些问题的新技能。成形技术已经简化，我们接下来将进行描述。PTFE 新腱索的使用和有限的瓣叶切除有利于 MIMVS 技术的实施，并使其更具有可重复性。当左心房切口还没有完全缝闭时，进行双肺通气并限制静脉泵回流可以有助于排出空气。在空气完全排除后关闭心房切口。主动脉根部排气管维持吸引状态，同时在挤压右冠状动脉开口时撤除阻断钳。有些医生喜欢经二尖瓣口留置一个左心室排气管，直到 TEE 确认所有心腔空气排除后拔出。在脱离体外循环前，应在心脏的膈面放置临时双极右心室起搏导线。脱离体外循环后，应进行全面的 TEE 检查，以评估人工瓣膜植入和／或成形的完好性。我们常规在脱离体外循环后拔除主动脉根部排气管和结扎荷包缝线。一旦确认手术结果和血流动力学稳定性都满意，就给予鱼精蛋白中和，然后拔除各插管。通过操作孔切口放置两根细小的胸腔引流管，并关闭各入路切口。

（周和平　李建鹏　郑建杰　闫　炀 译　梁强荣 审）

参考文献

1. **Gillinov AM, Cosgrove DM** (1999). Minimally invasive mitral valve surgery: mini-sternotomy with extended transseptal approach. *Semin Thorac Cardiovasc Surg*, **11**, 206–11.

2. **Cohn LH, Adams DH, Couper GS,** *et al.* (1997). Minimally invasive cardiac valve surgery improves patient satisfaction while reducing costs of cardiac valve replacement and repair. *Ann Surg*, **226**, 421–6; discussion 7–8.

3. **Navia JL, Cosgrove DM 3rd** (1996). Minimally invasive mitral valve operations. *Ann Thorac Surg*, **62**, 1542–4.

4. **Carpentier A, Loulmet D, Le Bret E,** *et al.* (1996). [Open heart operation under videosurgery and minithoracotomy. First case (mitral valvuloplasty) operated with success]. *C R Acad Sci III*, **319**, 219–23.

5. **Chitwood WR Jr, Elbeery JR, Chapman WH,** *et al.* (1997). Video-assisted minimally invasive mitral valve surgery: the "micro-mitral" operation. *J Thorac Cardiovasc Surg*, **113**, 413–4.

6. **Chitwood WR Jr, Elbeery JR, Moran JF** (1997). Minimally invasive mitral valve repair using transthoracic aortic occlusion. *Ann Thorac Surg*, **63**, 1477–9.

7. **Mohr FW, Falk V, Diegeler A,** *et al.* (1998). Minimally invasive port-access mitral valve surgery. *J Thorac Cardiovasc Surg*, **115**, 567–74; discussion 74–6.

8. **Mohr FW, Falk V, Diegeler A,** *et al.* (2001). Computer-enhanced "robotic" cardiac surgery: experience in 148 patients. *J Thorac Cardiovasc Surg*, **121**, 842–53.

9. **Boehm DH, Detter C, Arnold MB, Deuse T, Reichenspurner H** (2003). Robotically assisted coronary artery bypass surgery with the ZEUS telemanipulator system. *Semin Thorac Cardiovasc Surg*, **15**, 112–20.

10. **Sawa Y, Monta O, Matsuda H** (2004). [Use of the Zeus robotic surgical system for cardiac surgery]. *Nippon Geka Gakkai Zasshi*, **105**, 726–31.

11. **Carpentier A, Loulmet D, Aupecle B,** *et al.* (1998). [Computer-assisted open heart surgery. First case operated on with success]. *C R Acad Sci III*, **321**, 437–42.

12. **Gammie JS, Zhao Y, Peterson ED,** *et al.* (2010). J. Maxwell Chamberlain Memorial Paper for adult cardiac surgery. Less-invasive mitral valve operations: trends and outcomes from the Society of Thoracic Surgeons Adult Cardiac Surgery Database. *Ann Thorac Surg*, **90**, 1401–8, 10.e1; discussion 8–10.

13. **Grossi EA, Galloway AC, Ribakove GH,** *et al.* (2001). Impact of minimally invasive valvular heart surgery: a case-control study. *Ann Thorac Surg*, **71**, 807–10.

14. **Dogan S, Aybek T, Risteski PS,** *et al.* (2005). Minimally invasive port access versus conventional mitral valve surgery: prospective randomized study. *Ann Thorac Surg*, **79**, 492–8.

15. **Woo YJ, Nacke EA** (2006). Robotic minimally invasive mitral valve reconstruction yields less blood product transfusion and shorter length of stay. *Surgery*, **140**, 263–7.

16. **Grossi EA, LaPietra A, Ribakove GH,** *et al.* (2001). Minimally invasive versus sternotomy approaches for mitral reconstruction: comparison of intermediate-term results. *J Thorac Cardiovasc Surg*, **121**, 708–13.

17. **Felger JE, Nifong LW, Chitwood WR Jr** (2002). The evolution of and early experience with robot-assisted mitral valve surgery. *Surg Laparosc Endosc Percutan Tech*, **12**, 58–63.

18. **Yamada T, Ochiai R, Takeda J, Shin H, Yozu R** (2003). Comparison of early postoperative quality of life in minimally invasive versus conventional valve surgery. *J Anesth*, **17**, 171–6.

19. **Walther T, Falk V, Metz S,** *et al.* (1999). Pain and quality of life after minimally invasive versus conventional cardiac surgery. *Ann Thorac Surg*, **67**, 1643–7.

20. **Mihaljevic T, Cohn LH, Unic D,** *et al.* (2004). One thousand minimally invasive valve operations: early and late results. *Ann Surg*, **240**, 529–34; discussion 34.

21. **Casselman FP, Van Slycke S, Wellens F,** *et al.* (2003). Mitral valve surgery can now routinely be performed endoscopically. *Circulation*, **108**(Suppl 1), II48–54.

22. **Modi P, Hassan A, Chitwood WR Jr** (2008). Minimally invasive mitral valve surgery: a systematic review and meta-analysis. *Eur J Cardiothorac Surg*, **34**, 943–52.

23. **Schmitto JD, Mokashi SA, Cohn LH** (2010). Minimally-invasive valve surgery. *J Am Coll Cardiol*, **56**, 455–62.

24. **Santana O, Reyna J, Grana R,** *et al.* (2011). Outcomes of minimally invasive valve surgery versus standard sternotomy in obese patients undergoing isolated valve surgery. *Ann Thorac Surg*, **91**, 406–10.

25. **Holzhey DM, Shi W, Borger MA,** *et al.* (2011). Minimally invasive versus sternotomy approach for mitral valve surgery in patients greater than 70 years old: a propensity-matched comparison. *Ann Thorac Surg*, **91**, 401–5.

26. **Grossi EA, Galloway AC, Ribakove GH,** *et al.* (1999). Minimally invasive port access surgery reduces operative morbidity for valve replacement in the elderly. *Heart Surg Forum*, **2**, 212–5.

27. **Tabata M, Cohn LH** (2006). Minimally invasive mitral valve repair with and without robotic technology in the elderly. *Am J Geriatr Cardiol*, **15**, 306–10.

28. **Nifong LW, Rodriguez E, Chitwood WR** (2012). 540 consecutive robotic mitral valve repairs including concomitant atrial fibrillation cryoablation. *Ann Thorac Surg*, **94**(1), 38–42; discussion 43.

29. **Murphy DA, Miller JS, Langford DA, Snyder AB** (2006). Endoscopic robotic mitral valve surgery. *J Thorac Cardiovasc Surg*, **132**, 776–81.

30. **Chitwood WR, Jr., Rodriguez E, Chu MW,** *et al.* (2008). Robotic mitral valve repairs in 300 patients: a single-center experience. *J Thorac Cardiovasc Surg*, **136**, 436–41.

31. **Mihaljevic T, Jarrett CM, Gillinov AM,** *et al.* (2011). Robotic repair of posterior mitral valve prolapse versus conventional approaches: potential realized. *J Thorac Cardiovasc Surg*, **141**, 72–80. e1–4.

32. **Folliguet T, Vanhuyse F, Constantino X, Realli M, Laborde F** (2006). Mitral valve repair robotic versus sternotomy. *Eur J Cardiothorac Surg*, **29**, 362–6.

33. **Jeanmart H, Casselman FP, De Grieck Y,** *et al.* (2007). Avoiding vascular complications during minimally invasive, totally endoscopic intracardiac surgery. *J Thorac Cardiovasc Surg*, **133**, 1066–70.

34. **Chu MW, Gersch KA, Rodriguez E, Nifong LW, Chitwood WR Jr** (2008). Robotic "haircut" mitral valve repair: posterior leaflet-plasty. *Ann Thorac Surg*, **85**, 1460–2.

35. **Lawrie GM, Earle EA, Earle N** (2011). Intermediate-term results of a nonresectional dynamic repair technique in 662 patients with mitral valve prolapse and mitral regurgitation. *J Thorac Cardiovasc Surg*, **141**, 368–76.

36. **Seeburger J, Kuntze T, Mohr FW** (2007). Gore-tex chordoplasty in degenerative mitral valve repair. *Semin Thorac Cardiovasc Surg*, **19**, 111–5.

第9章

心力衰竭的外科治疗

Stephen Westaby

引言

充血性心力衰竭临床综合征影响着全世界 2 300 万人，其中北美 500 万人，欧洲 700 万人。心力衰竭是累及心肌的许多疾病的最终归途。急性冠脉综合征成功的介入治疗及特发性扩张型心肌病和心律失常管理方法的改进，使晚期心衰患者年龄范围分布越来越广泛。接受外科姑息手术的年轻先天性心脏病患者相对少见。在西方国家，冠心病患者占特发性扩张型心肌病的 70%，瓣膜病约占 15%[1]。其余患者为高血压相关性限制性心肌病。由于 65 岁以上患者中 10% 存在左室收缩功能障碍，因此在未来的 25 年里，心衰患者将成倍增长。医疗花费主要是用于患者反复住院，以加强治疗和缓解无法耐受的呼吸困难和疲劳。这部分相当于西方国家医疗预算的 2%。

心衰患者中 10% 被归类为 D 级（NYHA Ⅳ级），尽管接受了全面的药物和心脏再同步治疗，他们因晚期结构性心脏病而在静息状态下仍有明显症状。这些症状是由两种病理过程所导致：左室舒张末压力（left ventricular end diastolic pressure，LVEDP）升高导致的肺充血和呼吸困难，以及全身血流量灌注不足引起大量细胞因子释放和体液反应导致的水钠潴留与乏力。患者越来越依赖住院以缓解症状，获得门诊护理以及姑息治疗。目前，美国有超过 30 万 D 级患者，英国有 6 万，而全世界有 220 万。20% 患者年龄小于 65 岁。D 级心衰患者预后差。在 CONSENSUS 试验中，对照组有一半患者在 6 个月内死亡[2]。在 REMATCH 研究中，药物治疗组中仅有 8% 的患者存活超过 2 年[3]。

心脏移植为终末期患者提供了基本需求即延长寿命、缓解症状。然而，绝大多数 D 级患者年龄超过 65 岁或存在心脏移植的禁忌证。对于那些小于 65 岁的患者（美国有 6 万人，英国有 1.2 万人），两国每年分别仅有 2 500 和 190 个供体心可提供。Adamson 在其"心力衰竭管理的持续挑战"一文中，把心脏移植描述为"从流行病学的角度看是微不足道的干预"[4]。因此，在全球范围内，心脏移植被认为是无关紧要的。因而发展非移植外科治疗是一个明确的优先选项。

基于病理学的心力衰竭的外科治疗

非移植的外科治疗本身就是一门专业。内科和外科治疗的目标都是为了阻止和逆转这个不良的心肌重构过程。左室形状和容积是重要的生存预测因子。在缺血性和特发性扩张型心肌病中,不断增大的心室球形化和出现二尖瓣反流是预后较差的标志(1 年死亡率 54%~70%)[5]。二尖瓣反流继发于左室几何结构的改变、乳头肌功能障碍和瓣环扩张。容量过度负荷导致左室逐渐扩张、二尖瓣反流加重和生存时间缩短。左室收缩末容积指数(left ventricular end systolic volume index,LVESVI)超过 150ml/m² 而左室射血分数(left ventricular ejection fraction,LVEF)小于 30% 时,患者 5 年生存率仅有 54%。基于证据的治疗方法是通过详细的诊查来明确心力衰竭的原因,以及心脏结构和功能异常的程度[6]。诊疗小组必须确定患者是否存在适于外科手术的病变、心肌功能障碍能否恢复,或者在这两种情况都否的情况下,是否可以施行心脏移植或左室机械辅助装置治疗。

矫治病变的心脏始终比移植更可取。所有 C 级和 D 级的患者都应由包括外科医师在内的多学科心衰团队来共同评估。在开始特定治疗流程前,严重的伴随疾病,尤其是肾脏和肝脏病变,必须提早考虑。外科医生的职责是决定实施哪种最佳的个案化或复合性手术,以及手术风险是否能够被接受。

缺血性心肌病

缺血性心肌病的心室存在坏死组织或瘢痕组织的微环境,并伴有不同比例的存活心肌细胞[7]。当运动受限的心肌瘢痕组织超过整个左心室质量的 20%(往往发生于 40% 的透壁心肌梗死),左心室进行性扩大,并出现心力衰竭症状。当超过 50% 的心肌组织受损时,室壁张力增加导致心内膜下缺血,从而诱发左心衰。Yoshida 和 Gould 界定了心肌梗死范围[8]、左室功能紊乱程度以及晚期死亡率之间的关系。他们发现,心肌梗死范围超过左室面积的 23%、LVEF 低于 45% 的患者,3 年死亡率高于 40%。而相比之下,范围较小的心肌梗死患者 3 年死亡率仅为 5%。LVEF 超过 40% 的患者,每年死亡率处于适中状态(<10%),而那些 LVEF 大于 30% 的患者年死亡率超过 25%。LVEF 为 15%~40% 的患者,LVEF 和年死亡率几乎呈线性关系。然而,LVEF 单项指标是冬眠心肌患者死亡率较差的预测因素。存活心肌的存在是生存率的独立预测因素,也是 LVEF 值下降患者能否从冠状动脉旁路移植术(coronary artery bypass graft,CABG)中受益的标志。LVEF 小于 45% 同时无存活心肌的患者 3 年死亡率为 63%,反之,有存活心肌和血管重建的患者 3 年死亡率为 13%。

静息状态下超声心动图测量 LVEF 结果与运动能力相关性较差。压力或运动相关性心肌缺血和顿抑常导致左室收缩和舒张功能障碍、LVEDP 升高、呼吸困难伴或不伴心绞痛。如果心肌顿抑频繁发生，收缩功能未能完全恢复，将触发心肌冬眠。最终，心肌组织可能从结构正常的可恢复性冬眠状态发展为异常收缩蛋白，以至 CABG 术后仍难以恢复。一些患者在静息状态下 LVEDP 中度升高，运动能力明显下降，但在胸部 X 线下心脏仅轻度增大。这些心室无瘢痕组织的患者常存在缺血性功能障碍，可以通过血运重建而改善。其他患者存在中到重度心肌病，心脏指数下降，右房压明显升高，伴肝大和体液潴留。后者通常存在广泛性的心肌瘢痕组织，仅仅实施 CABG 将是无法改善的。

冠状动脉旁路移植术还是心脏移植？

绝大多数缺血性心肌病患者年龄超过 65 岁，是患有慢性阻塞性呼吸道疾病的吸烟人群，并伴有外周血管疾病，他们常常存在肾脏损伤且绝不会考虑心脏移植。相反，仅有少于 10% 的可能实施心脏移植患者（已被列入候选名单中）最终接受了器官捐赠。作为一种替代手段，哪些患者能够从 CABG 中获益呢？

研究表明，因缺血性心肌病而接受心脏移植的患者有 50% 以上存在心肌冬眠[9]，仅靠超声心动图或冠状动脉造影是无法独立地确定哪些区域的心肌细胞能够从灌注改善中获益。应用影像学方法显示心肌存活是证实 CABG 术后节段性和整体性 LVEF 改善的一个征象。这些方法包括增强对比的 MRI 和应用灌注示踪剂铊 -210 或锝 -99m 的单光子发射计算机断层成像（SPECT）[10]。MRI 的优势在于能够提供左室容积指数、心肌壁厚度和二尖瓣功能的准确信息。受益于心肌存活测试的心衰患者包括那些疑似冠心病或扩张型心肌病正在考虑心脏移植，以及那些冠心病合并左室功能障碍（LVEF < 35%）尚无症状或仅有呼吸困难的轻微心绞痛患者。对于不稳定心绞痛、心梗后心绞痛和严重慢性心绞痛患者，心肌存活测试是多余的，因为 CABG 针对这些患者是可以缓解症状的。

对于无心绞痛症状的缺血性心衰患者，良好的靶血管和超过 25% 的存活心肌同时存在提示可能从 CABG 中获益。对于那些存活心肌少于 25%、靶血管较差或是准备再手术的患者，CABG 不太可能产生改善。其他不利因素包括：高龄、女性、严重冠脉疾病、心律失常和肾功能损害。

从移植中心获悉一些有意义的信息，在被筛选为血运重建的高危患者中，许多曾登记为移植对象又转为接受 CABG[11]。移植受体患者常常症状持续时间更长、伴随有右心衰竭，并且很多人接受过 CABG。患者 LVEDP 高于 24mmHg，术前心排血量低 [< 2.0L/（min•m²）]，心功能Ⅳ级，其 CABG 手术风险明显增高。CABG 患者住院期间死亡率 7.1%，而移植患者为 18.2%。CABG 患者 6 年生存率为 79%，而移植组为 69%。随访表明，CABG 患者的平均肺动脉压力和左房压显著降低，LVEF 平均值由 24% 增加至 39%（P < 0.001）。其他研究人员也报道了类似的结果[9]，即这些患者症状得以缓解、生活质量改善和生存率提高。

对于三支血管病变和 LVEF < 35% 的患者，Haas 证实了心肌存活测试的意义 [12]。其中一半患者仅仅基于血管造影发现而手术，其余的则进行了心肌存活测试。心肌冬眠的患者住院死亡率较低（0 vs. 11.4%），术后并发症较低（33% vs. 67%），且更少发生低心排综合征（3% vs. 17%），1 年生存率较满意（97%±8% vs. 79%±8%）。有存活心肌的患者 LVEF 从 26% 升高至 35%[12]，而无心肌存活者则无变化。心肌存活指数是无病生存率的唯一独立预测因子。尽管 CABG 在短期内疗效可能优于移植，但患者获益时间可能有限。Lucian 研究显示，仅有 47% 的左室功能障碍（LVEF < 20%）患者在 CABG 术后 5 年后没有出现心衰症状，尽管同一时期生存率达到 75%[13]。

虽然 CABG 术后在缓解症状和提高生存率上有所获益，但心肌功能反应是不可预测的。通过对心肌局部灌注和收缩力的详细研究，Bax 阐述 CABG 术后 3 个月显示仅有 70% 的心肌顿抑区域和 31% 的心肌冬眠区域得以改善 [14]。Haas 运用术中心肌活检观察缺血心肌区域的功能恢复时间。正电子发射断层成像可区分顿抑心肌和冬眠心肌，心肌冬眠状态与更严重的收缩力降低和不完全康复有关。令人失望的是，CABG 术后 1 年仅有 31% 的顿抑区域和 18% 的冬眠区域完全恢复功能 [15]。改善失败与更严重的心肌细胞超微结构变性有关。比起心肌冬眠状态，心肌顿抑更为常见，心肌形态学决定了功能改善的程度。

二尖瓣成形和心室重建术的作用

心肌梗死后瓣膜与心室相互作用的退行性改变导致了功能性缺血性二尖瓣反流。通常在瓣叶或腱索上无结构性病变。二尖瓣反流直接影响到生存状况。Duke 大学心血管数据库报告 1+、2+ 和 3~4+ 二尖瓣反流患者 CABG 术后 3 年生存率分别为 78%、57% 和 54%[16]。二尖瓣成形术适合于 Ⅲ 及 Ⅳ 级二尖瓣反流患者，这类患者劳累后出现呼吸困难、端坐呼吸和疲乏。缺血性心肌病二尖瓣成形的主要指征是测算的反流血量大于左心室射血分数的 50%。CABG 通常仅对程度较轻的患者有效。引起二尖瓣反流的主要临床问题有三个。首先，运动引起的缺血可能损害乳头状肌功能，导致二尖瓣反流、肺充血和呼吸困难。其次，位于心底下部（右冠状动脉或旋支）的急性心肌梗死可引起突发的后内侧乳头状肌功能障碍和二尖瓣反流。如果乳头肌撕裂脱离室壁，就会发生急性严重肺水肿。最后也是人数最多的，患者表现为左心室进行性扩大、慢性二尖瓣反流和肺动脉高压。虽然对这类患者广泛施行了瓣膜手术，但长期效果并不像我们曾经认为的那样令人满意。

心室重建手术是左心室全壁瘤切除（用于全层瘢痕）的后继工作，现行的溶栓治疗或初期冠状动脉成形术在发生透壁性损伤之前局限了心肌梗死范围。瘢痕仅限于在心内膜表面，而心外膜在再灌注心肌边缘显示正常。这与运动障碍性左心室动脉瘤呈现整体膨出的皮革样外观形成对比。随着左室增大，收缩期室壁应力的不断升高是症状加重的原因。心搏量和球形左心室射血分数逐渐下降。当左心室运动障碍病变超过 40% 时，正常左室收缩期末直径指数（25ml/m²）超过 60ml/m²，这是心脏死亡的预测指标。一旦出现失代偿，心脏功能损害迅速加剧，手术死亡的风险也愈加增大。因此，对于左心室射血分数小于 30%，平均肺动脉压大于 25mmHg，左室运动障碍大于 60%，左室舒张末期容积大于 250ml 的患者，应考虑行左室重建手术。尽管给予了心脏再同步化治疗和最大负荷的药物治疗，这些患者中大多数已经达到纽约心脏协会（NYHA）心功能分级Ⅲ或Ⅳ级。

左室重建术的目的是将左室的容积缩小到基线以下 30% 左右，恢复自然的椭圆形左室形状，减少室壁张力[17]。手术时，缺血性心肌病心室呈球形，前外侧表面覆盖正常心外膜。外科医生由心脏无活动区域切开室壁，探查并切除瘢痕。然后，沿着心内膜瘢痕与正常的室间隔和外侧心肌之间的边缘连续缝合，将缝线扎紧，以恢复左心室前外侧的弧度。可使用小块涤纶片缝闭剩余缺损。瘢痕室壁瘤切除术阻止了不断恶化的心室重构，左室射血分数提升 10%～15%。必要时可辅以 CABG 和二尖瓣成形术。

与 CABG 术后收缩力缓慢且不可预测的改善相比，左心室重建（± 二尖瓣成形）可立即产生效果。在 Dor 的大型系列研究中，LVEF 从 17% 提高到 37%[18]。因为 LVEF 的提升，住院死亡率下降了 19%，5 年后晚期死亡率仅为 10%。在 Dor 开创性工作之后，一项国际合作研究调查了来自多中心的左室重建术结果：LVEF 从 28%±10% 提高到 39%±12%，平均 LVESVI 由 110ml/m² 降低到 68ml/m²[18]。除心室重建外，96% 的患者进行了 CABG，而 23% 的患者施行了二尖瓣成形术。

左室重建 ± 二尖瓣成形能否增加单纯 CABG 的效果，只能通过对缺血性心肌病患者的大型随机试验来验证。缺血性心力衰竭的外科治疗（surgical treatment of ischemic heart failure，STICH）是在国际多中心基础上进行的，但令人惊讶的是，左室重建 ± 二尖瓣成形并没有显示生存率或生活质量优于单独的 CABG。那些已经确信左室重建益处的学者质疑临床研究的实施和量小的外科中心的手术效果。左室减容的基准是 30%，而 STICH 的平均值只有 19%。然而，即使通过适当的左室减容也不可能对症状或生存带来益处，因为手术扰乱了左室的三维架构。心脏协同化螺旋结构的缺失可能影响舒张功能（左室充盈），抵消收缩功能的改善。

二尖瓣成形和左室重建术治疗缺血性心肌病的疗效值得怀疑。克利夫兰医学中心发表的一篇具有里程碑意义的学术论文，为个体患者利用预后指标做决定提供了最佳的帮助[19]。在一项为期 10 年对 1468 名患者的队列研究中，他们之前历经手术治疗或移植的结果如下所述。1 年、5 年和 9 年生存率：仅行 CABG 治疗时分别为 92%、72% 和 53%；CABG 加二尖瓣成形时分别为 88%、57% 和 34%；CABG 加心室重建时分别为 93%、76% 和 55%；列入心脏移植则分别为 79%、66%

和 54%。仅行 CABG 组和辅加左室重建组有最高的 5 年生存率[20]。从这一结果来看,是否应进行其他手术值得怀疑。

心脏移植

临床上心脏移植应用始于 1967 年 Barnard 里程碑式的手术,后来由于早期免疫抑制的制约而几乎停顿。随着抗排异治疗的不断进步,这种迫不得已的手术已成为一些经过精心选择、无重大伴随疾病患者的有效治疗方法。住院生存率从 1980 年早期的大约 75% 上升到 2000 年的 85%,10 年生存率大约 50%[21]。目前美国心脏捐赠数量每年约 2 500 个,英国每年约 190 个。相比较,两国每年分别有大约 100 000 和 12 000 名 65 岁以下的终末期心衰患者。显然,稀缺的供体心应该留给那些最有可能延长预期寿命和提升生活质量的患者。年轻的先天性心脏病或特发性扩张型心肌病患者属于这一类人群。虽然动脉疾病性的缺血性心脏病是最大一批潜在的移植受体者,但他们大多数由于心衰、伴随疾病和高龄是不适宜的。

左室辅助装置

20 世纪 60 年代晚期 DeBakey 发明了左室辅助装置,试图挽救那些无法撤离体外循环(cardiopulmonary bypass,CPB)外科手术的患者。随着生物工程技术的不断发展,最初的临时性体外气动血泵已经发展成为适合于慢性心衰长期治疗的微型全植入式电气装置。实验证据表明,脉压在大型哺乳类动物的体循环中并不是必需的,这使得小型持续性灌注设备得以发展[22]。机械性血泵能够维持全身体肺循环血流,以对抗生理性以及某些病理性的血管阻力[23]。虽然左室辅助装置(left ventricular assist devices,LVAD)、右室辅助装置(right ventricular assist devices,RVAD)和双室辅助装置(biventricular assist device,BIVAD)都是可供选择的,但 85% 急性和 99% 慢性心衰患者仅接受了 LVAD。目前,全人工心脏仅用于少数等待心脏移植的患者。

临时机械循环辅助

临时性体外心室辅助装置(ventricular assist devices,VAD)用于那些血样本显示等待时间较短的患者,即心功能恢复性治疗和心脏移植过渡性支持,持续数天或数周。恢复后便脱机和撤除辅助装置。最典型是心脏术后急性心源性休克、急性炎性心肌病或心肌梗死患者。临时循环支持启用的标准包括心脏指数小于 $2.0L/(min \cdot m^2)$,收缩压小于 90mmHg,肺毛细血管楔压大于 20mmHg,以及组织灌注不足的生化指标（血清肌酐和肝转氨酶升高）。患者表现出少尿、酸中毒、四肢湿冷、精神状态不佳，并给予了最大负荷剂量的药物治疗，这些都是逼近死亡的标志。

基于证据的选择患者是至关重要的，许多的伦理考量影响了植入 VAD 的抉择[24]。其中最重要的是，应当考虑设备成本和需要长期重症监护情况下治疗成功的可能性。存在无法救治的肾脏、肝脏或呼吸衰竭是实施植入性 VAD 支持的绝对禁忌证。已存在的脑卒中和败血症是相对禁忌证。年龄大于 70 岁的患者生存率降低，但脱机的可能性不受年龄的影响。危险分层模型显示，植入前机械通气、尿量少于 30ml/h、术前中心静脉压大于 16mmHg、肝脏功能障碍（凝血酶原时间>16s）、血清肌酐和胆红素水平升高是预后不良的危险因素。经验表明，体外脉动式与非脉动 VAD 以及体外膜氧合能产生相似的结果。

对心脏手术患者实施 VAD 支持的时机对预后有重要的影响。基于预测模型，早期干预（源自血流动力学参数和术中正性肌力药物支持水平）可提高患者出院后的存活率。在第一次尝试脱离 CPB 后 3 小时内植入 VAD，60% 的患者可以脱离 VAD 支持，并有 45% 的出院率[25]。相对而言，当 VAD 植入延迟到脱离 CPB 3 小时以上，则只有 27% 患者能够脱离 VAD 和 7% 的出院率。延迟植入 VAD 同时也增加了对双室辅助支持的需要。在没有 VAD 植入之前，一次心脏骤停的插曲会使存活率降到 45% 至 7% 左右。如果患者在脱离 CPB 后需要两种大剂量正性肌力药物，其住院死亡率为 42%，而需要三种大剂量正性肌力药物则住院死亡率为 80%。

长期循环辅助

长期循环支持是一种"永久性疗法"，它已成为替代心脏移植的越来越现实的选择，也是大多数因心衰并发症而无法移植患者的生命线。长期机械支持的目的是明确的：一是缓解严重心衰患者的症状；二是延长生存期，达到至少 5 年较好的生活质量；三是通过减少反复住院提高成本效益。新型小型化的旋转式血泵已经实现了上述全部三个临床目的。但是经济上的原因推迟了 LVAD 技术应用于目标人群去实现第三个临床目的。有三项进展为长期循环支持提供了基本条件。

第一，由于供体心脏有限，从心脏移植过渡性支持过程中获得了大量知识和专业技术。LVAD 逐渐逆转了慢性心力衰竭综合征，缓解呼吸困难和疲劳。在大多数情况下，可使患者心功能恢复到 NYHA Ⅰ级。机械辅助去负荷改善了自身心脏功能，尤其在特发性扩张型心肌病和炎症性心肌病患者中。

第二，与晚期心力衰竭的内科治疗相比，在匹配试验中显示 LVAD 可提高生存率。第一代搏动性 HeartMate-Ⅰ型 LVAD 在 2 年内显著降低了不符合移植条件患者 48% 的死亡率。随后 LVAD 于 2002 年被美国 FDA 获准用于终极治疗。然而，应用 LVAD 的患者仍会因机器故障或感染导致死亡，从而使生存率无法达到最佳状况。

第三，新的轴流式和离心泵（提供持续而非搏动的血流）现在已被证明与第一代那些较大设备在提供心搏量及脉压方面同样有效，且更加安全 [26]。这些微型化的 LVAD 工作时非常安静，不引人注目，较容易植入，并且有更好的使用体验。患者在几周之内就可以出院，并能积极参与到社区生活中。

改善自身心脏收缩力

正处于衰竭的心脏每天也要跳动超过 120 000 次，泵出约 7 000L 血液以应对逐渐增加的后负荷。当心脏扩大时，室壁张力、心肌能量及耗氧量（myocardial consumption of oxygen，MVO_2）也在增加，并且心内膜下的血流灌注减少。针对以上问题，LVAD 的应用有两个好处。首先，使衰竭的心室去负荷，从而促进心脏功能改善，甚至使极少数扩张型心肌病患者得以恢复 [27]。其次，在生理水平上维持全身正常血流，从而保证了重要脏器的灌注。

我们自己的临床经验表明，应用旋转血泵的患者在自身心脏收缩力改善时生存时间更长。对此有几种可能的解释：自身心脏心排血量增加，心脏收缩力和节段性室壁运动改善，心室内血栓形成的倾向更少；由自身左心室产生的搏动血流改善了冠脉灌注，发生冠状动脉血栓形成阻塞血管的风险更小。

多年来，人们已经认识到，利用血泵心室去负荷可消除左室室壁的压力负荷，从而可在细胞和分子水平上逆转心衰导致心室重构的过程 [28]。逆转重构包括肥厚心肌的复原、左心室几何结构的改善，以及许多导致心力衰竭遗传和分子机制的纠正 [29]。尽管完全的心脏功能恢复及撤除 LVAD 的病例很少见，但早期研究显示约 50% 的原发性扩张型心肌病患者和 17% 缺血性心肌病患者在心功能上有显著改善 [30]。心脏衰竭持续时间越短，改善的可能性越大。其他研究显示，原发性扩张型心肌病和缺血性心肌病患者的 LVEF 在最初 30 天内有所改善，但在随后的 120 天内几乎降低至基线水平。有证据表明左心室大小也遵循相同的模式 [31]，即在较长的心室辅助支持期间存在轻度心室再扩张。相对于左心室功能的改变，右心室功能的持续改善可能是由于通过降低肺动脉压力、右心室间接地去负荷而导致的，右心室恢复的时间轨迹要长于左心室。

缺血性心肌病心功能的恢复受制于心肌灌注的减少以及心肌瘢痕、冬眠心肌、顿抑心肌的面积 [32]。如果没有明显的心肌灌注改善，就不太可能会有心脏功能的恢复。将 LVAD 联合心肌细胞疗法是最有希望的治疗方法之一。间质干细胞似乎是通过促进血管新生、细胞外基质稳定和内源性干细胞调动来传达修复的过程 [33, 34]，从而改善冬眠心肌区域的毛细血管生长和血管供应，提高心肌收缩力 [35]。同时，总体上 LVAD 对心脏去负荷也激发了逆转心室重构的遗传机制和细胞机制。

目前证据表明，心肌内注射骨髓干细胞是比冠状动脉内灌注更有效的递送方式[36]。因此，我们采取了双重措施，通过植入 LVAD 消除室壁压力，同时向精细描绘的冬眠心肌区域注射自体骨髓干细胞[37]。

在两项正在进行的创新研究中，Minnesota 大学和 Michigan 大学对接受移植前治疗的患者采取心肌内直接输注源于骨髓的单核细胞。被标记的骨髓干细胞或安慰剂被直接注射到冠状动脉左前降支分布区域，并用钛夹标记。将 LVAD 植入时获得的左心室中心部位心肌与移植后取出的患者自身心脏钛夹标记部位的心肌作对比。缺血和非缺血性心肌病患者均纳入在此项研究中。

高风险心脏手术存活率的最大化

接受心脏手术患者的平均年龄和风险因素不断增加。外科医生目前较多地承担高危患者的诊治，因为介入心脏病学为这其中一部分患者人群提供了侵入性更小的治疗选择。随着预测风险的增加，医院的死亡率也在增加。在新英格兰一项冠状动脉旁路移植术后 8 641 名患者的调查中发现，总死亡率为 4.48%，其中 65% 可能直接归因于心脏术后心肌衰竭[38]。在追踪 PURSUIT 试验中，将伴有不稳定心绞痛的冠状动脉旁路移植患者随机分配到糖蛋白 IIb/IIIa 抑制剂或安慰剂组，对照组中近 700 名患者的 7 天死亡率或心肌梗死率为 22.3%[39]。一项针对 279 例依赖透析的冠状动脉旁路移植患者回顾性分析报告了 12.2% 的住院死亡率[40]。同样，梅奥医学中心团队报道了 LVEF＜35% 并且跨瓣压到达临界状态的主动脉瓣置换患者围手术期死亡率为 14%。术中的心肌损伤在日益老龄化的外科手术人群中仍然普遍存在，因为老化的心肌细胞对于缺血的耐受性更低。

体外循环脱机困难和随之进一步恶化为低心排血量状态的患者死亡率在 50%～80% 之间[41]。对已发生心源性休克，强心剂、主动脉内球囊反搏（intra-aortic balloon pump，IABP）或临时循环支持装置这些常规治疗并没有明显的改善生存状况。在对克利夫兰医学中心 19 985 名患者心脏术后机械支持的危险因素和结果分析中，0.5% 的患者接受了循环辅助支持，总生存率为 35%[42]。其中转而应用 HeartMate I 型植入系统并心脏移植过渡性支持的患者，存活率为 72%。在缺乏移植条件的情况下，需要更多创新的循环支持策略来提高术后存活率。

术后低心排综合征的预测

心功能状况很差的冠心病和瓣膜病患者，常常可以从一个成功的手术中获益良多，这部分患者同时也是缺血后心肌功能障碍的高危人群。由于风险评估系统不能对心室功能很差的患者提供足够的评价，一些患者可能会因为风险增加而被拒绝手术[43]。但与此相对的是，精准的手术技术和心肌保护措施竟然可以使更多的高危人群获得外科治疗的机会。因此需要改进流程来识别高危患者并提高其存活率。

较低的 LVEF 是最重要的预测性死亡指数，因为这些患者由术后顿抑状态恢复的机会比较小。

低心排综合征患者的管理

有三种类型的患者面临巨大的风险：第一类是那些急待手术的患者，也已发生心源性休克，常伴有心肌梗死或感染性心内膜炎等并发症；第二类为 LVEF 低于 20% 合并肾功能损害或主动脉 - 髂动脉疾病，不能应用 IABP 的高危非移植心衰手术患者；第三类包括那些在手术中出现意外负面事件的患者，累及 CPB 的撤机。

虽然心脏术后常规应用正性肌力药物给予支持治疗，但长期使用可能增加围术期缺血性损伤，常用的药物有多巴胺（dopamine）、多巴酚丁胺（dobutamine）、米力农（milrinone）和肾上腺素（epinephrine）。这些药物增加了每搏功、左室室壁张力和心肌耗氧量，从而消耗能量储备 [44]。高剂量正性肌力药物的应用可引起心内膜坏死和舒张功能受损，对心肌功能恢复有着全面的负面影响。因此对中度至重度血流动力学损害的患者，IABP 或循环支持系统是较好的选择。

主动脉内球囊反搏的主要作用是降低左室后负荷（和心肌氧耗量），改善舒张期冠状动脉血流，从而通过升高 LVEDP 增加患者的心内膜下灌注 [45]。IABP 自身并不能大幅增加全身血流量。经食道超声心动图显示，舒张期冠状动脉血流速度峰值平均增加 117%，平均血流速度积分增加 87%[46]。在左前降支冠状动脉狭窄应用 IABP 的患者中可测量到血流速度 1.5～2 倍于基线水平。决定 IABP 辅助支持有效性的因素包括：球囊容积，主动脉内置入的位置，充气 / 放气的比率，以及与心动周期的同步性 [47]。最佳的充气时机已被证明是在稍前于重搏切迹，而放气时机则近乎同步于等容收缩期。现代的 IABP 控制系统已经设计出最优化的充放气时间，无论是在窦性心律或是心律失常的情况下。这种 IABP 同时具有通过心室相互依存机制和增加右冠状动脉血流，从而改善右心功能的能力 [48]。

在来自麻省总医院的大量 IABP 患者中发现，内科及外科患者多变量死亡预测因素包括：①在手术室或重症监护病房置入 IABP；②经胸置入；③老年患者；④除了冠状动脉旁路移植的其他手术操作；⑤经皮冠状动脉腔内成形术和心源性休克时置入 [49]。在这一组人群中死亡预测因素为：高龄、二尖瓣置换、CPB 延长、紧急或急诊手术、术前肾功能衰竭、复杂性室性心律失常、右室功能衰竭，以及紧急再次 CPB。根据美国基准注册数据库和美国胸外科医师协会国家数据库，在所有接受 IABP 的患者中，分别有 52.4% 和 63.5% 是在术前开始应用的 [50]。术前置入 IABP 患者的死亡率是 18.8%～19.6%，而术中置入的死亡率为 27.6%～32.3%，术后置入的死亡率为 39%～40.5%。因此，有一个共识是：提前使用 IABP 有助于降低死亡率，其绝对风险可降低大约 7%。

IABP 患者最常发生血管并发症，其发病率为 9%～36%[51]。股动脉插管可能产生机械性阻塞、血栓形成或栓塞等并发症而导致腿部缺血。导致腿部缺血的高危因素包括：女性、糖尿病和已存在的周围血管疾病。主动脉可能发生的损伤包括：壁内血肿、夹层、动脉穿孔、动脉血栓和栓塞。IABP 也可引起肠系膜缺血或急性胰腺炎，这可能是腹腔动脉粥样硬化斑块脱落栓子所导致。神经系统并发症较血管并发症少得多，但继发于主动脉夹层或外膜血肿后脊髓缺血梗死可引起截瘫。脑卒中可因球囊破裂脑部氦气栓塞而引起。球囊破裂也可导致球囊滞留，因为血液渗入 IABP 内部形成血块，使其无法完全放气。

心脏术后心源性休克循环辅助的预后

来自宾夕法尼亚州立大学的 Pae 和他的同事回顾性研究了联合注册中心 1985—1990 年间使用第一代临时 LVAD 患者的资料[52]。因心脏术后心源性休克而抢救性应用 LVAD 治疗 965 例，其中脱离循环辅助系统为 45%，以及出院为 25%。值得注意的是，存活出院的患者中 90% 在 1 周之内脱离了循环辅助。这些患者中无论使用的是搏动性还是非搏动性离心泵，仅需单心室支持者的效果更佳。70 岁以上年龄组的患者是死亡率高的主要决定因素。不考虑多种并发症包括出血、卒中和肾衰竭，出院患者 2 年的生存率为 82%，NYHA 心功能 I 或 II 级占 86%。依赖设备的发生率较低（为 4.5%），那些没有移植禁忌的患者可以一直坚持等待到有供体使用。接受移植的患者中 62% 能够出院。

克利夫兰医学中心的 Golding 和他的同事报告了一组 91 例患者在体外循环脱机失败后应用离心泵支持的 12 年经验[53]。手术患者的平均年龄为 54.8 岁，平均支持时间为 3.56 天（范围从 1 小时～19 天），62% 的患者可成功脱机，但只有 25% 的患者出院。患者为双室衰竭和肾功能衰竭的，晚期预后更差。

纽约长老会医院 / 哥伦比亚大学医学中心的 DeRose 和他的同事采取了一项策略，即为高危心脏手术后发生循环衰竭的患者尽早植入 Thermo Cardio Systems 的心室辅助装置 XVE LVAD[54]。在 4 年的时间内，12 例患者因冠状动脉旁路移植术后心源性休克而植入了 LVAD。在这 12 例患者中，1 例恢复很好，被去除了心室辅助设备。其他 11 例中有 9 例（82%）存活，每例都在接受了心脏移植后顺利出院。

从这些和其他报道来看，十分清楚的是，只有不到三分之一的心脏术后心衰患者获得了拯救，因为即便应用了 IABP，也因心源性休克而难以治疗。迄今为止，设备相关性不良事件，特别是出血和感染严重阻碍了 LVAD 广泛预防性和临时性应用，而 LVAD 又是预防高危患者心源性休克的有效手段。

体外循环到离心泵辅助的选择性转换

提早使用 LVAD 的决策必须兼顾安全性和有效性。为了改善高危心脏手术患者生存状况，牛津小组决定直接停用 CPB，转而采用一个新的临时性离心泵，从而减少出血和血栓栓塞的并发症[55]。

Levitronix Centrimag 短期 VAD 是一个由单用离心泵、一个马达、一个小操作台、一个流量探测器和一根单管回路组成的体外系统。该装置由无轴承电机所组成，集驱动、磁悬浮轴承和转子功能于一体，启动容积为 31ml，在正常生理条件下可以产生 10L/min 的流量。针对心脏术后心源性休克，欧洲的初步临床试验表明可以超过平均 2 周的辅助支持，最长时间为 64 天。总体上 30 天死亡率为 50%，与其他装置相比较还是获益的。这个系统可靠，通用性强，因此可以在心功能迅速恶化的情况下快速实施。设备的机械可靠性和相对较低的并发症发生率，使得 Levitronix 泵可以安全运用到那些需要时间去评估是否心脏移植的患者，或者长期使用设备的患者中。

为了从 CPB 有效的转换到离心泵支持，在手术前要选择心脏术后极易发生心源性休克的高危患者。他们可能有慢性左心衰竭，LVEF 低于 20%，近期急性心肌梗死，肾功能受损，或存在无法使用 IABP 的主动脉 - 髂动脉疾病。在终止 CPB 前的 30 分钟再灌注时间内进行 LAVD 植入。在流入和流出导管之外另加套管用于提高拔管的安全性，在左上肺静脉与左心房交界处的切口上缝合一根同种降主动脉管道（8cm 长度×10mm 直径），通过这个管道，将 32F 直角加强导丝静脉穿刺套管引入左心房中。在同种血管周围绑扎固定以维持流入套管在合适的位置。静脉套管的远端穿过胸骨切开伤口下的皮肤，接着通过提高左房压将套管充盈，然后使用侧壁钳将一根涤纶人工血管（8mm）缝合到升主动脉上，通过此管置入 22F 的直动脉插管，予以牢靠的结扎固定，并通过静脉引流管邻近的皮肤穿出。在自身心脏彻底排出空气，整个 LVAD 系统预充后，患者就可脱离 CPB，直接转换至 LVAD，LVAD 可保证 3～4L/min 的流量，前向性心脏搏出持续地提供了体循环搏动性血流，大约为 $3L/(min \cdot m^2)$，超声心动图可用于确定流入管位置和真空状况。

注射鱼精蛋白（protamine）后，关闭胸骨和胸部切口，在辅助循环支持期间可拔除气管插管。为了减少出血，12 小时内免于抗凝治疗。一旦胸腔引流管引流小于 50ml/h，开始输注肝素，使活化部分凝血活酶时间为基础值的 1.5～2.5 倍，缺血性损伤后辅助支持恢复期一般少于 7 天。在这个时间段内，Levitronix 泵是值得信赖、安全和有效的。护理人员的管理非常容易和轻松，套管的应用避免了因出血和拔管而需再次手术等问题。

对将要移除装置的患者，每日通过将辅助泵流量降低为 2L/min 进行心功能评估。心功能逐渐改善后，患者返回手术室，关掉泵，撤除套管。将植入管道吻合处予以结扎，防止血栓形成。作为后期治疗的一部分，IABP 应持续再应用 24～48 小时。

迄今为止，Levitronix Centrimag 泵已经应用于成千上万例患者中，其中大约 45% 接受了心脏术后抢救性辅助支持，平均时间为 9 天，存活率为 53%。通过预测术后病情恶化状况，在可逆性缺血后心肌顿抑期间，选择性使用血泵预防心源性休克，有可能使 47% 的死亡率大为降低。

（刘淼淼　曹先通　郜　扬　师　桃 译　梁强荣 审）

参考文献

1. **McMurray JJ, Stewart S** (2000). Epidemiology, etiology and prognosis of heart failure. *Heart*, **83**, 596–602.

2. **The CONSENSUS Trial Study Group** (1987). Effects of enalapril on mortality in severe congestive heart failure. Results of the Co-operative Scandanavian Enalapril Survival Study (CONSENSUS). *N Engl J Med*, **316**, 1429–35

3. **Rose EA, Gelijns AL, Moskowitz AJ,** *et al.*; **Randomized Evaluation of Mechanical Assistance for the Treatment of Congestive Heart Failure (REMATCH) Study Group** (2001). Long-term mechanical left ventricular assistance for end-stage heart failure. *N Engl J Med*, **345**, 1435–43.

4. **Adamson PB, Abraham WT, Love C, Reynolds D** (2004). The evolving challenge of chronic heart failure management: a call for a new curriculum for training heart failure specialists. *J Am Coll Cardiol*, **44**, 1354–7.

5. **Dec GW, Fuster V** (1994). Idiopathic dilated cardiomyopathy. *N Engl J Med*, **331**, 1564–75

6. **ACC/AHA** (2001). Guidelines for the evaluation and management of chronic heart failure in adults: executive summary. *J Am Coll Cardiol*, **38**, 2101–13.

7. **Westaby S** (2004). Coronary revascularisation in ischaemic cardiomyopathy. *Surg Clin North Am*, **84**, 179–99.

8. **Yoshida F, Gould KL** (1993). Quantative relation of myocardial infarct size and myocardial viability by positron emission tomography to left ventricular ejection fraction and 3-year mortality with and without revascularisation. *J Am Coll Cardiol*, **22**, 984–97.

9. **Tjan TDT, Kondruweit M, Scheld HH,** *et al.* (2000). The bad ventricle—revascularisation versus transplantation. *J Thorac Cardiovasc Surg*, **48**, 9–14.

10. **Raymond KJ, Edwin W, Allen R** *et al.* (2000). The use of contrast-enhanced magnetic resonance imaging to identify reversible myocardial dysfunction. *New Engl J Med*, **343**, 1445–53.

11. **Hausmann H, Topp H, Siniawski H** *et al.* (1997). Decision making in the end stage coronary artery disease. Revascularisation or heart transplantation. *Ann Thorac Surg*, **64**, 1296–302.

12. **Haas F, Haetinel CJ, Picker W,** *et al.* (1997). Preoperative positron emission tomographic viability assessment and perioperative and postoperative risk in patients with advanced ischemic heart disease. *J Am Coll Cardiol*, **30**, 1693–700.

13. **Luciani GB, Gaggani G, Razzaloni R,** *et al.* (1993). Severe ischemic left ventricular failure: coronary operation or heart transplantation? *Ann Thorac Surg*, **55**, 719–23.

14. **Bax JJ, Visser FC, Poldermans D,** *et al.* (2001). Time course of functional recovery of stunned and hibernating segments after surgical revascularisation. *Circulation*, **104**(Suppl I), 314–18.

15. **Hass F, Jennen L, Heinzmann U,** *et al.* (2001). Ischemically compromised myocardium displays different time course of functional recovery: correlation with morphological alterations. *Eur J Cardiothorac Surg*, **20**, 290–8.

16. **Hickey MS, Smith LR, Muhlbaier LH,** *et al.* (1988). Current prognosis of ischemic mitral regurgitation. Implications for future management. *Circulation*, **78**, 151–9

17. **Dor V, Sabatier M, Di Donato M,** *et al.* (1998). Efficacy of endoventricular patch plasty in large post infarction akinetic scar and severe left ventricular dysfunction: comparison with a series of large dyskinetic scars. *J Thorac Cardiovasc Surg*, **116**, 50–9.

18. **Athanasuleas CL, Stanley AW, Jr, Buckberg GD,** *et al.* (2001). Surgical anterior ventricular endocardial restoration (SAVER) in the dilated remodelled ventricle after anterior myocardial infarction. RESTORE Group. Reconstructive endoventricular surgery, returning torsion original radius elliptical shape to the LV. *J Am Coll Cardiol*, **37**, 1199–209.

19. **Mark DB, Knight JD, Velazquez JG,** *et al.* (2009). Quality of life and economic outcomes with surgical ventricular reconstruction in ischemic heart failure: results from the Surgical Treatment for Ischemic Heart Failure Trial. *Am Heart J*, **157**, 837–44.

20. **Yoon DY, Smedira NG, Nowicki ER,** *et al.* (2010). Decision support in surgical management of ischemic cardiomyopathy. *J Thorac Cardiovasc Surg*, **139**, 283–93.

21. **Deng MC** (2004). Orthotopic heart transplantation: highlights and limitations. *Surg Clin N Am*, **84**, 243–55.

22. **Saito S, Nishinaka T, Westaby S** (2004). Hemodynamics of chronic non-pulsatile blood flow: implications for LVAD development. *Surg Clin North Am*, **84**, 61–74.

23. **Aaronson KD, Patel H, Pagani FD** (2003). Patient selection for ventricular assist device therapy. *Ann Thorac Surg*, **75**, 529–35.

24. **Goldstein DJ, Oz MC** (2000). Mechanical support for post cardiotomy cardiogenic shock. Semin Thorac Cardiovasc Surg, **12**, 220–8.

25. **Samuel LE, Holmes EC, Thomas MP,** *et al.* (2001). Management of acute cardiac failure with mechanical assist: experience with the Abiomed BVS 5000. *Ann Thorac Surg*, **71**, 567–72.

26. **Krishnamani R, DeNofrio D, Korstam MA** (2010). Emerging ventricular assist devices for long term cardiac support. *Nat Rev Cardiol*, 7, 71–6

27. **Muller J, Wallukat G, Weng Y,** *et al.* (2001). Predictive factors for weaning from a cardiac assist device. An analysis of clinical, gene expression and protein data. *J Heart Lung Transplant*, **20**, 202–7.

28. **Zhang J, Narula J** (2004). Molecular biology of myocardial recovery. *Surg Clin North Am*, **84**, 223–42.

29. **Maybaum S, Kamalakannan G, Murthy S** (2008). Cardiac recovery during mechanical assist device support. *Semin Thorac Cardiovasc Surg*, **20**, 234–46.

30. **Mancini DM, Beniaminovitz A, Levin H,** *et al.* (1988). Low incidence of myocardial recovery after left ventricular assist device implantation in patients with chronic heart failure. *Circulation*, **98**, 2383–9.

31. **Maybaum S, Mancini D, Xydas S,** *et al.* (2007). Cardiac improvement during mechanical circulatory support: a prospective multicentre study of the LVAD working group. *Circulation*, **115**, 2497–505.

32. **Yoon DY, Smedira NG, Nowicki ER,** *et al.* (2010). Decision support in surgical management of ischemic cardiomyopathy. J Thorac Cardiovasc Surg, **139**, 283–93.

33. **Lai VK, Linares-Palomino J, Nadal-Ginard B, Galinanes M** (2009). Bone marrow cell-induced protection of the human myocardium: characterization and mechanism of action. *J Thorac Cardiovasc Surg*, **138**, 1400–8.

34. **Gnechi M, Zhang Z, Ni A, Dzau VJ** (2008). Paracrine mechanisms in adult stem cell signaling and therapy. *Circ Res*, **103**, 1204–9.

35. **Kocher AA, Schuster MD, Szabolcs MJ,** *et al.* (2001). Neovascularisation of ischemic myocardium by human bone-marrow derived angioblasts prevents cardiomyocyte apoptosis, reduces remodeling and improves cardiac function. *Nat Med*, 7, 430–6.

36. **Amado LC, Saliaris AP, Schuleri KH,** *et al.* (2005). Cardiac repair with intramyocardial injection of allogenic mesenchymal stem cells after myocardial infarction. *Proc Natl Acad Sci USA,* **102,** 11474–9.

37. **Anastasiadis K, Antonitsis P, Argiradou H,** *et al.* (2011). Hybrid approach of ventricular assist device and autologous bone marrow stem cell implantation in end stage ischemic heart failure enhances myocardial perfusion. *J Trans Med,* **9,** 12.

38. **O'Connor GT, Birkmeyer JD, Dacey LJ,** *et al.* (1988). Results of a regional study of modes of death associated with coronary artery bypass grafting. *Ann Thorac Surg,* **66,** 1323–8.

39. **Marso SP, Bhatt DL, Roe MT,** *et al.* (2000). Enhanced efficacy of eptifibatide administration in patients with acute coronary syndrome requiring in-hospital coronary artery bypass grafting. *Circulation,* **102,** 2952–8.

40. **Liu JY, Birkmeyer NJO, Sanders JH** (2000). Risks of morbidity and mortality in dialysis patients undergoing coronary artery bypass surgery. *Circulation,* **102,** 2973.

41. **Goldstein DJ, Oz MC** (2000). Mechanical support for postcardiotomy cardiogenic shock. *Semin Thorac Cardiovasc Surg,* **12**(3), 220–8.

42. **Smedira NG, Blackstone EH** (2001). Postcardiotomy mechanical support: risk factors and outcomes. *Ann Thorac Surg,* **71**(3 Suppl), S60–6.

43. **Westaby S** (2002). League tables, risk assessment and an opportunity to improve standards. Br J Cardiol (Acute Interv Cardiol), **9,** 5–10.

44. **Lazar HL, Buckberg GD, Foglia RP,** *et al.* (1981). Detrimental effects of premature use of inotropic drugs to discontinue cardiopulmonary bypass. *J Thorac Cardiovasc Surg,* **82,** 18–25

45. **Marra C, De Santo LS, Amarelli C,** *et al.* (2002). Coronary artery bypass grafting in patients with severe left ventricular dysfunction: a prospective randomized study on the timing of perioperative intraaortic balloon pump support. *Int J Artif Organs,* **25,** 141–6.

46. **Christenson JT, Simonet F, Badel P,** *et al.* (1999). Optimal timing of preoperative intra-aortic balloon pump support in high-risk coronary patients. *Ann Thorac Surg,* **68,** 934–9.

47. **Christenson JT, Cohen M, Ferguson III JJ,** *et al.* (2002). Trends in intraaortic balloon counterpulsation complications and outcomes in cardiac surgery. *Ann Thorac Surg,* **74,** 1086–91.

48. **Lim CH, Son HS, Baek KJ,** *et al.* (2006). Comparison of coronary artery blood flow and hemodynamic energy in a pulsatile pump versus a combined nonpulsatile pump and an intra-aortic balloon pump. *ASAIO J,* **52**(5), 595–7.

49. **Torchiana DF, Hirsch G, Buckley MJ,** *et al.* (1997). Intra-aortic balloon pumping for cardiac support: trends in practice and outcome 1968–1995. *J Thorac Cardiovasc Surg,* **113,** 4, 758–69.

50. **Ferguson JJ, Cohen M, Freedman RJ,** *et al.* (2001). The current practice of intra-aortic balloon counterpulsation: results from the Benchmark Registry. *J Am Coll Cardiol,* **38,** 1456–62.

51. **Busch T, Sirbu H, Zenker D** (1999). Vascular complications related to intra-aortic counterpulsation: an analysis of a 10-year experience. *Thorac Cardiovasc Surg,* **45,** 55–9

52. **Pae WE Jr, Miller CA, Matthews Y, Pierce WS** (1992). Ventricular assist devices for postcardiotomy cardiogenic shock. A combined registry experience. *J Thorac Cardiovasc Surg,* **104**(3), 541–52.

53. **Golding LA, Crouch RD, Stewart RW,** *et al.* (1992). Postcardiotomy centrifugal mechanical ventricular support. *Ann Thorac Surg,* **54**(6), 1059–63.

54. **DeRose JJ Jr, Umana JP, Argenziano M,** *et al.* (1997). Improved results for postcardiotomy cardiogenic shock with the use of implantable left ventricular assist devices. *Ann Thorac Surg,* **64**(6), 1757–62.

55. **Westaby S, Balacumaraswami L, Evans BJ,** *et al.* (2007). Elective transfer from cardiopulmonary bypass to centrifugal blood pump support in very high-risk cardiac surgery. *J Thorac Cardiovasc Surg,* **133**(2), 577–8.

第 10 章

心房颤动的外科治疗

Jason O.Robertson，Lindsey L.Saint，and Ralph J.Damiano，Jr

引言

心房颤动（atrial fibrillation，AF；简称房颤）是所有心律失常中最常见的一种，约占因心律不齐住院患者的近三分之一[1]。欧盟房颤患者将近 450 万人，美国大约 200 万人。房颤的患病率随着年龄的增长而增加，在 60 岁以上人群中房颤发生率约占 4%，80 岁及以上人群中发生率近 9%。房颤最严重并发症是血栓栓塞和由此导致的脑卒中[2]；然而，其较高的发病率和死亡率却是因为心房收缩功能丧失导致血流动力学的损害，进而房室不同步运动引起充血性心力衰竭急性发作，以及心动过速引发心肌病。因此，房颤对社会经济发展有巨大的影响[3]。伴随着美国人口老龄化，未来房颤将给社会造成更大的公共卫生负担。最近的一项研究预测，到 2050 年，诊断为房颤的美国人口数将会增加到 1 000 多万[4]。

现用于治疗房颤的药物有许多弊端。抗心律失常药物有明显副作用，使治疗复杂化，并且可能需要华法林抗凝治疗[1,5]。此外，这些药物的疗效十分有限。相反地，试图控制心室率的策略使患者仍处于房颤状态，因而无法解决这种心律失常所导致的血流动力学损害。

Cox 迷宫手术

1987 年，James Cox 博士在圣路易斯华盛顿大学最先介绍了临床上有效治疗房颤的外科方法[6-8]。这项技术现在被称为 Cox 迷宫手术，开展该手术最初目的是阻断多个大的折返回路。因为这些折返回路被公认为存在于心房中，因此能够消除房扑或房颤。与以往手术不同，Cox 迷宫手术成功的恢复了房室活动的同步性与窦性心律，从而显著地降低了血栓栓塞、脑卒中与血流动力学受损的危险[9]。Cox 迷宫手术是通过左、右心房的手术切口方式而设计，切口的设置保证了窦房结仍能传导窦性节律（图 10.1）；从而激活大部分心房心肌有序运动，并在大多数患者中维持了心房的输送功能[10]。

Cox 迷宫手术的最初版本由于晚期变时性功能不全而变得复杂，导致了心脏起搏器植入的发生率高，以及手术的复杂性高。第三版重新设计的 Cox 迷宫Ⅲ型

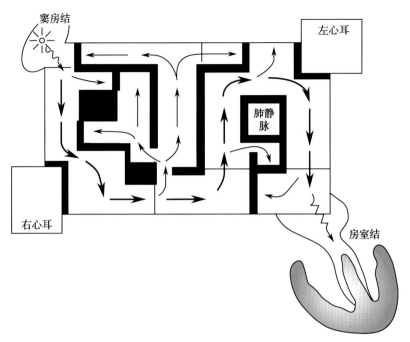

图 10.1 最初的迷宫手术被概念化为一种手术切口的模式,通过阻断大折返回路,同时仍然允许传播窦性心律来中止心房颤动。切除两个心耳,并隔离肺静脉

手术已成为外科治疗房颤的金标准(图 10.2)[7, 11]。虽然 Cox 迷宫Ⅲ型手术可以有效地消除房颤,但由于技术难度仍然较大,且明显地延长了体外循环时间,因此还无法获得广泛的认可。在过去 10 年中,很多研究团队已经使用各种不同的能量手段,建立消融线来取代传统的“切和缝”损伤方法,为了使手术更简单和更快捷[12]。2002 年,我们外科小组介绍了 Cox 迷宫Ⅳ型手术,该手术采用双极射频消融和冷冻消融相结合的方式,有效地替代了 Cox 迷宫Ⅲ型手术中大部分切口手术(图 10.3)。

这些消融辅助下的 Cox 迷宫手术已被广泛采用,每年由此治疗房颤的手术数量大幅度增加[13]。据美国胸外科医师协会国家数据库报告,在 2005 年,在全国范围内的 700 多家研究机构,对 12 737 名患者(占心脏手术患者的 5%)进行了房颤外科治疗,而在 2004 年时仅有 3 987 名患者施行手术。2004 年之前,由于手术例数太少,则完全没有报告。

外科消融手术

外科消融技术的发展与兴起在技术层面上将一个难度高、耗时长的操作,转变成实施更易、费时更短和创伤更小的手术。然而,文献中报道许多新技术的兼

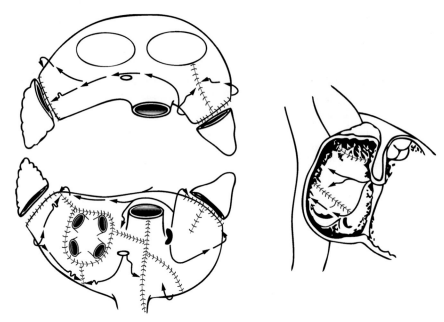

图 10.2 传统的"切和缝"——Cox 迷宫 III 型手术的切口设置

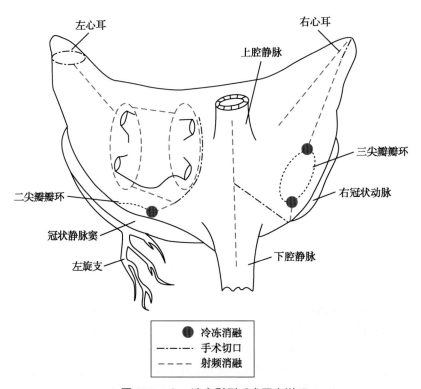

图 10.3 Cox 迷宫 IV 型手术图表说明

容并用引起了人们困惑，以至于不知道哪一种能量手段最好。因此，必须了解现有每一种消融技术的相对优势和缺陷。在临床上早期使用的一些能源，如微波和激光技术，现在已经退出了治疗领域，因此将不再进一步讨论。

　　一个理想的设备需要符合以下标准。首先，它必须通过消融线产生可靠的双向传导阻滞。这就需要产生一个透壁性损伤，因为即便是在消融线中残留些许小间隙，也可以传导窦性和颤动性信号[14-16]。其次，消融设备必须是安全的。这需要精确地确定剂量 - 效应曲线，以界定消融过度或不足，以及控制对周围重要心脏结构如冠状窦、冠状动脉和瓣膜等附件的潜在损害。再次，消融设备应保证房颤手术简捷、耗时少。这就要求该设备能快速产生损伤，可直观地使用，并且具有足够的长度和灵活性。最后，该装置也应该适用于微创操作。这包括可以通过很小的入路切口或端口而插入设备。对于孤立性房颤的治疗，还需要该设备能够在跳动的心脏上产生透壁性损伤，而无须体外循环辅助。无法达到这一点是单极能量消融的最大缺憾。截至目前，还没有任何设备符合所有这些标准。以下部分将简要总结目前应用的消融技术。

冷冻消融

　　冷冻消融是通过冻结而非加热方式来破坏心肌组织的独特方法。冷冻消融所产生的冰晶导致细胞膜的急性破裂以及微血管损伤，从而引起慢性局部组织缺血，这有利于保全心肌纤维骨架和胶原结构，因此用于瓣膜组织周围区域是较为安全的[17, 18]。也有证据表明诱导细胞凋亡在后期损伤扩展中发挥着作用[19]。损伤的大小和深度取决于探头温度、消融时间、组织的导热系数和温度以及冷冻剂的选择[17]。

　　商业上可获得的低温能量的来源是一氧化二氮或氩气。在一个大气压下，一氧化二氮能够达到 −89.5℃ 的温度，而氩气具有最低温度为 −185.7℃。一氧化二氮技术具有明确的疗效和安全性，它通常是可靠的，除了冠状动脉周围。研究显示冷冻消融术后远期可产生内膜增生[18, 20]。冷冻消融的潜在缺点是引发损伤需要相对较长的时间（1～3min），以及在跳动的心脏上很难完全接触造成透壁性损伤。此外，如果在跳动的心脏外膜消融时出现血液冻结与凝固，可能会成为血栓栓塞的潜在来源。

射频能量

　　射频（radiofrequency，RF）能量是应用频率足够高的交流电流，以防止心肌快速去极化和诱发心室颤动，但又低到足以防止组织汽化和穿孔，从根本上说是使用热能来产生损伤[21]。损伤的大小范围取决于电极接触组织的界面温度、电流和电压（功率）以及释放的时间。因此，病变的深度受制于炭化、心外膜脂肪、心肌和心内膜血流以及组织厚度。使用滴水冲洗装置就是为了减少炭化。

目前已经开发了许多单极射频装置用来消融，其中一些经过改良后兼有冲洗和吸引功能。虽然干燥的单极射频装置已经显示在停跳的动物心脏模型上只要进行足够长的时间消融，就可以产生透壁性损伤，但是在人体中并不总能成功。在二尖瓣手术期间进行 2min 的心内膜消融术后，仅有 20% 的消融损伤是透壁性的 [22]。跳动下心脏的心外膜消融更成问题。动物研究一致表明，单极射频无法在跳动的心脏上产生心外膜透壁性损伤 [23]，而且人类心外膜射频消融也只有 10% 的损伤是透壁性的 [24]。

为了克服这个问题，人们开发了双极射频钳夹。对于双极射频，其电极嵌入在夹钳的钳口中以集中地输送能量。屏蔽电极不受血液循环影响，可以提高和缩短损伤过程并防止附带损伤，目前已经证明双极消融能够在动物和人类跳动的心脏上产生透壁性损伤，消融时间通常少于 20s [25-27]。

双极射频能量相对于单极射频的另一个优点是其安全性。据报道，单极射频装置存在一些临床并发症，包括冠状动脉损伤、脑血管意外和食管穿孔 [28-31]。双极射频技术通过将能量局限在夹钳的钳口内来消除这种附带损害。此外，AtriCure 和 Medtronic 的设备能够通过测定电极之间的组织电导量算法，来预测病变透壁性；而 Estech 设备使用温度控制算法，从而专门制订出针对组织生理特征的输出能量。尽管这些设备在临床上广泛使用，但还没有发现任何损伤。双极射频装置的一个缺点是需要夹紧组织。这就局限其手术设置，尤其是在跳动的心脏上，需要辅助使用单极技术来实施完善的 Cox 迷宫手术。

高强度聚焦超声

高强度聚焦超声（high-intensity focused ultrasound，HIFU）是临床上用于外科消融的另一种方式（St.Jude Medical，St.Paul，MN）。在这些设备中，超声波穿透组织，导致压缩、折射和粒子运动，它们被转化为动能，最终产生热凝固组织坏死。HIFU 是一种单极源，在距探头一定距离的聚焦区域产生高强度能量；据报道，它可以在不到 2 秒的时间内，通过心外膜脂肪组织产生透壁性心外膜损伤，而不会影响中间和周围组织。在能量聚焦点和旁侧的组织之间存在较大的温度梯度，靶向组织温度可迅速升高至 80℃。

HIFU 技术的一个优点是其热消融机制。与通过温度传导的加热或冷冻组织的其他能量源不同，它会根据与能量源的距离产生一个逐渐变化的反应，并且容易使血管附近的温度降低，HIFU 通过在声波聚焦体积中直接加热以消融组织。因此，它更不容易受到这种散热效应的影响。

一些使用 HIFU 技术的临床研究已经显示出良好的效果 [32-35]。但是，HIFU 装置在产生可靠的透壁性损伤方面还没有独立的实验验证，而且据最近的临床使用也并不那么乐观 [36]。另外，由于病理状态下心房壁厚度的变化，这些装置确定好的穿透深度可能是存在问题的。

总之，每种消融技术都有其自身的优点和缺点。一些装置无法在跳动的心脏上产生有效的透壁性损伤，这从根本上局限了它们的临床适用性，阻碍其在孤立性房颤中开展微创手术。进一步探究每一种外科消融技术对心房血流动力学、功能和电生理学的影响，将会促进消融技术在手术中更合理地运用。

外科消融的适应证

在对内科难治性、孤立性房颤患者的治疗中，尽管基于导管消融和 Cox 迷宫手术的相关作用仍然存在争议，但目前有许多伴有房颤的患者正在接受心脏手术，这些病人将得益于手术消融治疗。我们回顾总结 1996—2005 年华盛顿大学的临床经验，涉及瓣膜手术的患者术前房颤发生率为 22%，同期施行瓣膜病和冠心病手术的患者术前房颤发生率为 24%。最近，在一份共识声明中手术对房颤的作用得到了澄清和认可 [37]。它明确地指出了房颤的外科消融手术适用于：①进行其他心脏手术时，所有伴有明显症状的房颤患者；②进行心脏手术时，选择无症状性房颤患者进行消融，且意外风险很小；③对有症状的房颤患者，曾经一次或多次经导管消融无效，或者是不适于导管消融，更愿意接受外科消融者。因此，对导管消融而言，外科手术是一个补充性而不是竞争性的技术路径。

共识声明中没有概括外科消融的相对适应证。首先是持续性房颤患者因高风险脑卒中（CHADS 分数≥2）需要接受抗凝治疗但又有禁忌证；多达三分之一接受华法林临床筛选试验的房颤患者被认为不适合进行慢性抗凝治疗，因为他们有较高的出血并发症风险 [38-40]。在一项研究中，发现针对房颤抗凝治疗的患者颅内出血年发病率为 0.9%，重要脏器出血并发症的总发生率为每年 2%～3% [41]。相反，即使是高危患者，Cox 迷宫手术结束后患者抗凝治疗下卒中发生率也明显降低。在平均随访（6.9±5.1）年后，450 例患者中仅有 5 例脑卒中，而且在 CHADS 分数≥2 和＜2 的两组患者中脑卒中发生率没有差异性 [42]。在其他一些研究中，Cox 迷宫手术后较低的脑卒中发生率也有同样结果的报道 [9, 43]。许多研究表明，在同时进行瓣膜手术的患者中，增加 Cox 迷宫手术可以降低心源性和脑卒中相关的晚期死亡风险 [44, 45]。然而，还没有前瞻性的随机研究证明该人群的生存率和其他益处。

最后，对于持续性房颤患者，即使充分抗凝治疗，仍有脑血管意外事件发生，所以需要考虑切除左心耳合并外科房颤治疗，因为这些患者存在很高的反复发作性神经系统事件的风险。使用华法林抗凝治疗可能使房颤患者缺血性和出血性脑卒中的风险降低 60% 以上，但不能完全消除这一严重并发症 [2, 46]。在我们研究所接受 Cox 迷宫 Ⅲ 型手术的患者中，有 19% 术前曾至少发生过一次重大的脑血栓栓塞事件 [47]；在平均随访（3.8±3.0）年后，虽然 90% 的患者在最后随访时已停止了抗凝治疗，但只有不到 1% 的患者出现晚期卒中 [9]。此外，来自日本的一项研究也证实了在随访 8 年的慢性房颤患者中，对仅进行二尖瓣置换患者与同时行 Cox 迷宫手术的二尖瓣置换患者进行比较，前者的卒中发生率增加了 10%[48]。

手术结果

Cox 迷宫Ⅲ型手术

Cox 迷宫Ⅲ型手术具有良好的长期疗效。在我们华盛顿大学的系列研究中，接受该手术的 198 名连续病例，在平均随访的 5.4 年中，97% 的患者没有出现房颤症状。而接受单一 Cox 迷宫手术与同时进行联合手术的患者在治愈率上没有差异性[47]。全球其他研究机构所采用传统的"切和缝"方法，也取得了类似的结果[49-51]。

我们使用双极射频和冷冻消融（即 Cox 迷宫Ⅳ型手术）的结果同样是令人鼓舞的[12, 52]。最近，我们研究所在 2002 年 1 月至 2010 年 5 月期间进行了一项前瞻性单中心研究[52]，随访了连续 100 例单一房颤患者。入组患者有阵发性房颤（31%），持续性房颤（6%）和长期持续性房颤（63%），平均随访时间为（17±10）个月。这项研究显示，在 6 个月、12 个月和 24 个月时术后房颤未复发的比例分别为 93%、90% 和 90%；在相同的时间点，没有使用抗心律失常药物而房颤未复发的比例分别为 82%、82% 和 84%。在我们中心的一组 282 名患者中，其中大多数患者采用 Cox 迷宫Ⅳ型手术和联合其他心脏手术，在 3 个月、6 个月、12 个月时，房颤未复发的比例分别为 89%、93% 和 89%，结果是相近的[53]。然而，由于本研究的随访更严格，且终点更明确，这些研究难以与之前的 Cox 迷宫Ⅲ型手术研究结果进行比较。在三个时间点记录动态心电图监测数据，将房颤复发定义为任一发作持续超过 30 秒。我们小组进行单独的倾向性分析显示，在 3 个月、6 个月或 12 个月时 Cox 迷宫Ⅲ和Ⅳ型手术组之间房颤未复发的比例没有显著的差异[54]。

有意义的是，我们的研究小组业已证实，通过创建一个"盒"型来隔离整个左房后壁，要比单独隔离左右肺静脉效果更好，无论肺静脉之间有无连接一起的消融（图 10.4）[52, 55]。Weimer 等人的研究中，接受"盒"型隔离 78 例患者，与采用不同肺静脉隔离方法的患者进行比较，前者具有更高的房颤消除率（96% vs 86%）和抗心律失常药物解除率（79% vs 47%）。术后 7% 的患者需要起搏器用于变时性心功能不全或慢性结性心律，无晚期卒中；术后 30 天内有 1 例死亡（1%）。

Cox 迷宫Ⅳ型手术也显著地缩短了单独使用 Cox 迷宫程序所用的平均钳夹时间，从 Cox 迷宫Ⅲ型所耗的（93±34）min 缩短到 Cox 迷宫Ⅳ型所用的（41±13）min（$P < 0.001$）[52]，在联合心脏手术中，则从 Cox 迷宫Ⅲ型手术组（122±37）min 缩短至 Cox 迷宫Ⅳ型手术组（92±37）min（$P < 0.005$）[25]。

1 年时房颤晚期复发的风险因素包括：左房直径增大，没有完整的隔离左心房后壁，以及早期房性快速性心律失常[53]。一些研究证实，左心房的增大与手术

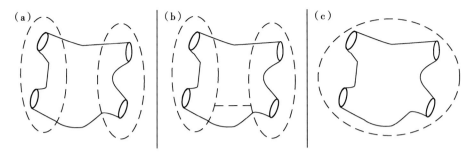

图 10.4　肺静脉隔离法示意图。（a）肺静脉分别隔离。（b）肺静脉隔离伴有连接性消融。（c）一个 "盒" 型左房后壁隔离

失败有关[43, 56]；我们小组的研究也清楚地证明，一旦左心房大于 8cm，复发的可能性超过 50%[53]。早期房性心动过速与心房的优势比相关（$P = 0.01$），这可能是长期房颤患者心房底物病理进展的一个标志。

左房消融的设置

　　一些研究中心建议仅局限于左心房进行消融以治疗房颤。Deneke 及其同事在一份前瞻性分析报告中提供了一些证据，表明对于慢性房颤患者在同时进行外科心脏手术时，左房消融与双房消融一样有效[57]。这一认识得到了阵发性房颤似乎大多是源于肺静脉周围和左心房后壁的事实支持。左心房消融通常涉及肺静脉隔离，并连接至二尖瓣环的消融，以及左心耳切除。许多用于消融设置的技术已经取得了不同程度的疗效[30, 58-65]。

　　迄今，在外科手术群体中还没有关于双房与左房消融的随机试验，因此对传统的 Cox 迷宫手术中右心房消融的重要性还难以界定。由 Ad 及其同事发表的文献所进行的荟萃分析显示，与左房消融的单一设置相比，双房消融设置的房颤消除率明显要高（分别为 87% 与 73%，$P = 0.05$）[66]。此外，在一项持续性房颤患者中接受二尖瓣手术和左心房射频消融（radiofrequency ablation，RAF）与单纯二尖瓣手术的随机试验表明，1 年随访时，RFA 组患者有 44.4% 的出现窦性心律（与之相比，在单纯瓣膜手术组的患者仅为 4.5%）[67]。然而，值得注意的是心内膜表面应用单极射频消融装置产生的损伤，却可能没有提供透壁性消融的效果。不管怎样，考虑到我们研究小组术中对房颤患者仅做左房消融，其结果是房颤消除率较低也就不足为奇了；其他研究表明源于左房的房颤消除率约占 30%[68-70]。

　　关于 Cox 迷宫手术特定的左心房消融，还很难确认每一个消融部位精准的重要性。然而所有外科医生都一致认为隔离肺静脉极为关键。Gillinov 等人已经在一项回顾性研究中揭示了左心房峡部的重要性[71]。在一项罕见的随机试验中，Gaita 和合作者调研了单一肺静脉隔离组与两个相间消融组，其中都包括左心房峡部消融。在这项研究中，2 年随访时单一肺静脉隔离组的正常窦性心律仅 20%，

而其他组为 57%（*P* < 0.006）[60]。此外，正如刚才所讨论的，我们已经阐述了肺静脉周围的"盒"型消融的重要价值。因此，可能需要大多数左心房 Cox 迷宫消融组合以地确保高成功率；然而，还没有随机试验最终阐明精确的左心房消融设置。必须强调的是，复发性心房扑动或心动过速是一种众所周知的仅发生于左心房消融时常见的并发症，业已报道了接受该手术时多达 13%～21% 的患者发生上述情况[61, 72]。

肺静脉隔离

单一肺静脉隔离（pulmonary vein isolation，PVI）的结果是可变的。虽然大多数阵发性房颤源于肺静脉周围[73]，但还有 30% 以上触发源于其他部位[74]。然而，PVI 是一个很有吸引力的治疗选择，因为它可通过小的或内窥镜切口和非体外循环下完成。在手术 PVI 的第一份报告中，Wolf 和其同事报道，91% 接受视频辅助下双侧 PVI 和左心耳切除的患者在随访 3 个月中未发生房颤[75]。Edgerton 等对 57 例进行 PVI 并神经丛消融术的患者进行了更全面的随访，结果发现 82% 的阵发性房颤患者在术后 6 个月时也无房颤，其中 74% 患者未使用抗心律失常药物[76]。紧随其后地对阵发性房颤患者的研究也显示了令人满意的结果。McClelland 等报道，在阵发性房颤接受 PVI 加神经丛消融治疗 21 例患者的研究中，88% 的患者在 1 年内没有使用抗心律失常药物而无房颤复发[77]。最近，一项大型单中心试验报告了 45 名接受 PVI 加神经丛消融治疗的患者，在 1 年内单次手术成功率达 65%，这些患者包括了持续性和阵发性房颤者。一个多中心的试验报告指出，在一个更加多样化的患者群体中，包括一些长期持续性房颤患者在内，87% 维持了正常窦性心律；而那些长期持续性房颤的患者只有 71% 恢复正常窦性心律[78]。

PVI 的成功在很大程度上取决于患者群体的选择，因为长期持续性房颤患者的治疗效果一直较差。在 Edgerton 及其研究小组的一项研究中，其中只有 56% 的患者在 6 个月时没有房颤（35% 未用抗心律失常药物）[79]。伴随其他联合手术，PVI 成功率更低。在接受心脏手术附加 PVI 的 23 例患者中，在最后一次随访［（23±15）个月］时只有 59% 的患者不发生房颤[12]；而将阵发性和持续性房颤患者各自分析时，上述百分比分别为 70% 和 43%。Tada 及其同事报道在二尖瓣疾病中，在 66 例接受 PVI 治疗的患者中，61% 的患者无房颤复发，只有 17% 的不再使用抗心律失常药物[80]。这些结果强调了需要充分了解房颤的电生理基础，以便为任何个体患者实施最佳的手术方案。

神经丛消融

电生理学研究已经表明，聚集在心外膜脂肪垫中的神经丛以及局部自主神经节在房颤的发生和维持中扮演重要角色[81, 82]。肺静脉口心肌袖和邻近的心房肌是由这些神经丛所支配。因此，一些外科医生为 PVI 增添了神经丛消融，期望提高手术效果。已有一些初步的手术结果是令人满意的。2005 年，Scherlag 及其同事报道了 74 例孤立性房颤患者的神经丛消融联合导管下 PVI 的研究。在平均随访相对较短的 5 个月后，91% 的患者无房颤复发[82]。然而，只是作为随机临床试验的一部分，没有任何直接的对比试验研究。

此外，迷走神经切除术的作用和神经丛消融的长期疗效尚不清楚。我们以及其他研究室的实验证据表明，在神经丛消融后 4 周内，自主神经功能得以恢复[83-85]。然而令人担忧的是，神经再支配可能不均匀，并且可能产生更容易引起心律失常的条件。在最近的一份报告中，Katritsis 及其同事单独施行左心房神经丛消融治疗了 19 例阵发性房颤患者，其中 14 名患者（74%）在 1 年随访期间房颤复发[86]。由于这些并不理想的结果和缺乏长期随访，所以我们不主张和推荐神经丛消融治疗房颤。神经丛消融应保留给参与临床试验的中心。

外科技术

目前用于房颤手术治疗的三种外科方法是 Cox 迷宫手术、左心房切口设置组合和肺静脉隔离术。本节将围绕这些手术方法的重要技术细节进行讨论。

Cox 迷宫Ⅳ型手术

大多数中心已经利用各种不同能量源所产生的消融切口取代了最初的 Cox 迷宫Ⅲ型手术中所描述的"切和缝"技术。我们研究所已经成功地使用双极射频来替代 Cox 迷宫Ⅲ型手术中大部分手术切口，我们称之为 Cox 迷宫Ⅳ型手术（图 10.3）[87]。

Cox 迷宫Ⅳ型手术是通过胸骨正中切开或微创右胸小切口在体外循环下进行。需要对右肺静脉和左肺静脉（pulmonary veins，PV）钝性分离。如果患者在手术时处于房颤状态，则在手术进行之前给予胺碘酮和电复律。从每个肺静脉获得起搏阈值，然后使用双极射频装置隔离 PV，这样一条线状消融形成的心房组织分别环绕左右 PV。通过明确地阻滞了每个肺静脉的出口和 / 或入口，来证实心电隔离的充分性和完整性。

在心脏跳动下进行右心房切口设置，即通过右心耳基底部缝置一个小的荷包线，并作一个心房垂直切口（图 10.5）。使用双极射频装置完成多个消融性切口。由于在三尖瓣环区域难以应用双极射频钳，可使用冷冻消融或单极能量装置以完成该区域内的心内膜消融连接。

接下来，通过冷停搏液灌注心脏使其停跳。切除左心耳，通过心耳切口双极射频消融钳进入其中一条左肺静脉，完成心耳切口与肺静脉的连接消融线。接着，通过标准左心房切口，使用双极射频钳完成从左心房顶延伸到右下肺静脉剩余部位消融线（图 10.6）。通过将切口与左上、下肺静脉连接，有效地隔离整个左

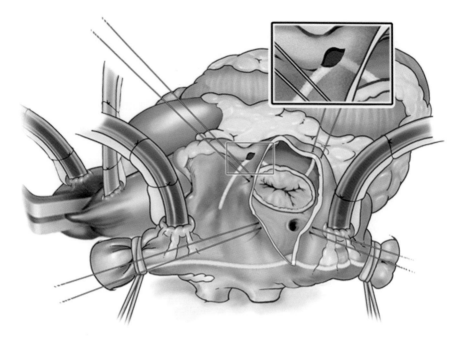

图 10.5 右心房切口设置的示意图。双极射频消融以白线表示。冷冻消融用于完成三尖瓣环处的消融线

房后壁；从环左肺静脉切口向二尖瓣瓣环作一条线状消融。需用单极射频，但通常是冷冻消融能源完成左房峡部的这个切口。同样方法完成冠状静脉窦处心外膜下消融，最常用冷冻探头，与心内膜二尖瓣峡部的消融线保持一致。在进行右侧胸部小切口微创手术患者中，冷冻消融更广泛地应用于左房后壁隔离。

左心房切口的设定

近十年来，为了探寻外科治疗房颤的方法，已经开展了几种左心房手术。不同的切口配置本身就差别很大，其结果要取决于多个变量，包括使用的消融装置的类型、切口设置和患者人群 [30, 63, 65, 88, 89]。

从技术角度来看，所有这些手术至少包含了 Cox 迷宫手术中左心房切口设置的一部分，并试图电隔离肺静脉。典型的左心房切口设置涉及 PVI，其可以各自环绕左、右 PV 消融，并作一些切口连接，或者作为一个"盒"型切口隔离整个左房后壁，以及连接到二尖瓣环和切除左心耳。左心房的切口设定已经可以通过心内膜和心外膜路径而完成，而且能够应用所有现行的消融技术 [58-60, 62, 64, 90, 91]。

肺静脉隔离

肺静脉隔离是一种非常具有吸引力的治疗选择，因为可以将该手术加入其他

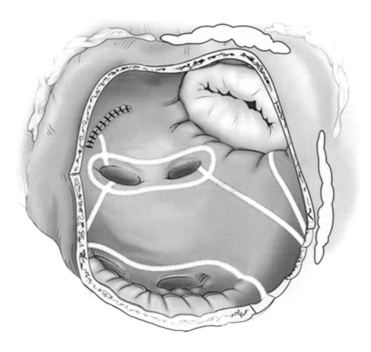

图 10.6 左心房切口设置的示意图。双极射频消融以白线表示。冷冻消融用于完成二尖瓣环处的消融线

心内直视手术中，对手术时间影响很小，也可以使用微创技术，并且在不需要体外循环下完成。如前所述，可以分别地在左右 PV 周围进行肺静脉隔离和切口连接，或者做出一个左心房后壁的"盒"型切口隔离（图 10.4）。在孤立性房颤中，可以通过胸部小切口或胸腔镜下"锁眼"微创入路任一方法进行。尽管已经成功使用了各种能源进行 PVI，但我们研究所仍然倾向于使用双极射频消融钳进行此手术[34, 92, 93]。

手术开始之前，使用双腔气管导管对患者进行插管，并放置好体外除颤器电极板。进行经食管超声心动图检查以确认左心耳中没有血栓。如果有血栓，则手术中止或转换为开胸手术，以减少体循环血栓栓塞风险。患者采用改良的左侧卧位，45°～60°倾斜角，使右臂屈伸放置于头部以充分暴露右侧腋窝。

关于更为常见的胸腔镜技术，是将摄像机"锁眼"入口设定在第 6 肋间，并且以一个较小的操作端口设置在腋中线的第 3 或第 4 肋间的视野之下。进入胸腔后，确认右膈神经，在其前方，从上腔静脉到膈肌平行膈神经走向切开心包，保护膈神经免受损伤。在右侧 PV 上下方的间隙，包括斜窦开口和右上肺 PV 与右肺动脉之间，进行分离解剖。通过第二个入口插入专用的胸腔镜分离器和导引鞘，在入口的内外侧所及的范围，进行充分游离和解剖右上肺静脉和右肺动脉之间的间隙。从胸腔撤走分离器，保持鞘在适当位置，并将患者心脏电复律为窦性心律；获得每个肺静脉的起搏阈值，以确保在手术结束时进行适当的电隔离。此时，部分外科医生利用 PVI 提供的手术暴露机会，也一并对神经丛进行消融。

利用前面已放置的导引鞘，然后将双极射频消融钳引入胸腔。如前所述，环绕肺静脉钳夹左心房进行消融。通过起搏确认电隔离效果，撤除设备装置，关闭右胸。

以与右侧相同的方式，患者重新放好体位暴露其左胸。胸腔镜摄像机"锁眼"入口设置在左侧第 6 肋间，比右侧胸部位置稍后点。其他设置左侧胸部操作入口的位置与右侧胸部一样。以同样的方法，辨认左膈神经并进行心包切开术，但此时平行于膈神经而在其后方切开心包。在引入鞘和剥离器之前，要识别和分离 Marshall 韧带。然后使用双极射频消融钳隔离左 PV，并且以与右侧相同的方式确认静脉口周围被阻滞。左侧关胸前，一般要隔绝左心耳，可以应用内镜吻合器或夹子闭合左心耳基底处 [94-96]。由于吻合器具有严重的撕裂和出血风险，目前优先使用夹闭装置来隔绝左心耳。虽然进行左心耳隔断封闭术以消除血栓栓塞的潜在来源，但其临床有效性尚待探究 [97]。

心房颤动手术的未来发展方向

随着外科消融技术的出现使 Cox 迷宫Ⅳ型手术变得更容易和更快捷，并且还保持了与最初切开手术一样高的成功率。然而，它仍然是需要体外循环的侵入性手术，而且在某些群体如扩大的心房患者中，存在很高的术后房颤复发率 [53]。应基于目前房颤最新理论与机制进一步修订手术方案，最好采用针对患者的特异且微创的方法。这种改进措施将维护正常的心房生理功能，促使发病率最小化，并在房颤治疗上取得较高的成功率。

临界质量假说

自开展 Cox 迷宫手术几十年以来，已经提出了组织的"临界质量"是房颤发生的必要条件 [98]。"临界质量"假说提出，房颤的主要诱发和维持原因是一段最小尺寸的心房组织，因为该区域代表了持续性房颤重新进入所需要的最小路径长度，最小路径长度或波长已被量化定义为传导速度（conduction velocity, CV）和有效不应期（effective refractory period, ERP）的乘积 [99]。支持该模型实验室的体外研究表明，持续性房颤的概率取决于不断增加的心房表面积、宽度和重量，以及心房组织有效不应期和传导速度的长度 [98]。与此结果一致的是，研究表明在左心房面积区域增大的患者中，Cox 迷宫手术后不能转换为正常窦性心律，并且有复发性房颤的风险，可能是因为手术无法将心房分成足够小部分来预防持续性房颤[43, 53, 56]。根据这些数据和临床结果，可以假设某些患者可以从心房面积减少或进一步细分心房的额外消融线中受益。新的房颤手术的初始损伤剂量可以通过计算个体患者中维持房颤所需的关键区域面积来确定[98]。

心电图成像

对于个体患者来说，为了计算出维持房颤所需的临界值，就必须要获取到最小波长；然而在过去，确定 CV 和 ERP，以及心房激动顺序和机制信息，都是具有挑战性的。由于心外膜激活标测是传统的房颤标测金标准，既有创又耗时，目前我们研究所正在评估一种称为心电图成像（electrocardiographic imaging, ECGI）多点映射的新方法[100]。当与计算机断层扫描（CT）结合时，ECGI 使用身体表面电位映射即 250 个电极来代表 800 个以上心外膜部位，以此获得患者特异性心脏几何学模型以创建心脏电生理图谱，它还可以叠加到心脏表面[101-106]。这种技术已在房颤患者中得到了很好的描述，可计算激活时间，在个体患者心房三维表面模型上显示为静态或动态激活图[100, 107]。之前的研究已经证明可以从该数据中获得底物信息，允许从每个电极位点计算的激活间隔来估计 ERP，并且从激活图中计算 CV[108, 109]。从这项技术获得的数据，考虑到患者的心房几何结构、电生理和心律失常的发生机制，可使得外科医生设计出患者特有的最佳损伤组合，从而使心房不能维持房颤，但能够进行正常的窦性搏动。另外，利用这种技术可以确定局灶性触发机制，这可能使电生理实验室或手术室的靶向消融策略成为可能。

微创技术

消融装置的开发不仅简化了以前技术复杂且要求严格的 Cox 迷宫手术，而且还可能提供针对房颤的微创手术治疗手段[75]。使用新的消融技术，使手术变得更为简单，甚至可以通过小切口来完成，而不需用体外循环。

如前所述，已有强有力的证据表明，PVI 对心脏跳动下阵发性房颤患者群体可能是有效的。在微创技术应用方面，Edgerton 等人通过横窦实现了良好的可视性，以开发一种新的线性损伤组合，该组合使用射频消融在心外膜表面电生理模拟 Cox 迷宫手术所有左房消融，这个新的损伤设置称为 Dallas 损伤组合，它将 PVI 与左心房顶部形成连接的消融线相结合，已显示出在 6 个月和 12 个月时的良好效果[110, 111]。分阶段杂交技术将结合 PVI 和通过微创手术切除左心耳，在双房峡部区域进行延迟电生理消融的方法正在某些单位应用。同样地，还可同时进行联合心外膜和心内膜消融技术[112]。

然而遗憾的是，尽管在该领域中已经开发出新技术，但现行消融设备仍存在的局限性阻碍了真正微创手术的进展。外科医生和电生理学家可以应用新设备和新技术来获得可重复的完整的传导阻滞线，这样的未来进展是可以预见的。

（黎　明　郭锋伟　闫　炀　王海晨 译　梁强荣 审）

参考文献

1. **Fuster V, Ryden LE, Cannom DS**, *et al.* (2006). Acc/aha/esc 2006 guidelines for the management of patients with atrial fibrillation. *Europace*, **8**, 651–745.

2. **Hart RG, Halperin JL** (1999). Atrial fibrillation and thromboembolism: a decade of progress in stroke prevention. *Ann Intern Med*, **131**, 688–95.

3. **Valderrama AL, Dunbar SB, Mensah GA** (2005). Atrial fibrillation: public health implications. *Am J Prev Med*, **29**, 75–80.

4. **Miyasaka Y, Barnes ME, Gersh BJ**, *et al.* (2006). Secular trends in incidence of atrial fibrillation in olmsted county, minnesota, 1980 to 2000, and implications on the projections for future prevalence. *Circulation*, **114**, 119–25.

5. **Channer KS** (2001). Current management of symptomatic atrial fibrillation. *Drugs*, **61**, 1425–37.

6. **Cox JL** (1991). The surgical treatment of atrial fibrillation. Iv. Surgical technique. *J Thorac Cardiovasc Surg*, **101**, 584–92.

7. **Cox JL, Boineau JP, Schuessler RB, Jaquiss RD, Lappas DG** (1995). Modification of the maze procedure for atrial flutter and atrial fibrillation. I. Rationale and surgical results. *J Thorac Cardiovasc Surg*, **110**, 473–84.

8. **Cox JL, Schuessler RB, D'Agostino HJ Jr**, *et al.* (1991). The surgical treatment of atrial fibrillation. Iii. Development of a definitive surgical procedure. *J Thorac Cardiovasc Surg*, **101**, 569–83.

9. **Cox JL, Ad N, Palazzo T** (1999). Impact of the maze procedure on the stroke rate in patients with atrial fibrillation. *J Thorac Cardiovasc Surg*, **118**, 833–40.

10. **Feinberg MS, Waggoner AD, Kater KM**, *et al.* (1994). Restoration of atrial function after the maze procedure for patients with atrial fibrillation. Assessment by doppler echocardiography. *Circulation*, **90**, II285–92.

11. **Cox JL** (2000). The minimally invasive maze-iii procedure. *Oper Tech Thorac Cardiovasc Surg*, **5**, 79.

12. **Melby SJ, Zierer A, Bailey MS**, *et al.* (2006). A new era in the surgical treatment of atrial fibrillation: the impact of ablation technology and lesion set on procedural efficacy. *Ann Surg*, **244**, 583–92.

13. **Gammie JS, Haddad M, Milford-Beland S**, *et al.* (2008). Atrial fibrillation correction surgery: lessons from the Society of Thoracic Surgeons National Cardiac Database. *Ann Thorac Surg*, **85**, 909–14.

14. **Inoue H, Zipes DP** (1987). Conduction over an isthmus of atrial myocardium in vivo: a possible model of Wolff-Parkinson-White syndrome. *Circulation*, **76**, 637–47.

15. **Ishii Y, Nitta T, Sakamoto S, Tanaka S, Asano G** (2003). Incisional atrial reentrant tachycardia: experimental study on the conduction property through the isthmus. *J Thorac Cardiovasc Surg*, **126**, 254–62.

16. **Melby SJ, Lee AM, Zierer A**, *et al.* (2008). Atrial fibrillation propagates through gaps in ablation lines: implications for ablative treatment of atrial fibrillation. *Heart Rhythm*, **5**, 1296–301.

17. **Comas GM, Imren Y, Williams MR** (2007). An overview of energy sources in clinical use for the ablation of atrial fibrillation. *Semin Thorac Cardiovasc Surg*, **19**, 16–24.

18. **Mikat EM, Hackel DB, Harrison L, Gallagher JJ, Wallace AG** (1977). Reaction of the myocardium and coronary arteries to cryosurgery. *Lab Invest*, **37**, 632–41.

19. **Baust JG, Gage AA** (2005). The molecular basis of cryosurgery. *BJU Int*, **95**, 1187–91.

20. **Holman WL, Ikeshita M, Ungerleider RM**, *et al.* (1983). Cryosurgery for cardiac arrhythmias: acute and chronic effects on coronary arteries. *Am J Cardiol*, **51**, 149–55.

21. **Viola N, Williams MR, Oz MC, Ad N** (2002). The technology in use for the surgical ablation of atrial fibrillation. *Semin Thorac Cardiovasc Surg*, **14**, 198–205.

22. **Santiago T, Melo JQ, Gouveia RH, Martins AP** (2003). Intra-atrial temperatures in radiofrequency endocardial ablation: histologic evaluation of lesions. *Ann Thorac Surg*, **75**, 1495–501.

23. **Thomas SP, Guy DJ, Boyd AC**, *et al.* (2003). Comparison of epicardial and endocardial linear ablation using handheld probes. *Ann Thorac Surg*, **75**, 543–8.

24. **Santiago T, Melo J, Gouveia RH**, *et al.* (2003). Epicardial radiofrequency applications: *in vitro* and *in vivo* studies on human atrial myocardium. *Eur J Cardiothorac Surg*, **24**, 481–6; discussion 486.

25. **Gaynor SL, Diodato MD, Prasad SM**, *et al.* (2004). A prospective, single-center clinical trial of a modified cox maze procedure with bipolar radiofrequency ablation. *J Thorac Cardiovasc Surg*, **128**, 535–42.

26. **Prasad SM, Maniar HS, Diodato MD, Schuessler RB, Damiano RJ Jr** (2003). Physiological consequences of bipolar radiofrequency energy on the atria and pulmonary veins: a chronic animal study. *Ann Thorac Surg*, **76**, 836–41; discussion 841–32.

27. **Prasad SM, Maniar HS, Schuessler RB, Damiano RJ Jr** (2002). Chronic transmural atrial ablation by using bipolar radiofrequency energy on the beating heart. *J Thorac Cardiovasc Surg*, **124**, 708–13.

28. **Demaria RG, Page P, Leung TK**, *et al.* (2003). Surgical radiofrequency ablation induces coronary endothelial dysfunction in porcine coronary arteries. *Eur J Cardiothorac Surg*, **23**, 277–82.

29. **Gillinov AM, Pettersson G, Rice TW** (2001). Esophageal injury during radiofrequency ablation for atrial fibrillation. *J Thorac Cardiovasc Surg*, **122**, 1239–40.

30. **Kottkamp H, Hindricks G, Autschbach R**, *et al.* (2002). Specific linear left atrial lesions in atrial fibrillation: intraoperative radiofrequency ablation using minimally invasive surgical techniques. *J Am Coll Cardiol*, **40**, 475–80.

31. **Laczkovics A, Khargi K, Deneke T** (2003). Esophageal perforation during left atrial radiofrequency ablation. *J Thorac Cardiovasc Surg*, **126**, 2119–20; author reply 2120.

32. **Ninet J, Roques X, Seitelberger R**, *et al.* (2005). Surgical ablation of atrial fibrillation with off-pump, epicardial, high-intensity focused ultrasound: results of a multicenter trial. *J Thorac Cardiovasc Surg*, **130**, 803–9

33. **Groh MA, Binns OA, Burton HG 3rd**, *et al.* (2008). Epicardial ultrasonic ablation of atrial fibrillation during concomitant cardiac surgery is a valid option in patients with ischemic heart disease. *Circulation*, **118**, S78–82.

34. **Mitnovetski S, Almeida AA, Goldstein J, Pick AW, Smith JA** (2009). Epicardial high-intensity focused ultrasound cardiac ablation for surgical treatment of atrial fibrillation. *Heart Lung Circ*, **18**, 28–31.

35. **Nakagawa H, Antz M, Wong T**, *et al.* (2007). Initial experience using a forward directed, high-intensity focused ultrasound balloon catheter for pulmonary vein antrum isolation in patients with atrial fibrillation. *J Cardiovasc Electrophysiol*, **18**, 136–44.

36. **Klinkenberg TJ, Ahmed S, Ten Hagen A**, *et al.* (2009). Feasibility and outcome of epicardial pulmonary vein isolation for lone atrial fibrillation using minimal invasive surgery and high intensity focused ultrasound. *Europace*, **11**, 1624–31.

37. **Calkins H, Brugada J, Packer DL**, *et al.* (2007). Hrs/ehra/ecas expert consensus statement on catheter and surgical ablation of atrial fibrillation: recommendations for personnel, policy, procedures and follow-up. A report of the heart rhythm society (hrs) task force on catheter and surgical ablation of atrial fibrillation. *Heart Rhythm*, **4**, 816–61.

38. [No authors listed] (1991). Stroke prevention in atrial fibrillation study. Final results. *Circulation*, **84**, 527–39.

39. **Rosand J, Eckman MH, Knudsen KA, Singer DE, Greenberg SM** (2004). The effect of warfarin and intensity of anticoagulation on outcome of intracerebral hemorrhage. *Arch Intern Med*, **164**, 880–4.

40. **Schaer GN, Koechli OR, Schuessler B, Haller** U (1996). Usefulness of ultrasound contrast medium in perineal sonography for visualization of bladder neck funneling—first observations. *Urology*, **47**, 452–3.

41. **[No authors listed]** (1996). Bleeding during antithrombotic therapy in patients with atrial fibrillation. The stroke prevention in atrial fibrillation investigators. *Arch Intern Med*, **156**, 409–16.

42. **Pet MA, Damiano RJ, Jr., Bailey MS** (2009). Late stroke following the cox-maze procedure for atrial fibrillation: the impact of chads2 score on long-term outcomes. *Heart Rhythm*, **6**, S14.

43. **Gillinov AM, Sirak J, Blackstone EH**, *et al.* (2005). The cox maze procedure in mitral valve disease: predictors of recurrent atrial fibrillation. *J Thorac Cardiovasc Surg*, **130**, 1653–60.

44. **Bando K, Kasegawa H, Okada Y**, *et al.* (2005). Impact of preoperative and postoperative atrial fibrillation on outcome after mitral valvuloplasty for nonischemic mitral regurgitation. *J Thorac Cardiovasc Surg*, **129**, 1032–40.

45. **Bando K, Kobayashi J, Kosakai Y**, *et al.* (2002). Impact of cox maze procedure on outcome in patients with atrial fibrillation and mitral valve disease. *J Thorac Cardiovasc Surg*, **124**, 575–83.

46. **[No authors listed]** (1994). Risk factors for stroke and efficacy of antithrombotic therapy in atrial fibrillation. Analysis of pooled data from five randomized controlled trials. *Arch Intern Med*, **154**, 1449–57.

47. **Prasad SM, Maniar HS, Camillo CJ**, *et al.* (2003). The cox maze iii procedure for atrial fibrillation: long-term efficacy in patients undergoing lone versus concomitant procedures. *J Thorac Cardiovasc Surg*, **126**, 1822–8.

48. **Bando K, Kobayashi J, Hirata M**, *et al.* (2003). Early and late stroke after mitral valve replacement with a mechanical prosthesis: risk factor analysis of a 24-year experience. *J Thorac Cardiovasc Surg*, **126**, 358–64.

49. **Arcidi JM, Jr., Doty DB, Millar RC** (2000). The maze procedure: the lds hospital experience. *Semin Thorac Cardiovasc Surg*, **12**, 38–43.

50. **McCarthy PM, Gillinov AM, Castle L, Chung M, Cosgrove D 3rd** (2000). The cox-maze procedure: the Cleveland Clinic experience. *Semin Thorac Cardiovasc Surg*, **12**, 25–9.

51. **Schaff HV, Dearani JA, Daly RC, Orszulak TA, Danielson GK** (2000). Cox-maze procedure for atrial fibrillation: Mayo clinic experience. *Semin Thorac Cardiovasc Surg*, **12**, 30–7.

52. **Weimar T, Bailey MS, Watanabe Y**, *et al.* (2011). The cox-maze iv procedure for lone atrial fibrillation: a single center experience in 100 consecutive patients. *J Interv Card Electrophysiol*, **31**, 47–54.

53. **Damiano RJ Jr, Schwartz FH, Bailey MS**, *et al.* (2011). The cox maze iv procedure: predictors of late recurrence. *J Thorac Cardiovasc Surg*, **141**, 113–21.

54. **Lall SC, Melby SJ, Voeller RK**, *et al.* (2007). The effect of ablation technology on surgical outcomes after the cox-maze procedure: a propensity analysis. *J Thorac Cardiovasc Surg*, **133**, 389–96.

55. **Voeller RK, Bailey MS, Zierer A**, *et al.* (2008). Isolating the entire posterior left atrium improves surgical outcomes after the cox maze procedure. *J Thorac Cardiovasc Surg*, **135**, 870–7.

56. **Kosakai Y** (2000). Treatment of atrial fibrillation using the maze procedure: the Japanese experience. *Semin Thorac Cardiovasc Surg*, **12**, 44–52.

57. **Deneke T, Khargi K, Grewe PH**, *et al.* (2002). Left atrial versus bi-atrial maze operation using intraoperatively cooled-tip radiofrequency ablation in patients undergoing open-heart surgery: safety and efficacy. *J Am Coll Cardiol*, **39**, 1644–50.

58. **Benussi S, Nascimbene S, Agricola E**, *et al.* (2002). Surgical ablation of atrial fibrillation using the epicardial radiofrequency approach: mid-term results and risk analysis. *Ann Thorac Surg*, **74**, 1050–6; discussion 1057.

59. **Fasol R, Meinhart J, Binder T** (2005). A modified and simplified radiofrequency ablation in patients with mitral valve disease. *J Thorac Cardiovasc Surg*, **129**, 215–7.

60. Gaita F, Riccardi R, Caponi D, *et al.* (2005). Linear cryoablation of the left atrium versus pulmonary vein cryoisolation in patients with permanent atrial fibrillation and valvular heart disease: correlation of electroanatomic mapping and long-term clinical results. *Circulation*, **111**, 136–42.

61. Imai K, Sueda T, Orihashi K, Watari M, Matsuura Y (2001). Clinical analysis of results of a simple left atrial procedure for chronic atrial fibrillation. *Ann Thorac Surg*, **71**, 577–81.

62. Knaut M, Spitzer SG, Karolyi L, *et al.* (1999). Intraoperative microwave ablation for curative treatment of atrial fibrillation in open heart surgery--the micro-staf and micro-pass pilot trial. Microwave application in surgical treatment of atrial fibrillation. Microwave application for the treatment of atrial fibrillation in bypass-surgery. *Thorac Cardiovasc Surg*, **47**(Suppl 3), 379–84.

63. Kondo N, Takahashi K, Minakawa M, Daitoku K (2003). Left atrial maze procedure: a useful addition to other corrective operations. *Ann Thorac Surg*, **75**, 1490–4.

64. Schuetz A, Schulze CJ, Sarvanakis KK, *et al.* (2003). Surgical treatment of permanent atrial fibrillation using microwave energy ablation: a prospective randomized clinical trial. *Eur J Cardiothorac Surg*, **24**, 475–80; discussion 480.

65. Sie HT, Beukema WP, Misier AR, *et al.* (2001). Radiofrequency modified maze in patients with atrial fibrillation undergoing concomitant cardiac surgery. *J Thorac Cardiovasc Surg*, **122**, 249–56.

66. Barnett SD, Ad N (2006). Surgical ablation as treatment for the elimination of atrial fibrillation: a meta-analysis. *J Thorac Cardiovasc Surg*, **131**, 1029–35.

67. Doukas G, Samani NJ, Alexiou C, *et al.* (2005). Left atrial radiofrequency ablation during mitral valve surgery for continuous atrial fibrillation: a randomized controlled trial. *JAMA*, **294**, 2323–9.

68. Nitta T, Ishii Y, Miyagi Y, *et al.* (2004). Concurrent multiple left atrial focal activations with fibrillatory conduction and right atrial focal or reentrant activation as the mechanism in atrial fibrillation. *J Thorac Cardiovasc Surg*, **127**, 770–8.

69. Sahadevan J, Ryu K, Peltz L, *et al.* (2004). Epicardial mapping of chronic atrial fibrillation in patients: preliminary observations. *Circulation*, **110**, 3293–9.

70. Schuessler RB, Kay MW, Melby SJ, *et al.* (2006). Spatial and temporal stability of the dominant frequency of activation in human atrial fibrillation. *J Electrocardiol*, **39**, S7–12.

71. Gillinov AM, McCarthy PM, Blackstone EH, *et al.* (2005). Surgical ablation of atrial fibrillation with bipolar radiofrequency as the primary modality. *J Thorac Cardiovasc Surg*, **129**, 1322–9.

72. Golovchiner G, Mazur A, Kogan A, *et al.* (2005). Atrial flutter after surgical radiofrequency ablation of the left atrium for atrial fibrillation. *Ann Thorac Surg*, **79**, 108–12.

73. Haissaguerre M, Jais P, Shah DC, *et al.* (1998). Spontaneous initiation of atrial fibrillation by ectopic beats originating in the pulmonary veins. *N Engl J Med*, **339**, 659–66.

74. Lee SH, Tai CT, Hsieh MH, *et al.* (2005). Predictors of non-pulmonary vein ectopic beats initiating paroxysmal atrial fibrillation: implication for catheter ablation. *J Am Coll Cardiol*, **46**, 1054–9.

75. Wolf RK, Schneeberger EW, Osterday R, *et al.* (2005). Video-assisted bilateral pulmonary vein isolation and left atrial appendage exclusion for atrial fibrillation. *J Thorac Cardiovasc Surg*, **130**, 797–802.

76. Edgerton JR, Jackman WM, Mack MJ (2007). Minimally invasive pulmonary vein isolation and partial autonomic denervation for surgical treatment of atrial fibrillation. *J Interv Card Electrophysiol*, **20**, 89–93.

77. McClelland JH, Duke D, Reddy R (2007). Preliminary results of a limited thoracotomy: new approach to treat atrial fibrillation. *J Cardiovasc Electrophysiol*, **18**, 1289–95.

78. Beyer E, Lee R, Lam BK (2009). Point: minimally invasive bipolar radiofrequency ablation of lone atrial fibrillation: early multicenter results. *J Thorac Cardiovasc Surg*, **137**, 521–6.

79. **Edgerton JR, Edgerton ZJ, Weaver T,** *et al.* (2008). Minimally invasive pulmonary vein isolation and partial autonomic denervation for surgical treatment of atrial fibrillation. *Ann Thorac Surg*, **86**, 35–8; discussion 39.

80. **Tada H, Ito S, Naito S,** *et al.* (2005). Long-term results of cryoablation with a new cryoprobe to eliminate chronic atrial fibrillation associated with mitral valve disease. *Pacing Clin Electrophysiol*, **28**(Suppl 1), S73–7.

81. **Po SS, Scherlag BJ, Yamanashi WS,** *et al.* (2006). Experimental model for paroxysmal atrial fibrillation arising at the pulmonary vein-atrial junctions. *Heart Rhythm*, **3**, 201–8.

82. **Scherlag BJ, Nakagawa H, Jackman WM,** *et al.* (2005). Electrical stimulation to identify neural elements on the heart: their role in atrial fibrillation. *J Interv Card Electrophysiol*, **13**(Suppl 1), 37–42.

83. **Mounsey JP** (2006). Recovery from vagal denervation and atrial fibrillation inducibility: effects are complex and not always predictable. *Heart Rhythm*, **3**, 709–10.

84. **Oh S, Zhang Y, Bibevski S,** *et al.* (2006). Vagal denervation and atrial fibrillation inducibility: epicardial fat pad ablation does not have long-term effects. *Heart Rhythm*, **3**, 701–8.

85. **Sakamoto S, Schuessler RB, Lee AM,** *et al.* (2010). Vagal denervation and reinnervation after ablation of ganglionated plexi. *J Thorac Cardiovasc Surg*, **139**, 444–52.

86. **Katritsis D, Giazitzoglou E, Sougiannis D,** *et al.* (2008). Anatomic approach for ganglionic plexi ablation in patients with paroxysmal atrial fibrillation. *Am J Cardiol*, **102**, 330–4.

87. **Damiano RJ Jr, Gaynor SL** (2004). Atrial fibrillation ablation during mitral valve surgery using the atricure device. *Oper Tech Thorac Cardiovasc Surg*, **9**, 24–33.

88. **Onorati F, Mariscalco G, Rubino AS,** *et al.* (2011). Impact of lesion sets on mid-term results of surgical ablation procedure for atrial fibrillation. *J Am Coll Cardiol*, **57**, 931–40.

89. **Sternik L, Schaff HV, Luria D,** *et al.* (2011). Left atrial ablation for atrial fibrillation: creating the "box lesion" with a bipolar radiofrequency device. *Tex Heart Inst J*, **38**, 127–31.

90. **Ad N, Henry L, Hunt S** (2011). The concomitant cryosurgical cox-maze procedure using argon based cryoprobes: 12-month results. *J Cardiovasc Surg (Torino)*, **52**, 593–9.

91. **Albage A, Peterffy M, Kallner G** (2011). Learning what works in surgical cryoablation of atrial fibrillation: results of different application techniques and benefits of prospective follow-up. *Interact Cardiovasc Thorac Surg*, **13**(5), 480–4.

92. **Geuzebroek GS, Ballaux PK, van Hemel NM, Kelder JC, Defauw JJ** (2008). Medium-term outcome of different surgical methods to cure atrial fibrillation: is less worse? *Interact Cardiovasc Thorac Surg*, **7**, 201–6.

93. **Reyes G, Benedicto A, Bustamante J,** *et al.* (2009). Restoration of atrial contractility after surgical cryoablation: clinical, electrical and mechanical results. *Interact Cardiovasc Thorac Surg*, **9**, 609–12.

94. **Healey JS, Crystal E, Lamy A,** *et al.* (2005). Left atrial appendage occlusion study (laaos): results of a randomized controlled pilot study of left atrial appendage occlusion during coronary bypass surgery in patients at risk for stroke. *Am Heart J*, **150**, 288–93.

95. **Salzberg SP, Gillinov AM, Anyanwu A, Castillo J, Filsoufi F, Adams DH** (2008). Surgical left atrial appendage occlusion: evaluation of a novel device with magnetic resonance imaging. *Eur J Cardiothorac Surg*, **34**, 766–70

96. **Salzberg SP, Plass A, Emmert MY,** *et al.* (2010). Left atrial appendage clip occlusion: early clinical results. *J Thorac Cardiovasc Surg*, **139**, 1269–74.

97. **Dawson AG, Asopa S, Dunning J** (2010). Should patients undergoing cardiac surgery with atrial fibrillation have left atrial appendage exclusion? *Interact Cardiovasc Thorac Surg*, **10**, 306–11.

98. **Byrd GD, Prasad SM, Ripplinger CM,** *et al.* (2005). Importance of geometry and refractory period in sustaining atrial fibrillation: testing the critical mass hypothesis. *Circulation*, **112**, I7–13.

99. **Wiener N, Rosenblueth A** (1946). The mathematical formulation of the problem of conduction of impulses in a network of connected excitable elements, specifically in cardiac muscle. *Arch Inst Cardiol Mex*, **16**, 205–65.

100. **Cox JL, Canavan TE, Schuessler RB,** *et al.* (1991). The surgical treatment of atrial fibrillation. Ii. Intraoperative electrophysiologic mapping and description of the electrophysiologic basis of atrial flutter and atrial fibrillation. *J Thorac Cardiovasc Surg*, **101**, 406–26.

101. **Cuculich PS, Wang Y, Lindsay BD,** *et al.* (2010). Noninvasive characterization of epicardial activation in humans with diverse atrial fibrillation patterns. *Circulation*, **122**, 1364–72.

102. **Ghanem RN, Jia P, Ramanathan C, Ryu K, Markowitz A, Rudy Y** (2005). Noninvasive electrocardiographic imaging (ecgi): comparison to intraoperative mapping in patients. *Heart Rhythm*, **2**, 339–54.

103. **Ghosh S, Rudy Y** (2005). Accuracy of quadratic versus linear interpolation in noninvasive electrocardiographic imaging (ecgi). *Ann Biomed Eng*, **33**, 1187–201.

104. **Intini A, Goldstein RN, Jia P,** *et al.* (2005). Electrocardiographic imaging (ecgi), a novel diagnostic modality used for mapping of focal left ventricular tachycardia in a young athlete. *Heart Rhythm*, **2**, 1250–2.

105. **Ramanathan C, Ghanem RN, Jia P, Ryu K, Rudy Y** (2004). Noninvasive electrocardiographic imaging for cardiac electrophysiology and arrhythmia. *Nat Med*, **10**, 422–8.

106. **Wang Y, Rudy Y** (2006). Application of the method of fundamental solutions to potential-based inverse electrocardiography. *Ann Biomed Eng*, **34**, 1272–88.

107. **Rodefeld MD, Branham BH, Schuessler RB,** *et al.* (1997). Global electrophysiological mapping of the atrium: computerized three-dimensional mapping system. *Pacing Clin Electrophysiol*, **20**, 2227–36.

108. **Barnette AR, Bayly PV, Zhang S,** *et al.* (2000). Estimation of 3-d conduction velocity vector fields from cardiac mapping data. *IEEE Trans Biomed Eng*, **47**, 1027–35.

109. **Kim KB, Rodefeld MD, Schuessler RB, Cox JL, Boineau JP** (1996). Relationship between local atrial fibrillation interval and refractory period in the isolated canine atrium. *Circulation*, **94**, 2961–7.

110. **Edgerton JR, Jackman WM, Mack MJ** (2009). A new epicardial lesion set for minimal access left atrial maze: the Dallas lesion set. *Ann Thorac Surg*, **88**, 1655–7.

111. **Edgerton JR, McClelland JH, Duke D,** *et al.* (2009). Minimally invasive surgical ablation of atrial fibrillation: six-month results. *J Thorac Cardiovasc Surg*, **138**, 109–13; discussion 114.

112. **Lee R, Kruse J, McCarthy PM** (2009). Surgery for atrial fibrillation. *Nat Rev Cardiol*, **6**, 505–13.

第 11 章

机械循环辅助

William E. Stansfield，Antigone Koliopoulou，Stephen H. McKellar 和 Craig H. Selzman

引言

在过去的半个世纪里，关于衰竭心脏的机械循环辅助（mechanical circulatory support，MCS）的发展可以说是一个有关机械性成就、开拓型医生和勇敢者患者的备受瞩目又富有戏剧性的故事（表 11.1）。20 世纪 50 年代、60 年代和 70 年代见证了 MCS 从必要的体外循环拓展到耐用性设备开发的转变。这个时代进程是由设计调整后随之而来的偶然案例界定的。20 世纪 80 年代末到 90 年代，外科手术原则和技术改进在主要的医疗中心得到广泛采纳。在过去的 20 年里，增强型泵和内外科治疗经验使得 MCS 成为治疗心力衰竭（heart failure，HF；简称心衰）的常用设备。最近，也就是在过去的 10 年里，从使用大型搏动性左室辅助装置（left ventricular assist devices，LVAD）到更小的持续性血流装置（continuous flow，CF），临床应用已发生了巨大改变。事实上，曾经最广泛使用的搏动性装置之一 Thoratec XVE 已不再受到青睐，逐渐淡出人们的视野。相反地，一些持续性左室辅助装置（CF LVAD）现在已应用到心衰人群中。在这一章节中，我们将回顾 MCS 治疗晚期心力衰竭的现状，并详细介绍 LVAD 的许多外科相关问题。

一般指征

机械循环辅助可用于抢救心源性休克患者，并为适合的患者过渡到移植（bridge to transplant，BTT），或者用于心肌恢复设备的撤除即过渡到康复（bridge to recovery，BTR），提供了终身使用或永久性治疗（destination therapy，DT）。此外，有一部分处于灰色地带的患者，他们需植入永久性 LVAD 以确定其是否适合移植，这也可被称为过渡到合格或过渡到做决定（bridge to decision，BTD）。尽管有些人热衷于研究永久性 LVAD 在较轻型患者中的作用 [1]，但大部分植入患者心功能是Ⅳ级（NYHA 分级），或者 D 期心衰。DT 与 BTT 的经典适应证包括但不限于高龄和严重并发症，比如晚期糖尿病、肺动脉高压、肾功能不全和近期恶性肿瘤。

国际机械循环辅助协会（Interagency Registry for Mechanically Assisted Circulatory

表 11.1　机械心脏辅助的历史里程碑

1813	LeGallois 认识到灌注对器官存活的重要性
1937	Demikov 利用人工泵维持动物的生命
1953	Gibbons 推出心肺机
1958	Atsumi 开发液压和滚轴泵模型
1958	Liotta 设计第一个全人工心脏(total artificial heart, TAH)原型
1963	DeBakey 植入首例左室辅助装置(LVAD)
1964	约翰逊总统启动了美国人工心脏项目
1969	Cooley 和 Liotta 合作完成首例人类 TAH 植入
1970	Kolff 和 Jarvik 研发人工心脏 Jarvik-7 原型
1978	首例 LVAD 应用于过渡到心脏移植(BTT)治疗
1982	首例人工心脏 Jarvik-7 植入
1994	美国食品药品监督管理局(FDA)批准 TCI LVAD 用于 BTT
2001	REMATCH 研究发表
2008	FDA 批准连续性轴流泵心室辅助装置 HeartMate II 用于 BTT
2010	FDA 批准 HeartMate II 用于永久性治疗(DT)
2012	FDA 批准连续性离心泵心室辅助系统 HeartWare HVAD 用于 BTT
2017	FDA 批准 HeartWare HVAD 用于 DT
2017	FDA 批准连续性离心泵心脏辅助装置 HeartMate3(2015 年获 CE 认证)用于 BTT 短期支持

Support，INTERMACS）一直跟踪美国 FDA 批准使用的所有植入泵的信息，并确立了一个系统来界定患者的情况（表 11.2）。急性心源性休克患者的治疗通常需要植入非永久性泵（INTERMACS 1 级），大部分植入 LVAD 的患者为心功能持续性下降（INTERMACS 2 级，即依赖正性肌力药物治疗仍持续恶化者）和心功能稳定但依赖正性肌力药物的患者（INTERMACS 3 级）。最近的分析研究显示，第

表 11.2　INTERMACS 类别：2006—2016 年 18 987 例患者中主要泵植入各级病情百分比

1 级	严重心源性休克	15%
2 级	渐进性心功能下降	37%
3 级	心功能稳定但依赖正性肌力药物	31%
4 级	复发性晚期心力衰竭	13%
5 级	活动尚能耐受	2%
6 级	活动受限	1%
7 级	心功能 NYHA III 级以上	<1%

一项患者植入率相对较低（15%）。而第二项心功能渐进性下降患者的植入率为33%～41%，这也反映了心室辅助装置（ventricular assist device，VAD）的植入与病情严重程度没有相关性[2]。

过渡到康复

使用机械循环装置以恢复心肌功能，最好是根据特定条件下所需要支持的紧迫性和时间长短来决定。最常见于较短期的机械辅助，特别是用于辅助心脏术后的休克患者，大面积心肌梗死伴有血流动力学不稳定，或者心肌炎引起的心源性休克。一般来说，INTERMACS 1 级患者需要紧急辅助，理想的情况是急性损伤介入—心脏恢复—泵撤离。与存在长期心衰植入永久性装置的患者有明显不同，这类患者经药物治疗，最终可以撤除泵后慢慢地恢复。

短期恢复：历史上，大多数患者需要机械辅助的第一个选择是主动脉内球囊反搏（inter-aortic balloon pump，IABP）。在 1968 年首次提出[3]，为方便使用，IABP 曾经历了许多改进，包括通过压力传导来感知循环和通过心电图来监测心脏活动。IABP 的功能特别之处在于具有改善舒张期冠脉血流和收缩期左心室的去负荷。一些研究采用替代方法来评价 IABP 与单纯药物治疗的有效性。例如，在 California Kaiser 长期保健系统中，即使在控制了患者特征和其他手术如经皮冠状动脉介入治疗（percutaneous coronary intervention，PCI）等情况下，更宽泛地使用 IABP 治疗的医院的心肌梗死死亡率也较低[4]。

第一次随机试验涉及的问题是，有关 IABP 在急性心肌梗死心源性休克患者中早期循环恢复的有效性和安全性。在 2009—2012 年，德国 40 多个中心进行了 IABP-SHOCK II 试验[5, 6]。600 例患者按照 1∶1 随机分到 PCI＋IABP＋药物治疗组（第 1 组，300 例）和 PCI＋药物治疗组（第 2 组，300 例），主要终点是 30 天全因死亡率。在这 30 天内，IABP 组和对照组死亡率相似。此外，在血管重建前和后植入球囊泵，其两组患者死亡率无明显差异，可能是由于这些机械辅助对心排血量无明显影响，也没有减少梗死面积。6 个月和 12 个月随访发现 IABP 辅助相对于对照组来说，没有增加生存率，与 30 天随访结果一致[7]。更重要的是，患者 6 个月和 12 个月时，功能状态和生活质量均良好。尽管两组患者都接受了早期血管再通和良好的药物治疗，心肌梗死合并心源性休克 1 年随访死亡率仍高于 50%。

慢性收缩性心力衰竭发生心源性休克患者在病理生理上与并发心源性休克的急性心肌梗死患者不同。在慢性心力衰竭时，心室重构者居多。IABP 增加冠状动脉血流和舒张压，降低等容收缩和心室后负荷。因此，心室功能得以更好地改善都是由于任一搏出量的增加而不是设备的扩充。在慢性心力衰竭中，IABP 降低了动脉阻力，因此每搏输出量的增加可能足以使患者从严重休克中恢复过来[8]。在这组患者中，IABP 通过股动脉插入，或者在最近的几年里通过腋动脉插

管 [9]，可以为大多数慢性心力衰竭进一步恶化或者心源性休克的患者提供重要的循环支持，如血流动力学的改善、终末器官功能恢复。如果患者不能脱离其装置，那么可以将他们安全地过渡到一个持续性左室辅助装置或心脏移植。

较新的经皮穿刺装置试图在球囊反搏以上的部位提供支持。2008 年，FDA 批准了轴流泵 2.5（Impella 2.5，Abiomed）。这个经皮放置的 9F 装置横跨主动脉瓣，从左心室抽取血液并将其注入升主动脉。理论上该装置能够提供 2.5L/min 的最大流量支持。在 I 期和 II 期保护性试验中取得良好效果后，它已广泛应用于支持高危的 PCI 人群 [10]。对于心源性休克的治疗，轴流泵 2.5 在疗效上似乎与 IABP 相当 [11]。2009 年，该公司获得轴流泵 5.0 的应用许可。在 RECOVER I 研究中，该装置为术后休克患者提供了理想的支持 [12]。21 型法国配置系统通常在手术中通过升主动脉上人工血管而置入，因此是其应用的主要制约因素。最近，在 2012 年，Abiomed 公司推出了轴流泵 CP，能够达到 4L/min 的流量，并且能够安置在轴流泵 2.5 相同的系统中。

串联式心脏经皮心室辅助装置（pVAD，Cardiac Assist，Inc.，Pittsburgh，PA）是另一种常用的经皮辅助装置。一根套管通过股静脉植入，穿过房间隔引入左心房，然后再通过 17F 套管灌注主 - 髂动脉系统。在患者大腿上绑有一个离心式血流装置，能够泵出高达 5L/min 的流量。Texas 心脏研究所报告了这种装置的早期结果 [13]。在这组 117 例患者中，所有患者在接受大剂量强心升压药物治疗后均无效果，在使用强心升压药物和 IABP 下 80% 的患者也发生灌注不足。在植入设备时近一半的患者都需要心肺复苏（cardiopulmonary resuscitation，CPR），平均疗程 6 天，30 天生存率 60%，6 个月生存率 55%。因而研究小组得出结论，与 IABP 和大剂量强心升压药物联合治疗相比，心室辅助装置更为有效。

在术中植入一个临时的心室辅助装置，可以使插管处于最佳位置，同时有条件使心脏得到良好的减压和高流量灌注，这对较大体型的患者是很重要的。心脏术后公认的辅助方法包括离心泵驱动的完全体外膜氧合（extracorporeal membrane oxygenation，ECMO）支持，如 CentriMag（Thoratec，Pleasanton，CA）或 Rotaflow（Maquet，Rastatt，Germany）。这两种泵都可以交替配置提供左、右或双室辅助。CentriMag 泵是最初被美国 FDA 批准的体外循环无摩擦泵，它的多功能性、紧凑的尺寸和易操作性为过渡到临时体外支持铺平了道路。CentriMag 泵的特点是一个磁悬浮离心转子，通过一个没有密封、轴承、通风口或阀门的装置泵血。唯一的连接是流入管和流出管，CentriMag 目前已获得美国 FDA 510（K）的许可，用于短期左心室或双心室支持的研究，并被批准作为右心室辅助装置使用 14 天。CertriMag 心室辅助系统（ventricular assist system，VAS）核心试验的安全性和有效性初步研究结果显示，此系统有利于心源性休克患者的生存。试验的三个组包括 12 名在植入永久左心室辅助装置时使用 CentriMag 作为临时右室辅助装置（right ventricular assist device，RVAD）患者、12 名心脏手术后心源性休克患者和 14 名心肌梗死后心源性休克患者。在这组 38 名患者中，植入后 30 天近一半患者存活，平均辅助时间为 15 天 [14]。感染率为 21%，出血率为 5%，神经功能障碍 11%。尽管考虑到泵本身有溶血问题，但观察到的严重溶血现象仅为 5%。自这一最初试验以来，CentriMag 泵已被广泛应用，许多中心已报告了该系统应用的成功疗效 [15]。

CentriMag 装置的一个特殊优势是能够在回路中添加一个氧传感器，以提供充分的 ECMO 支持。事实上，长期以来 ECMO 一直被用于为小儿和成人患者提供心肺支持。利用股血管，通过切开或经皮穿刺技术，这种治疗方法可以在不需要打开胸腔的情况下很容易的完成。由于许多心肌梗死后患者使用多种抗凝剂和抗血小板药物，因此避免胸骨切开术后出血可能是有利的。如果患者的终末器官功能可以逆转，并且证实神经功能可以恢复，则可以将循环外植或转移到更长久性辅助的装置上。另一种替代途径是通过腋动脉插管，和通过右颈内静脉到右房插管。以这种方式，患者可以得到充分的 ECMO 支持，并具有活动自如的潜力 [16]。

长期恢复：使用永久性辅助装置促进慢性心衰患者的康复常被认为是晚期心衰领域所追寻的"圣杯"，虽然经常被提及，但这种现象非常罕见。根据美国 INTERMACS 数据库报告的前 1 000 个 LVAD 中，只有 63 例（2%）患者最后移除了装置。然而，在与 VAD 治疗相关的许多竞争性结果中，很少有医疗中心去积极寻找心肌恢复的证据。虽然人们可以经常讨论心肌重塑、心衰缓解和心肌恢复的病理生理，但根本的问题是，晚期心力衰竭研究者必须有意识寻找康复才能看到它 [17-19]。

经验最丰富的两个中心分别来自 Berlin 和 Harefield。前一组跟踪了 100 多例已经撤除泵的患者。通过超声心动图发现射血分数大于 45% 和舒张末内径小于 55mm，以及较短时间的心力衰竭，可预测泵移除不成问题（5 年内无须再植入和移植）[20]。Harefield 组报道了一种两阶段的慢性恢复方法：首先用标准的心衰药物治疗逆转病理性肥大和重塑，包括高剂量的赖诺普利（lisinopril）、卡维地洛（carvedilol）、氯沙坦（losartan）、螺内酯（spironolactone）和地高辛（digoxin）。当撤机的时候，超声心动图提示左室舒张末径小于 60mm，然而通过将卡维地洛改为 β_1 受体选择性药物并添加 β_2 受体激动剂克伦特罗（clenbuterol），促进生理性肥大的第二阶段开始 [21]。在他们使用 CF HeartMate Ⅱ LVAD 的最新报告中，20 名患者中有 12 名符合标准移去装置，其中 80% 在 3 年内都没有发生心力衰竭 [22]。遗憾的是，这个单一中心令人鼓舞的结果并没有在最近的一项多中心试验中重现，其中 17 名患者中只有 1 名能够撤走 LVAD[23]。虽然造成这些差异的原因尚不清楚，但与人口统计学、心衰的进展过程和药物滴定，都指出了扩大这些研究的困难性。也就是说，当一个机构积极地进行高强度的两周一次的神经激素药物滴定治疗时，左心室功能的恢复可能会出现在更大比例的患者人群中 [24, 25]。

因此，LVAD 介入治疗的心功能恢复是一个真实存在但尚未被认识清楚的现象，关注这群心衰患者的团队需要寻找原因，采取"过渡到康复的策略"，并确定心脏功能易于恢复这组患者的特点。美国犹他大学的康复计划确定了 6 个独立的心脏康复预测因素：年龄小于 50 岁；非缺血性心肌病，心脏病诊断时间少于 2 年；未植入心律转复除颤器（implantable cardioverter defibrillators，ICD）；血清肌酐水平在 106μmol/L 或更低；左室舒张末期内径（left ventricular end diastolic diameter，LVEDD）小于 6.5cm。在这些结果的基础上，他们得出了一个预后评分即 INTERMACS 心脏康复（I-CARS）评分[26]。评分范围为 0～9 分，确定预后有显著性差异分为三组：低概率组（0～3）、中概率组（4～6）和高概率组（7～9）。将应用 I-CARS 评分作为一种手段，在康复策略组和非康复策略组的低、中、高概率上得出心脏康复率分别为 0、4.9% 和 25.4%。

D 期心力衰竭缓解研究（RESTAGE-HE, ClinicalTrials.gov NCTO1774656）的目的是调查积极医疗干预的影响，包括对接受 HeartMate Ⅱ LVAD 的患者定期检测潜在功能在内。主要结果是 LVAD 可以撤除，并且至少在 3 年内不需要额外的机械支持或心脏移植的患者比例。重要的是，用循序列成像分析来追踪调查这些患者，不仅可以更好地明确装置撤除的预测因素，而且还可以跟踪确定 LVAD 撤除后的长期康复过程。40 名患者已登记并完成了初步随访。RESTAGE-HF 临床试验的结果将于 2018 年春季公布，将得到对这组有趣的患者群体的重要而深入的了解。

如果不提及辅助性生物治疗在促进逆转重塑和增强收缩功能方面的巨大潜力，对医学治疗的讨论将是不完整的。出于行政原因，美国 National Heart Lung and Blood Institute（NHLBI）已经放弃了之前几次研究干细胞在 VAD 患者中作用的尝试。也就是说，个别中心在为 LVAD 患者中同时注射自体（明尼苏达大学，临床医师协会，gov NCT00869024）和异体间充质干细胞（MSC）（希腊 AHEPA 大学，ClinicalTrials.gov NCT01759212）。美国国立卫生研究院（NIH）赞助的心胸外科网络（Cardiothoracic Surgery Network，CTSN）最近报道了一项 30 名患者在植入左心辅助装置时进行心肌内 MSC 注射的试验，没有发现安全问题，也没有观察到潜在的疗效。一项更多中心和 169 名患者的目标试验（CTSN LVAD MPC-Ⅱ）正在随访中。辅助治疗研究不仅限于干细胞，还包括基于生长因子（如 SDF）和基因（如 *SERCA2a*）的治疗。总的来说，为 LVAD 的患者提供了一个平台，可以进行多种创造性的生物干预，这将为该领域的未来发展提供一个巨大的机遇。

过渡到心脏移植

虽然患有终末期心脏病的成年人数量持续增加，但每年进行的心脏移植数量保持不变。在美国，近 20 年来每年大约完成 2 400 例器官移植[27]。为了帮助解决等待名册中死亡的问题，联合器官共享网络在 2006 年调整了分配策略，对预后较差的患者给予更高的优先权。近年来，这种分配方式的改变，加上对终末期心衰患者的 LVAD 治疗的改进，明显地减少了等待治疗的死亡人数。

长期以来，LVAD 疗法为患者提供了一种帮助他们在等待合适的供心时存活下来的方法。即使是 90 年代早期初始的 LVAD 技术，Frazier 和其他研究者也证明了 LVAD 治疗能使等待心脏移植患者的存活率翻倍[28]。该研究中的设备是气动 HeartMate IP（植入式推板）。这次试验的成功要求未来 BTT 的 LVAD 试验不能再设置一般的治疗对照组，因为不符合伦理。在 2001 年对新一代搏动装置（HeartMate VE 或排气式电子辅助装置）进行了随访研究[29]，在这组 280 名患者中，通过心脏移植或是撤出循环辅助装置，71% 的患者存活下来。尽管平均肌酐和总胆红素在整体人群中明显改善，但肝肾功能不全是最常见的两种并发症，出血、感染、神经功能障碍和血栓则紧随其后。在这些并发症中，最多见的感染和出血是最常见的与设备本身直接相关。值得注意的是，这是第一篇大规模报道 LVAD 患者能够在院外生活的论文。在 280 名接受 LVAD 治疗的患者中，160 名符合标准的患者参与了"解放计划"，其中 115 名患者达到了完全门诊状态。所有 160 名参与"解放计划"的患者都从 NYHA 心脏功能分级的 Ⅲ 或 Ⅳ 级恢复到 Ⅰ 或 Ⅱ 级[29]。

在此同时，对 HeartMate VE 的改进被整合到新设备 HeartMate XVE 中。在机械学上两者极为相似，XVE 包含了许多工艺改进，以解决引起机械故障的问题。在 XVE 被广泛使用后，HeartMate 调查组发布了他们的经验。他们观察到经皮穿刺引起的导丝折断明显减少、进气门故障减少、轴承断裂减少；还观察到植入物打结和脱落减少的趋势[30]。总体而言，XVE 主要设备 1 年无故障率从 76% 提高到 97%。这种耐久性和可靠性提升促使了 HeartMate XVE 作为美国 21 世纪早期使用的主要装置。

持续血流装置：在世纪之交时，下一代设备的研发才刚刚开始临床前和临床试验。这些轴流泵包括 Jarvik 2000、HeartMate Ⅱ、Micromed 和 Berlin 装置。HeartMate Ⅱ 于 2001 年首次进入临床应用[31]。几年后，在 BTT 的患者中开始了大规模多中心试验[32]。2007 年，HeartMate Ⅱ 临床研究人员公布了一项里程碑式的研究结果。该项目调研了作为 BTT 状况患者，共有 130 名患者入选，他们都接受正性肌力药物或 / 和 IABP 治疗。到了 180 天，100 名患者已经达到了心脏移植、心脏恢复或在装置辅助下存活的主要结果。25 名患者在 180 天期间死亡，其中 5 名患者不适合移植，最后 3 名患者更换了不同的装置。继续接受 LVAD 治疗的患者 1 个月时的实际生存率为 89%，6 个月时为 75%，1 年时为 68%。尽管由于平衡的原因，这些患者不能随机分为药物治疗组，但实验表明，这种生存模式可能比单纯药物治疗要好得多。此外，还报道大多数患者，在 3 个月时间内心脏功能改善为 NYHA Ⅱ～Ⅲ 级。在接受 LVAD 治疗的患者中，6 分钟步行试验、明尼苏达心力衰竭生存评分和堪萨斯心肌病核心评分都有明显好转。此外，也证实 LVAD 治疗改善了终末期脏器灌注，平均血尿素氮（BUN）和肌酐（Cr）分别从 10.7mmol/L 下降到 6.4mmol/L 和从 123.8μmol/L 下降到 88.4μmol/L。最常见的并发症是围手术期出血，其次是卒中。缺血性卒中 8 例，出血性卒中 3 例。28% 患者有局部感染，其中约一半是驱动系统感染；与之前的 LVAD 研究不同的是，无泵袋感染。虽然没有直接与 HeartMate XVE 进行比较，但本研究的结果足以确立轴流泵作为新的机械辅助的标准。

2009 年 HeartMate Ⅱ调研团队又发表了患者人数更多、随访时间更长的相关研究[33]。在 18 个月中，注册登记的 281 例 1A 或 1B 状况的患者中，有 222 例接受移植、撤除 LVAD 或正在接受 VAD 循环辅助。18 个月存活率为 72%，83% 的患者已从 NYHA Ⅳ级恢复到 Ⅰ级或Ⅱ级。并发症情况与以前报道的一致，包括因败血症死亡患者 4%、卒中死亡患者 6%、右心衰竭死亡患者 3%。直接归因于 LVAD 的死亡总计 3%，包括泵内血栓形成、植入过程中流入道血管的打折、流出管的断裂以及动力驱动系统中断。这项研究进一步支持了将轴流或 CF 作为评价左心室辅助技术的新标准。

对于轴流泵的评价之一是其轴承结构，这可能是血栓形成、设备磨损以及血液成分（例如血管性血友病因子）剪切力损伤的潜在原因。为了解决这些设计问题，最新一代的装置是离心泵设计，它使用的是磁悬浮叶轮，概念上与 CentriMag 相同，这种零磨损无轴承装置的血栓形成风险可能更低。迄今为止，两个最常用的离心泵包括 DuraHeart（Terumo Heart，Inc，Ann Arbor，MI）和 HeartWare HVAD（Heart Ware Intl，Framingham，MA）。欧洲的中心在 DuraHeart 方面获得了更多的经验，并发表了他们试验的经验和早期的售后监测数据[34]。研究人群包括 68 例拟行心脏移植的心力衰竭患者，其中最早的 33 名患者属于欧洲多中心临床试验的一部分，其余 35 名来自上市后的临床观察。不良事件发生率与轴流泵相当。与轴流泵比较，需要手术干预的出血比预期的减少，而驱动系统故障和感染发生情况是相当的。每个患者每年总体神经系统事件比轴流泵的预期水平高 0.56，伴有较高的致命出血性卒中。这一点在试验的早期就认识到了，因而相应地减少了抗凝治疗措施[34]。

HeartWare HVAD 因其容积小而迅速普及。尽管其使用了与 DuraHeart 相同的血液加速原理，但其总排量小足以容许将泵体植入在心包腔内，从而避免了设置腹膜前袋[35]。ADVANCE BTT 试验发表于 2012 年，其在 30 个中心招募了 140 名患者，结果表明 92% 的患者成功接受移植或存活 6 个月，与 INTERMACS 进行的前瞻性队列研究相比，不良事件发生较少。与获得心脏移植的患者相比，其心功能和生活质量均有明显的改善[36]。在试验的招募过程中，来用改进的心室核心装置和网络流入套管解决了对最初卒中发病率的焦点问题。这减少了近一半因长期存在的缺陷而引发的缺血性卒中[37]。2012 年 FDA 批准 HVAD 用于 BTT，从而使 HVAD 和 HeartMate Ⅱ在北美 BTT 患者中得到广泛的应用。

与机械循环辅助、感染、神经并发症和泵内血栓形成相关的临床不良事件推动了该领域的创新和工艺改进。HeartMate 3 是一款新型离心泵，旨在优化流体动力学。它包括一个磁悬浮转子和宽敞的血流通路，旨在减少血液剪切应力。此外，宽大的血流通道有助于转子转速的快速变化，允许引入人工脉动，以打破泵内血流停滞的区域，并提供一定程度的自然搏动状态。最初的研究在欧洲获得 CE 标志认证[38]。美国在 2014 年 9 月开始了磁悬浮技术在接受心脏机械循环辅助治疗的患者中的多中心研究（MOMENTUM 3）。它的主要目的是评估 HeartMate 3 左心室辅助系统的安全性和有效性，并通过实验证明它不低于 HeartMate Ⅱ；次要目标包括对不良事件、生活质量、功能状态、设备故障率的评估。该研究人群包括一个短期队列（6 个月的随访）和一个长期队列，总共 1 028 名患者，于两年后进行泵更换次要目标时进行评估[39]。

　　这份为期 6 个月的报告表明，HeartMate 3 组在无致残性或无须再次手术更换或撤除该辅助装置的情况下生存率较高[40]。其血液相容性较好，并且显著地减少了不用药物或手术治疗的泵内血栓形成和无致残性卒中。289 例患者中，在无任何与血液相容性相关临床不良事件的存活率方面，HeartMate 3 组为 69%，HeartMate Ⅱ组为 55%（P = 0.012）。两种左心室辅助系统在卒中致残方面没有差异性，卒中是典型的致死性非手术性出血并发症[41]。两年的随访结果将于 2018 年公布。

　　双心室辅助：双心室循环辅助的患者可分为两类：植入永久性 LVAD 时需要临时辅助的患者和需要长期双心室辅助的患者。前者经常使用体外泵，也就是 CentriMag 或 Thoratec 经皮心室辅助装置（percutaneous ventricular assist device，PVAD），以期 LVAD 辅助能够满意地使肺循环去负荷，从而使 RVAD 能够在较短的时间（几天至几周）内被撤除。在 INTERMACS 报告的 10 542 例患者中，579 例患者需要双心室辅助[42]。虽然很难判断这些患者是否只需要短期的 RVAD，但据认为 5%～10% 的心衰患者需要这种水平的支持。在这种情况下，Thoratec 体外辅助或体内 VAD 是最常用的循环辅助装置。最近的报道显示，使用串联式 CF 设备——一种用于右室，另一种用于左室——HeartWare 和 Jarvik 装置已取得成功[43, 44]。

　　在最新的 INTERMACS 报告中，植入 TAH 的 396 名患者 12 个月的存活率低于 60%[2]。尽管使用很少，但是 TAH 的开发和使用在心脏机械辅助的发展史上扮演了重要的角色（表 11.1）[45]。"最活动"型全人工心脏（Cardiowest）最完整的数据来自 Copeland 和他亚利桑那大学的同事[46]，5 个研究中心从 1993 年到 2002 年间在一项前瞻性的非同步研究中登记了 130 名患者。接受 Cardiowest 植入的患者中有近 80% 存活下来，而对照组仅为 46%。与对照组的 31% 相比，接受 TAH 治疗的患者 1 年总生存率为 70%。在比较接受器官移植的患者 1 年和 5 年生存率时，TAH 组过渡到心脏移植的比例和存活率分别为 86% 和 64%，而对照组分别为 69% 和 34%。正如事先所料，感染和出血是最常见的早期不良事件。然而，仅有两名患者死于这些并发症。从根本上，这项研究为 TAH 的潜在应用和标准化提供了可靠的证据，TAH 作为一种成功的辅助治疗手段，通过提高患者的存活率和改善生活质量，来帮助其过渡到心脏移植，后一点已经不是那么重要了，因为现在已经有了一个便携式驱动装置。

永久性治疗

从根本上说，永久性治疗是等待心脏移植期间的过渡。BTT 旨在为等待移植的患者提供维持生命的支持，要想把一种装置看做是对患者的永久性治疗，它就必须能使患者出院。它至少必须是可植入的，又能够允许患者活动，而且必须能够便于简单的照护和管理。由于 DT 患者人群的性质不同，设备要求进一步复杂化。因为他们不是移植的合适人选，他们要么比 BTT 群体年龄大，要么比 BTT 人群有更多的伴随疾病。在 20 世纪 90 年代中后期，设备技术成熟，可以开始进行 DT 的临床试验。随着 2001 年发表的《机械辅助治疗充血性心力衰竭的随机评估》（REMATCHF），DT 疗法正式开始了。

从 1998 年到 2001 年，将不符合移植条件的 NYHA Ⅳ 级的 129 名心脏病患者随机分为两组，一组是最佳的药物治疗组，另一组是采用 HeartMate VE 装置的 LVAD 治疗组。LVAD 治疗的生存效益具有统计学意义和临床相关性：与最佳药物治疗相比，LVAD 组患者因任何原因导致的死亡风险降低了 48%。生活质量也通过许多措施进行了评估，大多数都显示出比药物治疗有显著的改善。也许最重要的是，那些接受 LVAD 治疗的患者平均达到了 NYHA Ⅱ 级，而那些接受药物治疗的患者仍然停留在 Ⅳ 级。尽管 LVAD 治疗具有明显的生存优势，但它涉及几个主要限制因素，包括 3 个月内 28% 的感染率和 6 个月内 42% 的出血率；生存 24 个月患者的设备故障率为 35%；包括卒中、TIA 和脑病在内的神经功能障碍发生率是 0.39 个事件 / 患者年，约为药物组的 4.35 倍[47]。总之，REMATCH 是第一个证实 LVAD 作为对严重心衰患者治疗选择有意义的可行性研究，并在此过程中设定 VAD DT 治疗的最低标准（图 11.1）。

2005 年，来自 Thoratec DT 注册登记的四个最大中心汇集了他们 2003 年和 2004 年的资料，并报道了使用 HeartMate XVE 设备与 REMATCH 相比有显著改善的结果。报告显示了较少的神经功能障碍、感染和出血发生率，而且提高总体的生存率；另外报告还说明了在死亡率上，与 REMATCH LVAD 治疗组比较降低了 40%[48]。这些改善可能与这些量大的中心的经验，以及对 HeartMate 设备的一些技术改进相关。

通过确定左室辅助装置（LVAD）在终末期心力衰竭患者治疗上明显优于最佳药物治疗结果，REMATCH 重新定义了 DT 新装置的试用方式[49]。最近，CF HeartMate Ⅱ 在 DT 治疗测试上以 2∶1 面对面试验与它的前身进行比较。在 REMATCH 期间，观察到与 XVE 相近的 1 年和 2 年生存率（分别为 55% 和 24%）。

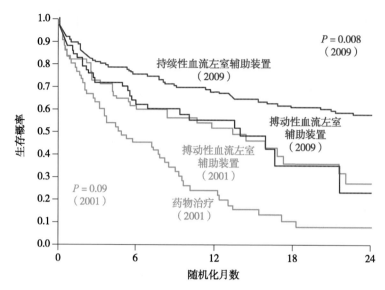

图 11.1　使用 HeartMate Ⅰ（搏动性泵）和 HeartMate Ⅱ（持续性泵）作为永久性治疗患者的生存率比较

相比之下，HeartMate Ⅱ 在 1 年和 2 年的存活率显著地提高（分别为 68% 和 58%）。在搏动泵组存活 2 年的患者中，在试验期间 18 名患者因机械故障或感染原因将其装置更换为 HeartMate Ⅱ。HeartMate Ⅱ 试验组患者生活质量也较好，40 名（50 名存活中）患者在 24 个月时心功能达到了 NYHA 分级 Ⅰ 或 Ⅱ 级。相比之下，55 名植入 HM-XVE 的患者 2 年后生存者仅 1 人。有关所有的并发症上均以使用 HeartMate Ⅱ 型 CF 装置的患者为佳，在泵置换、感染（包括脓毒症）、需要正性肌力药物支持的右心衰竭、心律失常、呼吸衰竭和肾功能衰竭方面具有明显的优势。血栓形成是 CF LVAD 失功能的唯一严重并发症，4% 的患者发生血栓形成事件，而搏动性血泵组患者无一例发生血栓形成。总的来说，HeartMate Ⅱ 已经明显显示出优于 HeartMate XVE，并且已经成为新的标准装置。

耐久性试验是随机选取 297 例不符合移植条件的来自美国 48 家机构的患者进入到植入离心泵 LVAD（HeartWare，试验组装置）或搏动泵 LVAD（HeartMate Ⅱ，对照组装置）[50]。因此，对主要终点目标的 2 年随访分析表明，试验组装置在无致残性卒中或需要更换装置的生存率方面不低于对照组。在功能和生活质量方面的措施也有持续改善。主要的是，HVAD 有更多的卒中发生率，出血占多数，多发生在前 6 个月内，之后卒中率下降（29.7% vs. 12.1%，$P<0.001$）在这些患者中，要求严格控制血压，平均动脉压为 90mmHg 或更低，这个方案变化使得卒中率降低了 34%。最后，由于装置内血栓形成，两种装置之间的泵更换率没有显著性差异。根据耐久性和耐久性补充试验的结果（共有 465 名患者接受了 5 年的随访），FDA

于 2017 年 9 月批准了 HeartWare HVAD 系统，作为未在移植计划内患者的后续永久性治疗。

目前新一代心脏辅助装置 HeartWare 和 HeartMate 3 延长了患者生存期，还帮助治疗提供者界定了以下术语：BTD 或移植候选前的过渡（bridge to candidacy，BTC）。对于年龄太大因心脏衰竭所导致的合并症无法接受移植的患者，永久性治疗是他们的一个选择。心脏辅助装置促进心功能恢复，改善了器官的灌注，使他们能够达到可以考虑移植时的身体状态。最多见的是，对正性肌力药反应不敏感的肺动脉高压患者常出现这种现象。有几篇报告证实了肺动脉高压患者通过辅助装置支持达到了慢性左房去负荷治疗，逐渐恢复到可以接受心脏移植的程度[51, 52]。

外科植入技术

外科植入尽管有多种泵可供选择，但与植入相关的问题始终是一致的。也就是说，大多数装置使用左心室心尖作为泵的流入道部位，泵后的流出道人工血管植入于主动脉上，从而绕过病态的左心室。在这里，我们将描述与 LVAD 植入相关的一些问题。虽然目前有许多类型的装置可用，但是总体方法是相近的。

患者选择：虽然多数需要移植的患者在一定程度上可以选择机械辅助，但有几个令人关注的问题可能会导致一些患者直接接受心脏移植。其中包括多次手术、先天性心脏病、小心室的限制性心脏病和其他外科问题（如既往心包切除术），这些都是机械辅助装置的相对禁忌证。LVAD 治疗最重要的禁忌证是右心室支持 LVAD 血流的能力。虽然在植入 LVAD 时需要临时 RVAD 支持的情况并不常见（<10% 的植入者），但是如果高度怀疑 RV 衰竭（严重功能障碍、右室每搏量指数低、高右心房压、低肺动脉搏动指数）[53, 54]，那么最佳选择是双心室辅助装置、全人工心脏或心脏移植。永久性治疗的出现引发了一系列不同的问题，因为许多患者年纪较大，终末器官功能障碍，这被视为最后的选择或勇敢者的挑战。在 LVAD 植入后，他们生存和向好的状况需要由多学科团队进行严格评估。

围手术期注意事项：实施 LVAD 技术需采用标准心脏手术麻醉。尽管多数手术都是通过体外循环完成的，但许多中心在体外循环时仍保持低潮气量通气，以减少术后肺血管阻力。通常还使用抗纤溶治疗和血液制品。一些中心依靠血栓弹力图和最新的旋转血栓弹性测量法（rotational thromboelastometry，ROTEM）来指导替代治疗。

大多数 LVAD 手术不需要进行全身降温，仅使用常规的体外循环措施。由于大多数心衰患者体液过多，因此，如果条件允许，灌注医师应使用超滤，并避免过度的血液稀释，同时使用大量新鲜的冷冻血浆代替细胞保护剂[（2～3）：1]。在肝素诱导的血小板减少症患者中，尽管存在额外风险，使用替代的抗凝剂如比伐卢定或阿加曲班已经成功地完成 LVAD 植入[55]。减少围手术期出血并发症的其他策略包括使用醋酸去氨加压素（商品名 DDAVP）、择期行 LVAD 植入时提前停用阿司匹林、短时间重点关注泵运行、合成因子替代和延迟一期封闭，尽管这些策略均未被明确探讨。

植入后应注意降低肺血管阻力，保护右心室功能。一些中心会在每个病例中常规使用一氧化氮或吸入依前列醇。所有的努力均旨在减少输注需求以及避免缺氧、高碳酸血症和酸中毒。一些术前危险因素与 RV 衰竭相关，包括女性、非缺血性心肌病、中心静脉压升高、右心室卒中作功指数和既往心脏手术[56, 57]。更精准的超声心动图测量，包括右心室与左心室舒张末期比值增加（>0.72），也可以预测术后右心室衰竭[58]。常规静脉使用肺血管扩张剂，包括硝酸盐和磷酸二酯酶抑制剂（米力农），以及用于右心室的正性肌力药物（米力农、肾上腺素、多巴酚丁胺）。近期有人还主张在术前和围手术期使用西地那非。对于右心功能较差的患者可能有必要应用数天 RV 机械辅助（例如带 CentriMag 装置的 RVAD）。

手术植入： 虽然个别外科医生和中心循环装置的植入方法有所不同，但所概括的基本原则仍然适用于所有人。根据患者的具体情况，植入的顺序也会各异。

大多数 LVAD 植入时采取仰卧位，即标准的心脏手术体位。这种标准体位也可用于好几种非胸骨切开入路。例如，有些泵（特别是 Jarvik 2000）通过左肋下切口放置，流出道人工血管吻合于上腹部主动脉[59]。其他泵使用左肋下切口，并以隧道方式通过右第 3 肋间或胸骨上段微创小切口反向将流出道血管吻合在升主动脉。左胸切开术入路可以选择性地将流出道人工血管与胸降主动脉吻合。后一种技术最常见与使用 Jarvik 2000 LVAD 的非体外循环旁路方法一起进行，但也已成功用于其他几种小型泵[60]。在这种情况下，患者应处于左侧卧位，而髋部向后转，以便在需要时方便使用左股血管。

麻醉、监护导线和固定好体位后，进行正中胸骨切开。在许多情况下将常常是一个二次胸骨切开手术，如果患者有复杂的纵隔情况（多次手术、近期手术、先天性心脏病、右心室扩大或胸骨后移植物），应考虑其他方式的体外循环插管。动脉灌注管可以选择锁骨下动脉或股动脉（我们通常在血管上缝合侧支血管），而静脉回流则通过经食管超声心动图（transesophageal echocardiography，TEE）引导下置入一长的股静脉插管，其顶端位于上腔静脉内（superior vena cava，SVC）。

在完全肝素化和再次进胸之前，许多人会试图先设置 LVAD 囊袋。对于 HeartMate 2 装置，打开胸骨时可以更轻松地完整制作囊袋。关于造袋有两种思路：在腹膜前间隙内或在腹直肌后鞘与腹直肌之间，后者通常用于较大的泵，以避免腹膜损伤。也就是说，随着小泵的出现，只需要更小的囊袋，许多人又重新选择膈下的腹膜前方法。大多数医生切开横膈的前外侧一小部分，以使流入管能够正确定位。电烙或血管内窥镜吻合器都可以用来分离这块肌肉。在缝合之前一定要检查这条横断路线，因为它经常会有出血点。随着 Heart Ware、Jarvik、

HeartMate 3 和其他小型泵的问世,每个泵都可以留置在心包腔内,有关囊袋许多问题都不复存在了。

心包打开后,显露左室心尖。HeartMate Ⅱ装置有一个很好的结构特点是它流入道的弯头。从理论上讲,这可提供良好的布局,而不必去做横向口袋。接着确定驱动系统流出道的位置。这通常是在典型的右上象限位置,但可以根据患者的需要而变化。然后将一个隧道装置通过股直肌鞘。应在右侧筋膜下进行充分的解剖,以确保无张力缝合并留出驱动系统出口的空间。

在背板上,有些泵是根据装置制造商提供的,需要对流出道血管做一些装备。有些装置还需要一些加固。其他的则从包装中取出即可备用。讨论个别泵的准备工作超出了本综述的范围,特别是所有 VAD 公司均提供关于其特定泵极佳的培训工作。

根据泵的不同,流出端吻合可以在流入端连接前或之后完成。将流出道人工血管拉伸并剪切成一个小斜面。应用动脉侧壁钳并切开主动脉。多数人会使用 4.5mm 大小近端冠状动脉打孔器将主动脉切开处修整成圆孔。远端吻合术可采用多种方法缝合,可以使用间断带垫法或连续带毡法心包缝合。卸除主动脉阻断钳后,检查止血情况,必要时加强缝合。

主动脉和右心房上置入引流套管,常常是在主动脉应用排气针消除心腔气体,自身和体外并行循环并维持正常体温。如前所述,甚至有可能通过胸骨切开术在不使用体外循环的情况下进行此操作[61]。即便如此,大多数中心在体外循环辅助下完成剩下的部分。在纵隔后可借助剖腹纱布垫抬起心脏,确认左前降支,而标记出心室内区。对于较大的心室,心尖的识别是相当简单的,在较小的心室中,有些心尖更靠前一些,可提供一个更好的角度。相反,随着新一代心包内装置的出现,有些将采用稍下和更靠后的入路。切开心尖,检查室腔,必要时进一步清除小梁或血栓。检查室间隔的走向,然后采用带大毡垫缝合线进行全层间断缝合在心外膜的周边缘。通常需要 12～14 针缝合,不过也有些医生能做到更少。然后将它们穿过缝环上并打结固定。还有许多外科医生会在植入部位和毡垫上涂上一层薄薄的生物胶。

将预设驱动系统部位清空,使用隧道分离器穿过皮下,然后连通到切口下边缘的腹直肌。控制器和泵放在操作台上。将驱动系统连接到控制器。在此期间,我们将 CO_2 注入左心室腔排出空气。卸下流入端固定环。检查左室,以确保流入道畅通。连接流入套管,并与缝合环缝合固定。也可以缝置绑带以进一步缚紧套管。有人也用多个粗丝线缝合固定。

此时,麻醉师和灌注师已经有足够的停机时间。持续正性肌力药物支持、继而充分通气、补钙、调整酸碱状态。有些医生会常规使用一氧化氮或吸入的环氧丙烷醇来帮助降低肺血管阻力。使主动脉移植管道回血,充盈左心室,松开流出道帽以利于心室排气。然后连接未打折的流出端移植管道。患者逐渐停止心肺转流或维持 1～2L/min 的流量。LVAD 以最低每分钟转数（revolutions per minute，RPM）启动，并打开主动脉阻断钳继续排气。随着主动脉上排气孔开放，移除流出端移植管道阻断钳，通常在 TEE 的长轴视屏上可见少量涌入的气泡聚在阻断钳周围。通常情况下，不超过 5 秒，就可通过主动脉上排气孔将其清除。

使 LVAD 流量缓慢增加，同时监测右心功能、压力和室间隔运动。在监护仪上通常不会显示流量，但患者的状况会逐渐好转。避免快速增加 RPM 以获得高流量。只要患者血流动力学状况合适，大多数中心将在维持血压的情况下离开手术室。一般情况下，泵上的"最终"设置常常是在植入后几天内完成的。使用鱼精蛋白中和，撤除所有插管，放置胸腔和纵隔引流管。LVAD 在胸腔内的最终位置，尤其是在没有牵开器的情况下，可以通过 TEE 检查了解。特别是流入端管道应稍微向后指向二尖瓣。TEE 确定此现象至关重要。除评估流入管位置外，TEE 还可以识别瓣膜问题（请参阅下文）。重要的是，为了确定卵圆孔未闭（patent foramen ovale，PFO），需要对 LVAD 进行气泡试验。对于具有较高左心压力的心力衰竭患者，这些缺陷可能难以检测，除非左心压力下降后。如果确定 PFO 存在，则需要修补。

有些中心提倡一种积极的策略，延迟关闭胸腔 1 天，以便在关胸之前保证病情稳定。如果有活动性出血或者担心因胸骨压迫而导致相关的右心室功能下降，我们则采取胸部开放的措施。对于重症边缘性患者来说，开放胸骨是一个很好的策略。

在 2011 年应用之初，HeartMate Ⅱ[62] 泵血栓形成发生率较高，从而出现了 PREVENT（干预 Heart Mate Ⅱ泵血栓形成）这一前瞻性、多中心、非随机研究。心脏辅助装置植入后通过严格遵守手术规范、抗凝、抗血小板处理、泵速管理和血压控制，结果是植入后 3 个月的泵血栓形成确诊率比设想的（4%）要低（2.9%）[63]。

对于 BTT 来说，为将要进行心脏移植后的再次进胸做好准备是很有帮助的。首先，注意主动脉插管部位和流出端移植管道的间隔，以便于为再插管、上主动脉阻断钳和易吻合的主动脉袖口留出足够空间。一些医生会在上腔静脉和下腔静脉周围放置血管环，以便识别。我们已经对有些再手术的 LVAD 患者做了这样的工作，但是，如果可能的话，我们尽量不制造没有必要的解剖面。我们准备一块备用的移植血管片，覆盖在从弯曲的边缘一直到主动脉的流出端人工血管上。然后，我们将一块 1mm 宽的 GoreTex 放置在心包的底部与膈肌相连的左边，并使用间断缝合线重建心包并隔离 LVAD。特别强调的是，要尽量将左肺与装置分隔开，因为在撤除装置时这可能会造成损伤。其他阻隔产品（CorMatrix）也有助于心脏移植时再次进胸。

越来越多的 VAD 外科医生在腹部建立隧道，以便埋入更多的驱动系统。一种方法是先通过右上腹的一个造口将驱动导线引出，然后折回到患者的左上腹。另一种方法是在右下腹象限作逆向切口，然后在右上象限把驱动导线提出来。Thoratec 最近公布了对驱动系统整个丝绒部件被埋入的患者的登记结果，结果显示两年内驱动导线的未感染率为 85%，而在 Heart Mate Ⅱ DT 试验中为 65%[64]。在手术中，我们使用两根 #1 Prolene 缝线缝合在出口周围提供牵引帮助，在手术后 4～6 周将其去除。

其他注意事项

有几个问题需要特别提醒，因为这些问题可能会使通常简单的操作复杂化。

- ◆ 冠状动脉疾病及既往旁路移植：LVAD 患者的冠状动脉疾病主要与右心室有关。对于右优势型有明显右冠状动脉（right coronary artery，RCA）疾病，在可能的情况下，建议对该冠状动脉进行旁路移植。如要再次手术，应保护好所有的畅通移植血管桥。
- ◆ 瓣膜病：许多患者或曾做过瓣膜手术或伴有严重的瓣膜病。如增添瓣膜手术，其风险与益处仍然存在争议[65]。但是一些与瓣膜相关的一般性指南如下：
  - 主动脉瓣狭窄：一般没有问题，可以不用处理。
  - 主动脉瓣关闭不全：如果是中度以上的则需要处理。选项包括使用人工生物瓣行主动脉瓣置换术（aortic valve replacement，AVR）；在邻近 Arantius 结节处应用 Hemashield 垫片锁边缝合瓣膜[66]。该特殊做法在多个中心之间存在争议。虽然较为容易关闭瓣膜口，但是这使得患者完全依赖 LVAD 替代左室灌注。
  - 人工 AVR：生物瓣没问题；目前还没有关于如何针对机械瓣 AVR 进行处理的资料。有些专家认为最好覆盖或用生物瓣置换（特别是如果为 DT 或 BTR）。三明治技术也是一种简单、安全和有效的关闭瓣口的方法[67]。有些学者可能会考虑原位保留。
  - 二尖瓣狭窄：需要修复二尖瓣狭窄，以确保左室充盈。选择包括异体生物瓣膜置换，如果可能的话或者进行瓣膜成形术。
  - 二尖瓣反流：可以在植入时进行二尖瓣修复，通过心房放置二尖瓣成形环，或者通过心室切开安置 Alfieri 针进行。瓣膜修复已被证明有助于降低肺血管阻力[68]，但是目前还没有确凿的证据证明修复能改善整体的预后。这个对于向移植或康复过渡合并肺血管阻力高的患者可能获益最大。
  - 既往二尖瓣置换（mitral valve replacement，MVR）：可以保留在原处。
  - 三尖瓣：一些中心已经证实，在 LVAD 植入后，存在中到重度和 / 或瓣环扩张（>4.2cm）的患者能通过三尖瓣成形或置换明显获益[69, 70]。而其他一些中心没有取得同样的结果[71]。因此，标准治疗方案仍待进一步明确。
  - 抗凝治疗：大部分中心在患者拔管后给予华法林口服药物以控制 INR 在 2.0～3.0 之间。如果需要延迟抗凝，可以先给予肝素。植入 HeartMate Ⅱ LVAD 的患者有一部分即使不用香豆素类药物或设置更低的 INR 目标也

是可行的 [72]。不论是高剂量还是低剂量，所有患者都接受阿司匹林治疗。许多中心也会加用其他抗血小板药物，例如双嘧达莫、氯吡格雷。一些中心也会通过血栓弹力图来指导出院患者的治疗。目前专注于 VAD 单位对具体抗凝的强度给予越来越多的监督。近来，三个主要的中心发表了一项令人关注的结果：HeartMate Ⅱ装置的应用具有较高的血栓发生率。经过 18 个月，血栓发生率从 2011 年的 5% 增至 2013 年的 15%。在这一结果发现的原因被进一步澄清之前，临床医生可能会在抗凝方面犯更多错误。更重要的是，这些结果也延缓了其他中心招募ⅢB 级心衰患者进入早期使用 LVAD 的临床试验。

♦ 其他情况如既往心脏手术史、先天性心脏病以及之前的心室重构，也会导致改变手术策略，并需进一步完成详细计划。

重要的是，LVAD 应用的成功不仅仅是手术治疗的技术革新。术前详尽的评估及准备、术后谨慎的处理包括重症监护室的治疗及出院患者的管理都是必不可少的。我们也不可忽视一组精诚合作的多学科团队的重要性。

并发症

在患者治疗处理、设备微型化、泵、效能以及电池蓄电能力等方面的进步使得 LVAD 更加安全，并且可以应用于比之前更广泛的患者群体。但是，LVAD 的治疗仍伴发有诸多并发症及死亡率。表 11.3 列出了一些主要的不良事件及它们基于近来 HeartMate Ⅱ和 HeartWare CF 装置应用的资料数据的总体发生率。这些

表 11.3 左室辅助装置治疗相关常见不良事件及发生率

感染	
左室辅助装置相关	18% ~ 35%
非左室辅助装置相关	14% ~ 46%
神经性功能障碍	
卒中（缺血性或出血性）	8% ~ 18%
其他（TIA）	5% ~ 17%
出血需要再手术	15%
右心衰竭	
延长正性肌力药物使用	20% ~ 30%
右室辅助装置	3% ~ 5%
泵更换	7% ~ 10%
肝功能障碍	3%
肾功能障碍	8% ~ 15%

患者手术死亡率在 2%～30% 之间，主要取决于患者的 INTERMACS 分级以及装置的使用是 BTT 还只是 DT。常见的并发症包括需要再次手术止血或输血、神经系统事件如卒中（包括缺血性和出血性）、感染（LVAD 相关性，远处播散）、心律失常、呼吸衰竭、肾衰竭、肝功能障碍、血液透析、泵血栓形成和再次住院。此外，很多患者可能会因心衰需再次住院调整利尿剂及纠正右室功能障碍。

　　术中应该注意几种特殊的并发症。最重要的是右室功能衰竭。目前许多中心都倾向于采取临时使用 RVAD 这种积极性的方法。许多人宁愿放置临时 RVAD 来维持血流动力学及凝血机制的稳定。而不是在离开手术室大剂量使用多种正性肌力药物及血管收缩剂，一般在 5 天内可撤除泵。术中另一个潜在的灾难性并发症与空气栓塞有关。虽然会有一些空气，特别是当泵启动开始时，但空气持续不断进入可能会导致流入端管道的顶端破裂。

　　三种特殊长期并发症正变得更加棘手，因为越来越多的患者正在接受治疗，而且治疗时间越来越长：

1. 主动脉瓣关闭不全：因为 CF 瓣和自体主动脉瓣处在一种不同的剪切应力状态，更易发生瓣叶融合及血流动力学方面严重的主动脉瓣关闭不全 [73]。正如刚才讨论的，采取积极的处理病变主动脉瓣是十分重要的，特别是对那些需长期应用的患者。术后，有证据表明积极的控制血压和间断主动脉瓣开放能减缓主动脉瓣关闭不全的进展（而且降低神经系统事件的发生率）[74]。对于有症状的重度主动脉瓣关闭不全，再次手术行瓣膜置换或经导管瓣膜置换，业以证明是适宜和有效的 [75]。

2. 获得性假性血友病综合征（acquired von Willebrand）：正如前面所提及，轴向血流与获得性假性血友病综合征形成相关 [76]。vWF 多聚体解体是导致包括蛛网膜下腔出血、鼻衄和重要的胃肠道出血的许多不同因素之一 [77, 78]。HeartMate Ⅱ 和 HeartWare 均表现出相同程度的 vWF 因子崩解以及大的多聚体的丢失。然而，与 HeartMate Ⅱ 相比，HeartMate 3 离心泵表现出更低水平的高分子量多聚体降解。这一发现并不能解释这些装置假性血友病因子（vWF）活性的功能差异 [79]。HeartMate 3 的工程变换如何影响出血或血栓并发症仍待进一步研究。

3. 驱动系统的感染：实际上由于泵的耐久性的提高，更多注意力集中在与电源有关的问题上。驱动系统感染及导线的损伤都是导致更换泵的重要原因，这些与不良心脏移植预后相关，并对患者造成明显的心理压力。经皮能量传输技术仍在积极研究中。Jarvik 2000 左室辅助装置的颅骨支架植入是一种解决驱动系统问题的全新方法，已经在超过 110 名欧洲患者中成功的应用。

展望

　　技术革新以及专业治疗团队的建设使左室辅助装置治疗已经成为任何先进

心衰中心不可或缺的高效的组成部分。围手术期及长期的医疗策略将继续完善。附带组件变得更轻更方便使用。正如被推崇的 Jarvik 2000 颅底皮下植入物，撤除心室辅助装置驱动系统部件或正在开发的经皮动力传输技术，将为需要终生使用这些泵的患者提供更多的自由。来自不同厂家的新一代的泵会更小、更高效（例如 CircuLite 公司的 HeartMate 3、HeartWare MVAD）[80]。这些细节是十分重要的，因为接受机械装置植入的患者正向着病情逐渐变轻而且可能不需要完全替代他们的心排血系统的方向发展。将适应证拓宽至心功能Ⅲ级的患者便于植入也易于撤离，且侵入性更小；后一个观点更进一步强调了促进心肌恢复。设备技术的进步之大使得医生和患者对常规使用都感到满意（这并不是说不需改善发病率情况）。因此，关注泵方面研究将减少，转而集中在关于心脏的研究上。的确，机械循环设备公司以往更专注于他们的泵是否工作、如何控制血流、如何延长泵使用寿命等问题。有了更新、更小的装置，医生们就能够再次专注于心脏生物学的研究以及如何使用这些泵来缓解压力或容量负荷，并同时提供辅助的生物治疗——后者仍处于初级阶段。

（邓　超　杨　阳　张　颖　师　桃译　梁强荣审）

参考文献

1. **Meyns BP, Simon A, Klotz S,** *et al.* (2011). Clinical benefits of partial circulatory support in New York Heart Association Class IIIB and Early Class IV patients. *Eur J Cardiothorac Surg*, **39**, 693–8.

2. **Kirklin JK, Pagani FD, Kormos RL,** *et al.* (2017). Eighth annual INTERMACS report: special focus on framing the impact of adverse events. *J Heart Lung Transplant*, **36**, 1080–6.

3. **Laird JD, Madras PN, Jones RT,** *et al.* (1968). Theoretical and experimental analysis of the intra-aortic balloon pump. *Trans Am Soc Artif Intern Organs*, **14**, 338–43.

4. **Chen EW** (2003). Relation between hospital intra-aortic balloon counterpulsation volume and mortality in acute myocardial infarction complicated by cardiogenic shock. *Circulation*, **108**, 951–7.

5. **Thiele H, Schuler G, Neumann FJ,** *et al.* (2012). Intraaortic balloon counterpulsation in acute myocardial infarction complicated by cardiogenic shock: design and rationale of the Intraaortic Balloon Pump in Cardiogenic Shock II (IABP-SHOCK II) trial. *Am Heart J*, **163**, 938–45.

6. **Thiele H, Zeymer U, Neumann FJ,** *et al.* (2012). Intraaortic balloon support for myocardial infarction with cardiogenic shock. *N Engl J Med*, **367**, 1287–96.

7. **Thiele H, Zeymer U, Neumann FJ,** *et al.* (2013). Intra-aortic balloon counterpulsation in acute myocardial infarction complicated by cardiogenic shock (IABP-SHOCK II): final 12 month results of a randomised, open-label trial. *Lancet*, **382**, 1638–45.

8. **Sintek MA, Gdowski M, Lindman BR,** *et al.* (2015). Intra-aortic balloon counterpulsation in patients with chronic heart failure and cardiogenic shock: clinical response and predictors of stabilization. *J Card Fail*, **21**, 868–76.

9. **Nwaejike N, Son AY, Milano CA, Daneshmand MA** (2017). Is there a role for upper-extremity intra-aortic balloon counterpulsation as a bridge-to-recovery or a bridge-to-transplant in the treatment of end-stage heart failure? *Interact Cardiovasc Thorac Surg*, **25**, 654–8.

10. **O'Neill WW, Kleiman NS, Moses J**, *et al.* (2012). A prospective, randomized clinical trial of hemodynamic support with Impella 2.5 versus intra-aortic balloon pump in patients undergoing high-risk percutaneous coronary intervention: the PROTECT II study. *Circulation*, **126**, 1717–27.

11. **Seyfarth M, Sibbing D, Bauer I**, *et al.* (2008). A randomized clinical trial to evaluate the safety and efficacy of a percutaneous left ventricular assist device versus intra-aortic balloon pumping for treatment of cardiogenic shock caused by myocardial infarction. *J Am Coll Cardiol*, **52**, 1584–8.

12. **Griffith BP, Anderson MB, Samuels LE**, *et al.* (2013). The RECOVER I: a multicenter prospective study of Impella 5.0/LD for postcardiotomy circulatory support. *J Thorac Cardiovasc Surg*, **145**, 548–54.

13. **Kar B, Gregoric ID, Basra SS, Idelchik GM, Loyalka P** (2011). The percutaneous ventricular assist device in severe refractory cardiogenic shock. *J Am Coll Cardiol*, **57**(6), 688–96.

14. **John R, Long JW, Massey HT**, *et al.* (2011). Outcomes of a multicenter trial of the Levitronix CentriMag ventricular assist system for short-term circulatory support. *J Thorac Cardiovasc Surg*, **141**, 932–9.

15. **Loforte A, Montalto A, Ranocchi F**, *et al.* (2011). Levitronix CentriMag third-generation magnetically levitated continuous flow pump as bridge to solution. *ASAIO J*, **57**, 247–53.

16. **Abrams DC, Brodie D, Rosenzweig EB**, *et al.* (2013). Upper-body extracorporeal membrane oxygenation as a strategy in decompensated pulmonary arterial hypertension. *Pulm Circ*, **3**, 432–5.

17. **Drakos SG, Kfoury AG, Stehlik J**, *et al.* (2012). Bridge to recovery: understanding the disconnect between clinical and biological outcomes. *Circulation*, **126**, 230–41.

18. **Selzman CH, Madden JL, Healy AH**, *et al.* (2015). Bridge to removal: a paradigm shift for left ventricular assist device therapy. *Ann Thorac Surg*, **99**, 360–7.

19. **Drakos SG, Mehra MR** (2016). Clinical myocardial recovery during long-term mechanical support in advanced heart failure: insights into moving the field forward. *J Heart Lung Transplant*, **35**, 413–20.

20. **Dandel M, Weng Y, Siniawski H**, *et al.* (2011). Heart failure reversal by ventricular unloading in patients with chronic cardiomyopathy: criteria for weaning from ventricular assist devices. *Eur Heart J*, **32**, 1148–60.

21. **Birks EJ, Tansley PD, Hardy J**, *et al.* (2006). Left ventricular assist device and drug therapy for the reversal of heart failure. *N Engl J Med*, **355**, 1873–84.

22. **Birks EJ, George RS, Hedger M**, *et al.* (2011). Reversal of severe heart failure with a continuous-flow left ventricular assist device and pharmacological therapy: a prospective study. *Circulation*, **123**, 381–90.

23. **Aaronson KD, Pagani FD, Maybaum SW**, *et al.* (2011). Combination therapy with pulsatile left ventricular assst device, heart failure medication and clenbuterol in chronic heart failure: results from HARPS. *J Heart Lung Transplant*, **30**, S8–S9.

24. **Drakos SG, Wever-Pinzon O, Selzman CH**, *et al.* (2013). Magnitude and time course of changes induced by continuous-flow left ventricular assist device unloading in chronic heart failure: insights into cardiac recovery. *J Am Coll Cardiol*, **61**, 1985–94.

25. **Patel SR, Saeed O, Murthy S**, *et al.* (2013). Combining neurohormonal blockade with continuous-flow left ventricular assist device support for myocardial recovery: a single-arm prospective study. *J Heart Lung Transplant*, **32**, 305–12.

26. **Wever-Pinzon O, Drakos SG, McKellar SH**, *et al.* (2016). Cardiac recovery during long-term left ventricular assist device support. *J Am Coll Cardiol*, **68**, 1540–53.

27. **Lund LH, Khush KK, Cherikh WS**, *et al.* (2017). The registry of the international society for heart and lung transplantation: thirty-fourth adult heart transplantation report 2017; focus theme: allograft ischemic time. *J Heart Lung Transplant*, **36**, 1037–46.

28. **Frazier OH, Rose EA, McCarthy P,** *et al.* (1995). Improved mortality and rehabilitation of transplant candidates treated with a long-term implantable left ventricular assist system. *Ann Surg*, **222**, 327–36; discussion 36–8.

29. **Frazier OH, Rose EA, Oz MC,** *et al.* (2001). Multicenter clinical evaluation of the HeartMate vented electric left ventricular assist system in patients awaiting heart transplantation. *J Thorac Cardiovasc Surg*, **122**, 1186–95.

30. **Pagani FD, Long JW, Dembitsky WP, Joyce LD, Miller LW** (2006). Improved mechanical reliability of the HeartMate XVE left ventricular assist system. *Ann Thorac Surg*, **82**, 1413–8.

31. **Griffith BP, Kormos RL, Borovetz HS,** *et al.* (2001). HeartMate II left ventricular assist system: from concept to first clinical use. *Ann Thorac Surg*, **71**, S116–20; discussion S4–6.

32. **Miller LW, Pagani FD, Russell SD,** *et al.* (2007). Use of a continuous-flow device in patients awaiting heart transplantation. *N Engl J Med*, **357**, 885–96.

33. **Pagani FD, Miller LW, Russell SD,** *et al.* (2009). Extended mechanical circulatory support with a continuous-flow rotary left ventricular assist device. *J Am Coll Cardiol*, **54**, 312–21.

34. **Morshuis M, El-Banayosy A, Arusoglu L,** *et al.* (2009). European experience of DuraHeart magnetically levitated centrifugal left ventricular assist system. *Eur J Cardiothorac Surg*, **35**, 1020–7; discussion 7–8.

35. **Strueber M, O'Driscoll G, Jansz P,** *et al.* (2011). Multicenter evaluation of an intrapericardial left ventricular assist system. *J Am Coll Cardiol*, **57**, 1375–82.

36. **Aaronson KD, Slaughter MS, Miller LW,** *et al.* (2012). Use of an intrapericardial, continuous-flow, centrifugal pump in patients awaiting heart transplantation. *Circulation*, **125**, 3191–200.

37. **Slaughter MS, Pagani FD, McGee EC,** *et al.* (2013). HeartWare ventricular assist system for bridge to transplant: combined results of the bridge to transplant and continued access protocol trial. *J Heart Lung Transplant*, **32**, 675–83.

38. **Netuka I, Sood P, Pya Y,** *et al.* (2015). Fully magnetically levitated left ventricular assist system for treating advanced HF: a multicenter study. *J Am Coll Cardiol*, **66**, 2579–89.

39. **Heatley G, Sood P, Goldstein D,** *et al.* (2016). Clinical trial design and rationale of the Multicenter Study of MagLev Technology in Patients Undergoing Mechanical Circulatory Support Therapy with HeartMate 3 (MOMENTUM 3) investigational device exemption clinical study protocol. *J Heart Lung Transplant*, **35**, 528–36.

40. **Mehra MR, Naka Y, Uriel N,** *et al.* (2017). A fully magnetically levitated circulatory pump for advanced heart failure. *N Engl J Med*, **376**, 440–50.

41. **Uriel N, Colombo PC, Cleveland JC,** *et al.* (2017). Hemocompatibility-related outcomes in the MOMENTUM 3 Trial at 6 months: a randomized controlled study of a fully magnetically levitated pump in advanced heart failure. *Circulation*, **135**, 2003–12.

42. **Kirklin JK, Naftel DC, Pagani FD,** *et al.* (2014). Sixth INTERMACS annual report: a 10,000-patient database. *J Heart Lung Transplant*, **33**, 555–64.

43. **Saito S, Sakaguchi T, Sawa Y** (2011). Clinical report of long-term support with dual Jarvik 2000 biventricular assist device. *J Heart Lung Transplant*, **30**, 845–7.

44. **Strueber M, Meyer AL, Malehsa D, Haverich A** (2010). Successful use of the HeartWare HVAD rotary blood pump for biventricular support. *J Thorac Cardiovasc Surg*, **140**, 936–7.

45. **Gray NA Jr, Selzman CH** (2006). Current status of the total artificial heart. *Am Heart J*, **152**, 4–10.

46. **Copeland JG, Smith RG, Arabia FA,** *et al.* (2004). Cardiac replacement with a total artificial heart as a bridge to transplantation. *N Engl J Med*, **351**, 859–67.

47. **Rose EA, Gelijns AC, Moskowitz AJ,** *et al.* (2001). Long-term use of a left ventricular assist device for end-stage heart failure. *N Engl J Med*, **345**, 1435–43.

48. **Long JW, Kfoury AG, Slaughter MS**, *et al.* (2005). Long-term destination therapy with the HeartMate XVE left ventricular assist device: improved outcomes since the REMATCH study. *Congest Heart Fail*, **11**, 133–8.

49. **Slaughter MS, Rogers JG, Milano CA**, *et al.* (2009). Advanced heart failure treated with continuous-flow left ventricular assist device. *N Engl J Med*, **361**, 2241–51.

50. **Rogers JG, Pagani FD, Tatooles AJ**, *et al.* (2017). Intrapericardial left ventricular assist device for advanced heart failure. *N Engl J Med*, **376**, 451–60.

51. **Alba AC, Rao V, Ross HJ**, *et al.* (2010). Impact of fixed pulmonary hypertension on post-heart transplant outcomes in bridge-to-transplant patients. *J Heart Lung Transplant*, **29**(11), 1253–8.

52. **Mikus E, Stepanenko A, Krabatsch T**, *et al.* (2011). Reversibility of fixed pulmonary hypertension in left ventricular assist device support recipients. *Eur J Cardiothorac Surg*, **40**, 971–7.

53. **Drakos SG, Janicki L, Horne BD**, *et al.* (2010). Risk factors predictive of right ventricular failure after left ventricular assist device implantation. *Am J Cardiol*, **105**, 1030–5.

54. **Kang G, Ha R, Banerjee D** (2016). Pulmonary artery pulsatility index predicts right ventricular failure after left ventricular assist device implantation. *J Heart Lung Transplant*, **35**, 67–73.

55. **Christiansen S, Jahn UR, Meyer J**, *et al.* (2000). Anticoagulative management of patients requiring left ventricular assist device implantation and suffering from heparin-induced thrombocytopenia type II. *Ann Thorac Surg*, **69**, 774–7.

56. **Dang NC, Topkara VK, Mercando M**, *et al.* (2006). Right heart failure after left ventricular assist device implantation in patients with chronic congestive heart failure. *J Heart Lung Transplant*, **25**, 1–6.

57. **Fitzpatrick JR, 3rd, Frederick JR, Hsu VM**, *et al.* (2008). Risk score derived from pre-operative data analysis predicts the need for biventricular mechanical circulatory support. *J Heart Lung Transplant*, **27**, 1286–92.

58. **Kukucka M, Stepanenko A, Potapov E**, *et al.* (2011). Right-to-left ventricular end-diastolic diameter ratio and prediction of right ventricular failure with continuous-flow left ventricular assist devices. *J Heart Lung Transplant*, **30**, 64–9.

59. **Gregoric ID, La Francesca S, Myers T**, *et al.* (2008). A less invasive approach to axial flow pump insertion. *J Heart Lung Transplant*, **27**, 423–6.

60. **Selzman CH, Sheridan BC** (2007). Off-pump insertion of continuous flow left ventricular assist devices. *J Card Surg*, **22**, 320–2.

61. **Sun BC, Firstenberg MS, Louis LB**, *et al.* (2008). Placement of long-term implantable ventricular assist devices without the use of cardiopulmonary bypass. *J Heart Lung Transplant*, **27**, 718–21.

62. **Starling RC, Moazami N, Silvestry SC**, *et al.* (2014). Unexpected abrupt increase in left ventricular assist device thrombosis. *N Engl J Med*, **370**, 33–40.

63. **Maltais S, Kilic A, Nathan S**, *et al.* (2017). PREVENtion of HeartMate II Pump Thrombosis Through Clinical Management: the PREVENT multi-center study. *J Heart Lung Transplant*, **36**, 1–12.

64. **Dean D, Ewald GA, Tatooles A**, *et al.* (2014). Reduction in driveline infection rates: results from the HeartMate II Multicenter Silicone-Skin-Interface (SSI) Registry. *J Heart Lung Transplant*, **33**, S11–S2.

65. **John R, Naka Y, Park SJ**, *et al.* (2014). Impact of concurrent surgical valve procedures in patients receiving continuous-flow devices. *J Thorac Cardiovasc Surg*, **147**, 581–9; discussion 9.

66. **McKellar SH, Deo S, Daly RC**, *et al.* (2014). Durability of central aortic valve closure in patients with continuous flow left ventricular assist devices. *J Thorac Cardiovasc Surg*, **147**, 344–8.

67. **Cohn WE, Demirozu ZT, Frazier OH** (2011). Surgical closure of left ventricular outflow tract after left ventricular assist device implantation in patients with aortic valve pathology. *J Heart Lung Transplant*, **30**, 59–63.

68. **Taghavi S, Hamad E, Wilson L**, *et al.* (2013). Mitral valve repair at the time of continuous-flow left ventricular assist device implantation confers meaningful decrement in pulmonary vascular resistance. *ASAIO J*, **59**, 469–73.

69. **Piacentino V 3rd, Troupes CD, Ganapathi AM**, *et al.* (2011). Clinical impact of concomitant tricuspid valve procedures during left ventricular assist device implantation. *Ann Thorac Surg*, **92**, 1414–8; discussion 8–9.

70. **Goldraich L, Kawajiri H, Foroutan F**, *et al.* (2016). Tricuspid valve annular dilation as a predictor of right ventricular failure after implantation of a left ventricular assist device. *J Card Surg*, **31**, 110–6.

71. **Song HK, Gelow JM, Mudd J**, *et al.* (2016). Limited utility of tricuspid valve repair at the time of left ventricular assist device implantation. *Ann Thorac Surg*, **101**, 2168–74.

72. **Boyle AJ, Russell SD, Teuteberg JJ**, *et al.* (2009). Low thromboembolism and pump thrombosis with the HeartMate II left ventricular assist device: analysis of outpatient anti-coagulation. *J Heart Lung Transplant*, **28**, 881–7.

73. **Cowger J, Pagani FD, Haft JW**, *et al.* (2010). The development of aortic insufficiency in left ventricular assist device-supported patients. *Circ Heart Fail*, **3**, 668–74.

74. **Lampert BC, Eckert C, Weaver S**, *et al.* (2014). Blood pressure control in continuous flow left ventricular assist devices: efficacy and impact on adverse events. *Ann Thorac Surg*, **97**, 139–46.

75. **Atkins BZ, Hashmi ZA, Ganapathi AM**, *et al.* (2013). Surgical correction of aortic valve insufficiency after left ventricular assist device implantation. *J Thorac Cardiovasc Surg*, **146**, 1247–52.

76. **Meyer AL, Malehsa D, Budde U**, *et al.* (2014). Acquired von Willebrand syndrome in patients with a centrifugal or axial continuous flow left ventricular assist device. *JACC Heart Fail*, **2**, 141–5.

77. **Geisen U, Heilmann C, Beyersdorf F**, *et al.* (2008). Non-surgical bleeding in patients with ventricular assist devices could be explained by acquired von Willebrand disease. *Eur J Cardiothorac Surg*, **33**, 679–84.

78. **Uriel N, Pak SW, Jorde UP**, *et al.* (2010). Acquired von Willebrand syndrome after continuous-flow mechanical device support contributes to a high prevalence of bleeding during long-term support and at the time of transplantation. *J Am Coll Cardiol*, **56**, 1207–13.

79. **Netuka I, Kvasnicka T, Kvasnicka J**, *et al.* (2016). Evaluation of von Willebrand factor with a fully magnetically levitated centrifugal continuous-flow left ventricular assist device in advanced heart failure. *J Heart Lung Transplant*, **35**, 860–7.

80. **Fang JC** (2009). Rise of the machines--left ventricular assist devices as permanent therapy for advanced heart failure. *N Engl J Med*, **361**, 2282–5.

第 12 章

心脏移植现状

Ayyaz Ali and Robert L. Kormos

引言

　　心脏移植是 20 世纪医学的重大进展之一。自从这一技术推广以来,它延长了严重心衰患者的寿命,改善了其生活质量。尽管药物治疗已经取得进展,但心脏移植仍是终末期心脏病的最终治疗。心脏移植的成功是由于先前其他实质器官移植,主要是肾移植方面取得里程碑式的成就。大量相关实验研究为这一技术的发展奠定了基础。在器官获取和移植的外科技术、离体心脏保存方法的改进、移植后相关免疫学挑战等领域人们进行了深入的研究。在当今时代,心脏移植呈现出手术死亡率低和长期存活率高的现象 [1, 2]。而且,移植术后心衰症状缓解,改变了严重心功能受损患者的生活质量 [3, 4]。现阶段阻碍心脏移植广泛开展的主要因素是合适供体短缺 [5]。因此,扩大供体来源的策略已得到积极推行,包括边缘性供体的应用,这些供体按以前严格的心功能标准评估是不合格的。所以,以前可能被丢弃的边缘供体器官譬如左心室肥厚或左心室射血分数降低的心脏现在也会考虑用于移植 [6-8]。

心脏移植的历史回顾

　　Alexis Carrel 和 Charles Claude Guthrie 开创了心脏、肺和其他器官移植的早期技术。1905 年 Carrel 报道了首例犬心脏异位移植获得成功 [9, 10]。Frank C.Mann 和 James T. Priestley 陈述了犬心脏异位移植术和术后实验犬存活 8 天的情况 [11]。他们发现心脏移植术后有淋巴细胞、单核细胞及中性粒细胞浸润,并指出移植成败的关键并不是技术因素,而是尚未明确的生物学因素,后被确定为同种异体排斥反应。心脏移植领域另一大进展是由 Vladimir Demikhov 取得的,他再次利用犬模型进行了第一例胸腔内异位心脏移植术 [12],实验犬存活达 32 天。20 世纪 60 年代,Norman Shumway 和 Richard Lower 在斯坦福大学设立了一个专门的研究课题,旨在将其转化为人类心脏移植的临床项目。他们研究发现影响心脏移植术后长期存活的主要障碍是排斥反应,如果没有免疫抑制,延长移植心脏的存活是不可能的 [13]。在纽约布鲁克林 Downstate 医疗中心工作的 Adrian Kantrowitz 和

Yoshio Kondo 发现在没有使用任何免疫抑制的情况下，小狗心脏移植术后的存活时间可延长至 112 天 [14]。刚出生的动物可能存在免疫优势，受此启发，Kantrowitz 后来尝试了在婴儿中进行心脏移植。

1964 年 James Hardy 在几年的实验研究基础上完成了人类首例心脏移植手术 [15-17]。供体心脏是从一只黑猩猩身上获取的。他们原本打算使用人类心脏，但由于受者病情无法等到人类心脏的捐献，基于先前黑猩猩肾脏移植给人类的经验，他们作出了这个决定 [18]。尽管异种移植心脏在人体内发挥了良好的功能，但在撤除体外循环后仍无法有效维持人体循环。

1967 年 12 月 3 日，南非开普敦的 Christiaan Barnard 进行了首例人体之间的心脏移植手术 [19]。受者是一名 53 岁缺血性心肌病的男性，名叫 Louis Washkansky，罹患左右心室衰竭。供者是一名 25 岁女性，因车祸遭遇严重的颅脑外伤。因为当时脑死亡并未在南非立法，因此只能等到撤除生命支持后心脏停搏才能宣布临床死亡。待供体心跳停止后立即进行体外循环（cardiopulmonary bypass，CPB）辅助，冠状动脉灌注氧合血后心脏得以复苏。移植术前采用低温的方法保存离体心脏。患者术后存活，后因肺炎在术后第 18 天死亡。这次心脏移植引起了全世界的关注，是历史上最广为人知的医疗新闻事件之一。在南非进行心脏移植 3 天后，Adrian Kantrowitz 在纽约布鲁克林进行了第二例人体心脏移植，这是在一个 18 天大的新生儿身上进行的，他患有严重的先天性心脏病伴有心脏衰竭 [20]。供体心脏来自一名无脑儿，受体患儿于移植术后 5 小时因供体心功能不良而死亡。到 1968 年底，全世界 17 个国家共进行了 102 例心脏移植手术，结果令人失望，术后早期死亡率为 60%，平均存活 29 天 [21]。到了 1970 年，大部分中心均放弃了心脏移植手术，只有少数中心在继续临床工作。Shumway 博士仍坚持心脏移植研究，并为改善结果付出了巨大努力。他的奉献精神得到了回报，斯坦福医学中心的心脏移植患者的 1 年生存率从 22% 提高到了 65%[22]。

受体的选择

终末期心脏病患者需仔细评估以确定他们是否适合移植手术。大多数考虑移植的患者都患有缺血性或扩张型心肌病。扩张型心肌病的病因包括病毒感染、炎症、中毒、代谢性和遗传基因等因素。瓣膜病或先天性心脏病考虑行心脏移植较为罕见。

患者评估一般从病史和体格检查开始，检查一般包括胸部 X 线和血液检测。运动耐受性通过运动试验来确定，通过最大耗氧量来量化。患者需进行病毒性疾病筛查，并检测人类白细胞抗原（human leukocyte antigen，HLA）反应性抗体。在纳入移植等待名单前，患者需行右心导管和冠脉造影检查，以确定肺动脉压力及冠脉病变情况。进一步检查包括甲状腺功能、血糖、肌酐清除率、心电图、超声心动图和肺功能测试。患者的最终选择基于主观和客观的标准。如果患者不进行移植，1 年生存率低于 50%，则认为心脏移植是一种有效的治疗选择。

高龄患者是心脏移植的禁忌证。随着年龄增长，伴随病症发生率增加，这些与移植后存活率降低有关。肺血管阻力增高（pulmonary vascular resistance，PVR）是原位心脏移植的绝对禁忌证。如果 PVR 大于 6 wood 或是跨肺动脉压超过 15mmHg，使用血管扩张剂并不能缓解，那么这部分患者是不适合心脏移植。PVR 升高可预示移植术后可能有致命性的右心衰竭。糖尿病合并其他器官的终末期病变如视网膜病变、神经病变或肾病，也是移植的禁忌证。活动期感染、肝功能不全、恶性肿瘤、晚期肺部疾病及周围血管病变在很大程度上被认为是移植的禁忌证。患者的社会心理状态也很重要，因为需要他们坚持严格的药物治疗方案和定期医学随访。

受体的管理

等待移植的患者需针对心衰进行最佳的药物治疗，可以联合使用血管紧张素转换酶（angiotensin converting enzyme，ACE）抑制剂、β 受体阻滞剂和利尿剂。严重心衰的患者可通过使用强心药物维持血流动力学稳定。主动脉内球囊反搏可进一步改善严重心衰患者的血流动力学。一些患有严重难治性心力衰竭的患者可选择接受心室辅助装置（ventricular assist device，VAD）进行机械循环支持。如果患者在常规支持一段时间后仍不稳定，就需要使用这种装置。VAD 为等待移植的患者提供了桥梁作用。针对有诱发性室性心动过速或室颤病史的患者，安装植入型心律转复除颤器可有效减小心脏猝死的风险。心源性猝死是等待心脏移植患者中最常见的死亡原因，最常见于患者注册登记后的前 3 个月。

器官的获取与保存

心脏供体的常规评估包括身高、体重、性别和血型等个人资料的复审。实验室检测包括血清学、血液学及生化分析。还需要详细检查捐献者血流动力学状况以及心电图、胸部 X 线片和心动超声。Swan-Ganz 导管可以更详细地评估血流动力学功能。对男性大于 45 岁、女性大于 50 岁的供体建议冠脉造影检查。有冠心病高危因素的或者有可卡因滥用史的患者，无论年龄大小常规进行冠脉造影。

脑干死亡引发的生理性功能紊乱最终可导致血流动力学极不稳定，其罪魁祸首是脑干缺血时血清儿茶酚胺水平反应性升高。最初的高动力期伴有高血压、心动过速和心内膜下缺血，随后出现血管舒张、自主神经功能障碍和心律失常。这种反应的严重程度和脑损伤的程度成正比。加强对供体管理目的是恢复血流动力学的稳定,即维持平均动脉压控制在60mmHg、中心静脉压控制在6～10mmHg。Swan-Ganz导管有助于更加精确的评估、控制血流动力学。尽量控制外源性儿茶酚胺的使用,因为它会增加供体心脏ATP的消耗,可能损害移植后心功能。血管升压素用于维持血压及治疗尿崩症。激素替代疗法如胰岛素、三碘甲状腺原氨酸(T_3)和类固醇疗法是常用的治疗手段。容量管理、电解质及酸碱平衡对于维持器官捐献者心血管稳定性也十分重要。

对供体心脏的最终评估要在手术室完成。胸骨正中切开后,并进行心功能的直视评估。解剖游离上腔静脉(superior vena cava, SVC)并套带,确认和结扎奇静脉。以食指和拇指环绕下腔静脉(inferior vena cava, IVC),使其与右肺下静脉分离。静脉注射肝素(300μ/kg)。在SVC与无名静脉交界处结扎SVC,然后应用阻断钳阻断升主动脉。切开IVC和左肺上静脉以防供体心脏进一步充盈扩张。另外,如果要获取肺脏,可切开左心耳。阻闭升主动脉后,在主动脉根部灌注心脏停搏液,或者心脏周围覆盖大量冰屑加强心脏保护。切开供体左心房时,如果要获取肺脏组织,则注意保留含肺静脉口的左心房组织袖,否则常在肺静脉处切开左心房。切断升主动脉、肺动脉、SVC和IVC,取出供体心脏,并放入含有冷保存液的容器中。然后将其放入无菌袋包装,在无菌袋周围放置冰块,打包并转运。

在心脏获取、保存、转运及植入过程中,供心保存应严格按照心肌保护的原则,尽可能少地损伤到心脏。低温仍是大多数器官保存策略的基础。晶体停搏液(4～10℃)是主动脉根部常用的灌注液,各配方成分差异较大。这些液体根据成分分为细胞内溶液和细胞外溶液。细胞内溶液的特点是钾浓度高、钠浓度低,据认为这与避免细胞水肿有关。HTK液、UW液和Euro-Collins液都是常用的细胞内溶液。细胞外溶液特点是钠浓度高、钾浓度低,可避免高钾血症对细胞造成的损害。常用的细胞外溶液包括St.Thomas液、Celsior液和Krebs液。为避免心脏过度膨胀,在实施心脏保护的过程中,确保左心和右心按照以上描述的方式打开。心脏耐受冷缺血时间最长为4～6小时。延长冷缺血时间可能增加供体器官功能障碍和原发性移植物衰竭。器官从低温保存中移出,如果暴露于室温下,会受到热缺血损伤。因此,心脏从贮存容器中取出后,常常要经主动脉根部再次灌注心脏停搏液,并在移植过程中可间歇地定量灌注。

机械灌注和持续给予器官保护液被认为是提高心肌保护的有效措施。这种方法可以延长心脏冷缺血的时间。由于注入了大量灌注液,心肌水肿是令人关注的问题。近来,有研究利用含氧血持续常温灌注心脏的方式来改善离体心脏的保存。这些装置也可为移植前的供体心复苏、生化和功能评估提供便利。机械灌注的使用仍停留在实验阶段,还缺乏大量的临床经验,但这项技术有可能在未来的器官保存中发挥重要作用。

手术方法

受体手术

规范化消毒准备、铺巾之后,通过胸骨正中切开打开胸腔。一部分患者在之前的心脏手术如冠状动脉旁路移植中曾接受过胸骨切开,还有越来越多的患者接受左室辅助装置作为过渡到心脏移植前的治疗,这两部分人群尤其是后者在手术时可能增加心脏解剖及建立体外循环的难度。如果对建立体外循环有安全担忧时,可采取外周体外循环的方式。需采用双腔静脉插管,分别引流 SVC 和 IVC。常规升主动脉插管转机后,起始时中心温度常降至中低温 28℃,套带分别阻断上下腔静脉,并使用阻断钳阻闭升主动脉,然后进行受体心脏切除术。从靠近主动脉瓣沟的右心房做切口,并沿主动脉瓣沟向冠状静脉窦方向延伸。由 Lower 和 Shunway 提出的双房吻合法并不常采用,已为双腔静脉吻合法所替代,即切开右心房为 IVC 吻合制作一个袖口,SVC 也从受体右心房被解剖游离,以便进行单独的 SVC 吻合。通过房间隔外做切口,沿主动脉瓣沟切开左心房,留下一个与供体左心房吻合的袖口。肺动脉和升主动脉均在它们各自的半月瓣交点上方离断。两个动脉近端需彼此分离开,以便与供体大血管吻合。重要的是要确保受体和供体心脏切开后大体一致,以尽量减少同种异体移植的缺血时间。将供体心脏从冷贮存容器中取出,准备移植前可通过主动脉根部再次灌注心脏停搏液。若肺静脉开口完好,则从肺静脉开口间切开左心房,修剪多余的心房组织,形成一个袖口有利于与受体左心房相吻合。如果进行右心房吻合而不是各自上下腔静脉吻合术,则从供心的 IVC 向右心耳方向切开。假如发现卵圆孔未闭,应将其缝闭。

移植技术

采用 3-0 Prolene 缝线吻合左心房,从受体左上肺静脉附近开始。缝线缝在供体心脏左心房相应的位置,并将心脏放入心包腔,将供体心房与受体心房对合后便于吻合。缝线先向下即左下肺静脉采用连续缝合,然后转至房间隔下部。用另一头缝线开始左心房颈部连续吻合,完成剩余部分吻合。此时可通过右上肺静脉插入吸引管至左心室,利于肺静脉回流的侧枝血液进入左心室。接下来,采用 4-0 Prolene 线连续缝合进行肺动脉端端吻合。供体肺动脉可修剪到肺动脉瓣上 1cm 处,若肺动脉保留过长,易在吻合口处发生扭曲。用 3-0 或 4-0 Prolene 线进行供体和受体主动脉吻合,在最后打结之前,首先要通过此吻合口排出心腔空气。在打开主动脉阻闭钳之前,应用温血停搏液再次灌注心脏以促进心肌无氧代谢的恢复。可以在主动脉根部插入排气管以便在开放阻断钳后进一步排气;取出阻断钳后同种异体心脏得以恢复灌注。若采用双房吻合技术,用 3-0 Prolene 线吻合供体与受体右心房。目前较多采用双腔静脉吻合技术,因为此手术后心律失常、房室瓣功能不全和传导阻滞的发生率较低。与此同时，采用该技术可减少右心室衰竭、缩短住院时间及延长 1 年存活率 [23-26]。在 IVC 和 SVC 分别与受体腔静脉行端端吻合时，根据外科医生的习惯与喜好，植入过程可能会有较大差异。有些医生习惯先完成右心房或 IVC 吻合后再行大血管吻合。在腔静脉 / 右心房吻合前打开主动脉阻断钳，可使供体心脏冷缺血时间最短化，并在植入完成时心脏可以得到充分的再灌注。也可以在吻合肺动脉和甚至是左心房前，先行吻合主动脉以进一步缩短心脏缺血时间，但在技术上这样更具挑战性。

异位心脏移植技术

目前这种植入技术较少使用。并不切除受体心脏，将供体心脏与受体相吻合，两个心脏协同工作。这种手术的适应证主要是供体心脏过小不能单独维持循环或患者长期存在肺动脉高压。沿受体房间沟切开左心房，在供体心脏左心房做相应切口，连接左上、左下肺静脉。供体和受体心房切开处相互吻合，这样同种异体移植的心脏就位于原心脏的右侧。供体主动脉及肺动脉与受体大血管行端侧吻合，为了连接供体和受体的肺动脉可能需要使用人工血管。然后将供体心脏的 SVC 与受体右心房相吻合。尽管异位心脏移植很少应用，但与原位移植相比，其效果同样令人满意 [27, 28]。

术后处理

由于心肌收缩力受损，移植术后通常需要正性肌力药物支持辅助。在这种情况下心肌功能障碍往往是暂时性的，且与器官获取前所受损伤、冷保存及植入过程中热缺血相关。右心室特别容易遭受损害打击，尤其是在 PVR 升高的情况下易导致右心室衰竭。常常使用 β 受体激动剂或者磷酸二酯酶抑制剂强心治疗，在血流动力学稳定、心功能恢复后逐渐停用。一氧化氮可通过降低 PVR 来改善右心室功能障碍。由于供体心脏的自主神经纤维被切断去神经化，静息下固有心率常在 90～110 次 /min。缺乏对心率的反射控制会干扰正常的心血管生理功能，并可导致诸如直立性低血压、增加对正性肌力和变时性药物的敏感性等不良反应 [29]。

原发性同种异体器官功能障碍是围手术期最常见的死因之一。严重供体器官功能障碍的潜在原因往往不易确定且是多因素的。常见的原因包括器官保存不当所致的缺血性心肌损伤、急性排斥反应和伴有严重右心室功能衰竭的肺动脉高压等。最大强度的正性肌力药物支持措施仍无效时，就需要使用机械辅助装置。主动脉内球囊反搏可用来改善心脏功能。更为积极的机械循环支持包括体外膜氧合（extracorporeal membrane oxygenation，ECMO）和使用 VAD 来支持衰竭的心脏。在极少数情况下可考虑二次移植，但由于供体器官短缺故很难做到。无论采用何种治疗方案，早期因器官衰竭所致的死亡率较高，占总死亡率的五分之

一 [30]。正如前所述，右心室衰竭是心脏移植术后早期死亡的重要原因之一，主要是右心室不能耐受升高的 PVR。可以通过药物如前列腺素 E1、前列环素、吸入一氧化氮、硝酸甘油等降低 PVR 进而改善右心室功能 [31, 32]。如果药物治疗无效，可以考虑使用右心辅助装置进行右心室机械循环支持 [33]。

如有临床表现，应及时开始抗心律失常治疗，以减少因心律失常所致的并发症。高血压应通过药物控制以降低后负荷。患者应在门诊随访，超声心动图可用于评价心脏结构及功能。心内膜活检以检测急性排斥反应。

免疫抑制治疗

诱导治疗

应用人类淋巴细胞免疫动物产生的多克隆抗体可以破坏人体免疫细胞，它们可有效减少循环中的 T 淋巴细胞的数量。胸腺球蛋白是由纯化的 IgG 免疫球蛋白组成，是经人淋巴细胞免疫刺激从兔胸腺细胞内提取的。多克隆抗体在围手术期被用于诱导免疫抑制来抗排斥反应，临床证据表明它们可减少早期急性排斥反应 [34, 35]。它们也用于对类固醇治疗无效的急性排斥反应的治疗。单克隆抗体业已被研制开发用于诱导和处理难治性排斥反应 [36]。OKT 3 是一种鼠源性单克隆抗体，在临床应用中尚属首次。通过与 T 细胞识别复合体的相互作用，它抑制了幼稚 T 细胞和细胞毒性 T 细胞的功能。由于感染和移植后淋巴细胞增生性疾病发生率的增加，它在诱导治疗中的应用已经明显减少 [37, 38]。其给药方式可导致人类抗宿主抗体的产生，从而降低药物疗效。IL-2 受体阻滞剂如巴利昔单抗和达利珠单抗由于只针对表达 CD25 抗原的活化 T 细胞，因此具有更强的选择性免疫抑制作用。这些嵌合抗体具有大量人体成分，减少了暴露后的抗宿主抗体的产生。诱导时给予的剂量可产生一种长期的效应，显著降低心脏移植术后早期急性排斥反应的发生率。尽管有人担心感染和移植器官功能障碍的发生风险因此可能增加，但其作用已在临床随机对照研究中得以证实 [39]。阿伦单抗是一种针对成熟淋巴细胞 CD52 的鼠源性嵌合单克隆抗体。目前，在我们的心脏移植中心使用这种药物进行诱导治疗，其对 T 细胞抑制的有效作用使我们能够从免疫抑制方案中撤除皮质类固醇的使用 [40]。

围手术期及维持治疗

环孢素可抑制钙调磷酸酶途径，后者参与转录因子的激活，从而抑制参与免疫反应的重要分子如 IL-2、CD154 和 CD25 的表达。通过抑制信号传导途径可抑制细胞毒性 T 淋巴细胞的增殖，而对免疫反应的其他成分影响较小，具有一定的选择性。在过去 30 年中，环孢素的使用是心脏移植术后的长期存活率提高的原因，这主要归因于相关的感染性并发症的减少。肾功能不全是其使用的主要不良反应。通过微乳制剂的研制，提高了环孢素药代动力学及治疗指数。他克莫司（FK506）是一种与FK506结合蛋白结合的大环内脂类抗生素，该复合物是一种比环孢素更有效的钙调神经磷酸酶途径抑制剂。与环孢素相比，尽管两者在心脏移植术后的排斥反应和死亡率发生相似，但FK506的高血脂和高血压的发生率更低[41, 42]。最新研究表明，FK506是目前最常用的钙调磷酸酶抑制剂。抗增殖药物可干扰细胞复制和淋巴细胞对抗原的反应。吗替麦考酚酯（mycophenolate mofetil，MMF）是一种干扰嘌呤合成的霉酚酸的前体药物；氮唑嘌呤可破坏DNA合成。这两种药物的随机试验表明，前者可降低死亡率和排斥反应，因此更为常用[43]。西罗莫司和依维莫司通过干扰IL-2受体激活后的信号传导抑制T细胞增殖。与FK506相似的是这些药物均与FK-506结合蛋白结合，不同的是它们并不抑制钙调磷酸酶，而是抑制正常细胞周期中所必需的细胞质蛋白。这两种药物也可减缓供体心冠状动脉血管病变的进程。皮质类固醇自移植早期以来就被使用，是一种强大的免疫抑制剂。它被用于诱导和维持治疗，也是最常见的一线抗急性排斥反应药物。与类固醇使用相关的副作用一直是限制其只能小剂量使用甚至撤出治疗方案的主要原因。然而，大多数中心仍继续使用类固醇进行长期维持治疗。

急性排斥反应

排斥反应仍是心脏移植术后最主要的死因[44]。细胞介导的免疫反应是这一过程的主要缘由，但抗体介导的排斥反应也可能发生。目前，大多数患者的急性排斥反应都可以得到及时可靠的诊断及充分妥善的治疗。

急性排斥反应患者全身症状常表现为嗜睡、精神萎靡和低热；心脏功能障碍可导致低心排血量和充血性心力衰竭。心律失常也是急性排斥反应的一种表现。然而，患者也可能无症状，尽管有严重的排斥反应，特别是当前的免疫抑制剂方案的使用。右房内心内膜活检是常规判断排斥反应的手段[45]。右心导管还可以评估血流动力学。在血流动力学受损的患者中，可能需要使用正性肌力药物，在特殊情况下需要机械循环辅助。心内膜活检常在移植后几周内进行，术后1年后较少检查。根据活检标本中淋巴细胞浸润程度和是否存在坏死心肌细胞可以对排斥反应分级。从外周血样中提取的基因表达谱可以在将来用于急性排斥反应的非侵入性鉴定。术后前3个月内出现排斥反应的患者，连续3天静脉给予1g甲强龙冲击治疗，往后给予大剂量的泼尼松口服治疗。治疗结束后1周通过活检评估治疗的效果。难治性排斥反应第二次可采用类固醇冲击治疗。对严重的类固醇耐药导致血流动力学不稳定的患者可考虑使用多克隆或单克隆抗体治疗。如果排斥反应程度较轻，则可以通过反复活检对其进行监测，因为多数情况下排斥反应不会进展。心肌坏死是严重排斥反应的一个指标，一旦发生需要积极治疗。

体液免疫反应与血管排斥有关,常导致严重的心功能不全[46]。可通过活检标本的光学显微镜及荧光染色进行诊断。治疗包括使用血浆置换、大剂量的皮质类固醇治疗、肝素和免疫球蛋白、环磷酰胺。尽管进行积极的治疗,死亡率还是很高。近期内反复发作也易发生供体心脏冠状动脉病变。

移植后心脏的血管病变

移植后心脏的冠状动脉发生同种异体心脏血管病变(cardiac allograft vasculopathy,CAV),这一过程的特点是内膜增生、冠状动脉狭窄、小血管闭塞,继而导致心肌缺血[47]。CAV 的发病时间不定,可在心脏移植术后早期发生。CAV 可降低患者长期存活率,是移植术后第 1 年死亡的主要原因[48]。大约 50% 的患者术后 5 年内血管造影可提示 CAV[49]。与传统动脉粥样硬化相比,CAV 管腔狭窄是同心性、弥散性的,而不是偏心性和近端的病变。免疫和非免疫因素均参与了 CAV 的发生发展[50]。急性排斥反应时循环中存在的抗 -HLA 抗体及片段与 CAV 的发生有关。其他危险因素包括供体高龄、受体高血压、高脂血症和糖尿病[51]。内皮细胞损伤后的炎症反应可能是 CAV 的始动因素[52]。由于心脏去神经化,与 CAV 相关的心肌缺血可保持静默,一旦发病常表现为充血性心力衰竭、心律失常和心脏猝死。可通过冠状动脉造影或血管内超声(intravascular ultrasound,IVUS)实现对 CAV 的监测和筛查[53]。由于是弥漫性病变,经皮的或外科干预均较为困难[54]。缩短冷缺血时间、优化心肌保护策略、改善动脉粥样硬化的危险因素可减缓其疾病进展。钙通道阻滞剂、血管紧张素转换酶抑制剂和他汀类药物治疗已被证实可降低 CAV 的发生率[55, 56]。再次移植是 CAV 唯一有效的治疗方法。

感染

感染是心脏移植术后发病和死亡的主要原因。采用抗菌药物预防性治疗是为了尽量减少感染并发症。虽然多种病原体均可引起感染,但是巨细胞病毒(cytomegalovirus,CMV)是引起心脏移植受体感染相关死亡发病的首要因素[57]。此外,巨细胞病毒还与供体心脏血管病变和移植后淋巴增生性疾病(post-transplant lymphoproliferative disease,PTLD)相关[57]。感染可由受体潜在性感染的重新激活或来自供体的传播而引起。血清学 CMV 阳性的患者也可能再次感染另一种病毒株。更昔洛韦可用于预防及治疗症状性的 CMV 感染[58]。缬更昔洛韦较更昔洛韦具有更好的生物利用度,且被证实可有效预防和治疗活动性感染。真菌感染可由念珠菌和曲霉菌等菌种引起,后者具有较高的死亡率。多达 10% 患者在心脏移植后早期发生曲霉菌肺炎[59]。肺炎也可由原生生物引起,如卡氏肺囊虫[60]。弓形虫病可由潜在性疾病的复活引起,此病与刚地弓形虫有关[61]。

晚期并发症

肾功能不全在心脏移植晚期存活者中较为常见[62]。钙调磷酸酶抑制剂如环孢素的使用是诱发肾毒性最重要的因素[63]。调整免疫抑制剂方案以减少或避免钙调磷酸酶抑制剂的使用可能会减少肾功能障碍的发生[64]。高血压在心脏移植患者中也非常常见，交感神经系统活性的改变和环孢素肾毒性在其进展中发挥潜在性作用[65]。药物治疗包括使用钙通道阻滞剂、利尿剂和β受体阻滞剂。高脂血症也很普遍，可以通过饮食调整和降脂治疗来控制。心脏移植患者的恶性肿瘤发生率比一般人群高100倍[66]，其发病率正日益上升，是影响患者长期生存的重要因素。淋巴增生性疾病和皮肤癌是最常见的恶性病变过程[67]，治疗可以通过化疗、放疗和手术进行，但即使进行相应性干预，其死亡率仍较高。

心脏移植后的临床结果

自从心脏移植40年前问世以来，已成为治疗严重心力衰竭的一种公认治疗手段。最近斯坦福大学报道了从1968年到2007年期间完成了1 446例心脏移植手术，从报道中可以看出这一手术在此阶段内的进展和成功。这期间，接受心脏移植的患者1年生存率从43.1%上升到90.2%。在1988年以前移植的患者中，长期存活者12.5%（20年）。心脏移植患者最常见的死亡原因是同种异体心脏血管病变（56.3%）和恶性肿瘤（25.0%）。自1983年以来，国际心肺移植学会（International Society for Heart and Lung Transplantation，ISHLT）在全球范围内进行了大约8.5万例心脏移植手术。在过去15年里，手术量在逐步减少。世界范围内的心脏移植手术量在1994年达到峰值（4 460例），此后3年中，每年的心脏移植手术量逐步减少（3 000多例），这在很大程度上是由于脑死亡供体数量的减少。

过去10年来，成人心脏移植的主要适应证被划分为缺血性和非缺血性心肌病两类。近年来，非缺血性心肌病已成为移植的主要群体。目前接受心脏移植的成年人平均年龄为51.1岁，且受体平均年龄在持续增长，在过去5年中，60岁以上的患者占所有接受心脏移植患者的25%，70岁及以上行心脏移植的患者数量也增加了10倍。因此，随着心脏移植流程及其相关术前和术后处理的不断完善，接受这种治疗的人数正在增加。面对日益增长的移植需求，这也进一步加大了捐献器官的相对短缺。因此，为了应对器官短缺的现状，供体器官的选择标准也变得不那么严格。心脏移植供体的平均年龄从1983年的23岁增加到2009年的33.6岁。在1986年以前，50岁及50岁以上的捐献者极其罕见。目前，这一年龄群的捐献者占全部捐献者的12%，60岁以上捐献者占全部捐献者的1.4%。

移植半衰期是指50%的移植患者存活的时间（中位生存期）。对于1982年至2007年接受心脏移植的患者包括成人和儿童心脏移植在内，目前其移植半衰期为 10 年。对于术后第 1 年存活的患者移植半衰期为 13 年。每 5～10 年，移植受体的生存率均有不同程度的提高。在术后第 1 年，也都发现存活率增加。在整个心脏移植的历史上，移植患者的长期生存时间相对保持不变。2000—2007 年，心脏移植患者的移植半衰期为 11 年。尽管频繁使用来自"高风险"捐献者的边缘性器官，或是受体移植前存在高危因素，但这部分患者的长期存活率仍在增加。在 ISHLT 登记的一项风险调整分析中，1998 年和 2002 年移植患者的 1 年预期生存率增加 5%，5 年生存率增加 9%。

有一系列危险因素与心脏移植术后 1 年死亡率相关。这些因素包括：移植前需要临时循环辅助、先天性心脏病作为移植适应证、术前机械通气或血液透析、女性、近期静脉使用抗生素抗感染治疗，以及缺血性心肌病。受体高龄、高体重指数（body mass index，BMI）、高血清肌酐水平和高肺血管阻力与 1 年生存率降低有关。关于供体，随着 BMI 的降低、年龄和器官缺血时间的增加预示术后 1 年死亡率增加。心脏移植术后第 1 年的死亡率比接下来 4 年的总和还要高。因此，1 年死亡率的风险因素也是长期预后的重要预测因素。在术后第 1 年存活的患者中，接下来 5 年的死亡危险因素包括术后第 1 年 CAV 的进展、再次移植的需要、移植前机械通气以及术后 1 年内抗排斥反应的治疗。伴有糖尿病、高龄和缺血性心肌病的患者，其 5 年条件生存率降低。供体高龄也增加了移植术后存活 1 年的患者 5 年死亡风险。

心脏移植术后 30 天内死亡的最主要原因是原发性供体心脏功能衰竭，占总死亡的 41%，其次是多器官功能衰竭（13%）和感染（13%）。术后第 1 个月后感染是移植术后第 1 年内死亡的主要危险因素，占同期死亡的 30%，其次是供体心脏功能衰竭（18%）和急性排斥反应（12%）。就长期来看，移植后 5 年内 32% 的患者死于冠状动脉疾病，其次是恶性肿瘤（23%）和感染（10%）。在最近一段时期的移植手术中，CAV 的发生率有所降低。

展望

心脏移植对于晚期心力衰竭的患者仍是一种公认和有效的治疗方法。尽管供体和受体相关的危险因素均有所增加，但移植术后的临床效果不断改善。此外，CAV、肾功能不全、恶性肿瘤和其他影响长期存活的因素一直在减少[2]。免疫抑制、诊断检测、医疗管理和机械辅助方面的进展，可能会对心脏移植术后的结果产生积极的影响。如前所述，对于心脏病患者来说，增加这种手术可行性的主要制约是可用器官的数量有限，供体器官短缺是心脏移植面临的最大障碍，而这部分患者中很多可能会从心脏移植术中获益。等待心脏移植的患者数量是心脏供体数量的两倍多，因此，约 8% 的患者在等待心脏移植的过程中死亡[2]。

尽管对于边缘性供体采取了更加积极的态度，但是相当多的器官由于功能不佳或者其他相关不利因素导致供体器官仍在减少。建立更严格的器官评估、复苏、修复和保存方法，才可能使这些器官得到利用。器官捐献的新途径可能扩大供体库。在供体循环停止后行器官捐献，可以显著地增加供肾、肝和肺移植的器官数量[68-70]。尽管热缺血期间供体心脏遭受损伤，但是临床经验和科学数据均提示循环死亡后捐献（donation after circulatory death，DCD）的心脏是可行的[19,71]。机械灌注和供体心脏体外评估可能是这种扩大指征后客观评价供体心脏功能的一种手段。要使最初被认为功能不足的器官用于移植，就需要可靠的心功能测定方法，而机械灌注装置可能提供理想的平台，以便对供体器官功能进行反复评估。此外，在体外离体灌注保存过程中，可以给予治疗措施以改善供体心脏功能。在转运过程中通过维持器官的灌注以消除冷缺血过程，有望提高心脏的存活能力，并可对心脏移植术后恢复产生积极的作用。

　　自20世纪90年代中期以来，全球心脏移植规模呈现缩小的趋势。尽管心脏移植量总体下降，但心脏移植的短期和长期效果令人满意，改善了数千名严重心力衰竭患者的生活质量。早期心脏移植的临床效果不佳，但通过坚持和奉献，治疗取得了显著的成功。当前，我们仍需要做出类似的努力，主要通过高水平的科学研究、对现有捐赠库的最佳利用和拓展新的供体来源，来振兴心脏移植事业。

（郑幸龙　郝军军　王　雪　许锁春 译　梁强荣 审）

参考文献

1. **Deuse T, Haddad F, Pham M,** *et al.* (2008). Twenty-year survivors of heart transplantation at Stanford University. *Am J Transplant,* **8**(9), 309–17.

2. **Taylor DO, Stehlik J, Edwards LB,** *et al.* (2009). Registry of the international society for heart and lung transplantation: twelfth official adult heart transplant report-2009. *J Heart Lung Transplant,* **28**(10), 1007–22.

3. **Petroski RA, Grady KL, Rodgers S,** *et al.* (2009). Quality of life in adult survivors greater than 10 years after pediatric heart transplantation. *J Heart Lung Transplant,* **28**(7), 661–6.

4. **Politi P, Piccinelli M, Poli PF,** *et al.* (2004). Ten years of "extended" life: quality of life among heart transplantation survivors. *Transplantation,* **78**(2), 257–63.

5. **Large SR** (2002). Is there a crisis in cardiac transplantation? *Lancet,* **359**(9308), 803–4.

6. **Wheeldon DR, Potter CD, Oduro A, Wallwork J, Large SR** (1995). Transforming the "unacceptable" donor: outcomes from the adoption of a standardized donor management technique. *J Heart Lung Transplant,* **14**(4), 734–42.

7. **Wittwer T, Wahlers T** (2008). Marginal donor grafts in heart transplantation: lessons learned from 25 years of experience. *Transpl Int,* **21**(2), 113–25.

8. **Menkis AH, Novick RJ, Kostuk WJ,** *et al.* (1991). Successful use of the "unacceptable" heart donor. *J Heart Lung Transplant,* **10**, 28–32.

9. **Carrel A, Guthrie CC** (1905). The transplantation of veins and organs. *Am Med,* **10**, 1101–2.

10. **Carrel A** (1907). The surgery of blood vessels. *Johns Hopkins Hosp Bull,* **18**, 18–28.

11. **Mann FC, Priestly JT, Markowitz J, Yater WM** (1953). Transplantation of the intact mammalian heart. *Arch Surg,* **66**, 179–91.

12. **Demikhov VP** (1962). *Experimental Transplantation of Vital Organs*. New York, NY, Consultants Bureau.

13. **Shumway NE, Lower RR** (1964). Special problems in transplantation of the heart. *Ann NY Acad Sci*, **120**, 773–7.

14. **Kondo Y, Gridel F, Kantrowitz A** (1965). Heart transplantation in puppies: long-term survival without immunosuppressive therapy. *Circulation*, **32**(Suppl 1), 181.

15. **Hardy JD, Chavez CM** (1968). The first heart transplant in man. *Am J Cardiol*, **22**, 772–81.

16. **Hardy JD, Chavez CM, Eraslan S, Adkins JR, Williams RD** (1966). Heart transplantation in dogs. Procedures, physiologic problems and results in 142 experiments. *Surgery*, **60**, 361.

17. **Hardy JD, Kurrus FD, Chavez CM, Webb WR** (1964). Heart transplantation in infant calves; evaluation of coronary perfusion to preserve organs during transfer. *Ann NY Acad Sci*, **120**, 766.

18. **Reemtsma K, McCracken BH, Schlegel JU, Pearl M** (1964). Heterotransplantation of the kidney: two clinical experiences. *Science*, **143**, 700–2.

19. **Barnard CN** (1967). The operation. A human cardiac transplant: an interim report of a successful operation performed at Groote Schuur Hospital, Cape Town. *S Afr Med J*, **31**(48), 1271–4.

20. **Kantrowitz A, Huller JD, Joos H, Cerutti MM, Carstensen HE** (1968). Transplantation of the heart in an infant and an adult. *Am J Cardiol*, **22**, 782–90.

21. **Cooley DA, Bloodwell RD, Hallman GI**, et al. (1969). Organ transplantation for advanced cardiopulmonary disease. *Ann Thorac Surg*, **8**, 30–46.

22. **Griepp RB** (1979). A decade of human heart transplantation. *Transplant Proc*, **1191**, 285–92.

23. **Milano CA, Shah AS, Van Trigt P**, et al. (2000). Evaluation of early postoperative results after bicaval versus standard cardiac transplantation and review of the literature. *Am Heart J*, **140**(5), 717–21.

24. **Park KY, Park CH, Chun YB, Shin MS, Lee KC** (2005). Bicaval anastomosis reduces tricuspid regurgitation after heart transplantation. *Asian Cardiovasc Thorac Ann*, **13**, 251.

25. **Meyer SR, Modry DL, Bainey K**, et al. (2005). Declining need for permanent pacemaker insertion with the bicaval technique of orthotopic heart transplantation. *Can J Cardiol*, **21**(2), 159–63.

26. **Aziz T, Burgess M, Khafagy R**, et al. (1999). Bicaval and standard techniques in orthotopic heart transplantation: medium-term experience in cardiac performance and survival. *J Thorac Cardiovasc Surg*, **118**, 115–22.

27. **Newcomb AE, Esmore DS, Rosenfeldt FL, Richardson M, Marasco S** (2004). Heterotopic heart transplantation: an expanding role in the twenty-first century? *Ann Thorac Surg*, **78**, 1345–50.

28. **Ridley PD, Khagani A, Musumeci F**, et al. (1992). Heterotopic heart transplantation and recipient heart operation in ischemic heart disease. *Ann Thorac Surg*, **54**, 333–7.

29. **Gerber BL, Bernard X, Melin KA**, et al. (2001). Exaggerated chronotropic and energetic response to dobutamine after orthotopic cardiac transplantation. *J Heart Lung Transplant*, **20**(8), 824–32.

30. **Kirklin JK, Naftel DC, Bourge RC**, et al. (2003). Evolving trends in risk profiles and causes of death after heart transplantation: a ten-year multi-institutional study. *J Thorac Cardiovasc Surg*, **125**, 881–90.

31. **Kieler-Jensen N, Lundin S, Ricksten E** (1995). Vasodilator therapy after heart transplantation: effects of inhaled nitric oxide and intravenous prostacyclin, prostaglandin E1, and sodium nitroprusside. *J Heart Lung Transplant*, **14**(3), 436–43.

32. **Ardehali A, Hughes K, Sadeghi A**, et al. (2001). *Transplantation*, **72**(4), 638–41.

33. **Arafa OE, Geiran OR, Andersen K**, et al. (2000). Intraaortic balloon pumping for predominantly right ventricular failure after heart transplantation. *Ann Thorac Surg*, **70**, 1587–93.

34. **Carrier M, White M, Perrault LP**, et al. (1999). A 10-year experience with intravenous thymoglobulin immunosuppression following heart transplantation. *J Heart Lung Transplant*, **18**(12), 1218–23.

35. **Chien NC, Lin FL, Chou NK,** *et al.* (2000). Rabbit antithymocyte globulin induction immunosuppression in heart transplantation. *Transplant Proc,* **32**(7), 2380–2.

36. **Frist WH, Gerhardt EB, Merrill WH,** *et al.* (1990). Therapy of refractory, recurrent heart rejection with multiple courses of OKT3. *J Heart Transplant,* **9**(6), 724–6.

37. **Swinnen LJ, Costanzo-Nordin MR, Fisher SG,** *et al.* (1994). Increased incidence of lymphoproliferative disorders and immunsuppression with the monoclonal antibody OKT3 in cardiac transplant recipients. *Am J Cardiol,* **74**(3), 261–6.

38. **Johnson MR, Mullen GM, O'Sullivan EJ,** *et al.* (1994). Risk/benefit ratio of perioperative OKT3 in cardiac transplantation. *Am J Cardiol,* **74**(3), 261–6.

39. **Mehra MR, Zucker MJ, Wagoner L,** *et al.* (2005). A multicenter, prospective, randomized, double-blind trial of basiliximab in heart transplantation. *J Heart Lung Transplant,* **24**(9), 1297–304.

40. **Teuteberg JJ, Shullo MA, Zomak R,** *et al.* (2010). Alemtuzumab induction prior to cardiac transplantation with lower intensity maintenance immunosuppression: one-year outcomes. *Am J Transplant,* **10**(2), 382–8.

41. **Reichart B, Meiser B, Viganò M,** *et al.* (2001). European multicenter tacrolimus heart pilot study: three-year follow-up. *J Heart Lung Transplant,* **20**(2), 249–50.

42. **Taylor DO, Barr ML, Radovancevic B,** *et al.* (1999). A randomized, multicenter comparison of tacrolimus and cyclosporine immunosuppressive regimens in cardiac transplantation: decreased hyperlipidemia and hypertension with tacrolimus. *J Heart Lung Transplant,* **18**(4), 336–45.

43. **Eisen HJ, Kobashigawa J, Keogh A,** *et al.*; **Mycophenolate Mofetil Study Investigators** (2005). Three-year results of a randomized, double-blind, controlled trial of mycophenolate mofetil versus azathioprine in cardiac transplant recipients. *J Heart Lung Transplant,* **24**(5), 517–25.

44. **Sharples LD, Caine N, Mullins P,** *et al.* (1991). Risk factor analysis for the major hazards following heart transplantation—rejection, infection, and coronary occlusive disease. *Transplantation,* **52**(2), 244–52.

45. **Caves PK, Coltart J, Billingham ME,** *et al.* (1975). Transvenous endomyocardial biopsy. Application of a method for diagnosing heart disease. *Postgrad Med J,* **51**, 286.

46. **Miller LW, Wesp A, Jennison SH,** *et al.* (1993). Vascular rejection in heart transplant recipients. *J Heart Lung Transplant,* **12**(2), S147–52.

47. **Billingham ME** (1992). Histopathology of graft coronary disease. *J Heart Lung Transplant,* **11**, S38.

48. **Taylor DO, Edwards LB, Boucek MM,** *et al.* (2005). Registry of the International Society for Heart and Lung Transplantation: twenty-second official adult heart transplant report—2005. *J Heart Lung Transplant,* **24**, 945–55.

49. **Costanzo MR, Naftel DC, Pritzker MR,** *et al.* (1998). Heart transplant coronary artery disease detected by coronary angiography: a multi-institutional study of preoperative donor and recipient risk factors. Cardiac Transplant Research Database. *J Heart Lung Transplant,* **17**, 744–53.

50. **Caforio AL, Tona F, Fortina AB,** *et al.* (2004). Immune and nonimmune predictors of cardiac allograft vasculopathy onset and severity: multivariate risk factor analysis and role of immunosuppression. *Am J Transplant,* **4**, 962–70.

51. **Valantine H** (2004). Cardiac allograft vasculopathy after heart transplantation: risk factors and management. *J Heart Lung Transplant,* **23**, S187–93.

52. **Day JD, Rayburn BK, Gaudin PB,** *et al.* (1995). Cardiac allograft vasculopathy: the central pathogenic role of ischemia-induced endothelial cell injury. *J Heart Lung Transplant,* **14**, S142–9.

53. **Bocksch W, Wellnhofer E, Schartl M,** *et al.* (2000). Reproducibility of serial intravascular ultrasound measurements in patients with angiographically silent coronary artery disease after heart transplantation. *Coronary Artery Dis,* **11**, 555–62.

54. **Redonnet M, Tron C, Koning R,** *et al.* (2000). Coronary angioplasty and stenting in cardiac allograft vasculopathy following heart transplantation. *Transplant Proc,* **32**, 463–5.

55. **Mehra MR, Ventura HO, Smart FW,** *et al.* (1995). Impact of converting enzyme inhibitors and calcium entry blockers on cardiac allograft vasculopathy: from bench to bedside. *J Heart Lung Transplant,* **14,** S246–9.

56. **Kobashigawa JA, Katznelson S, Laks H,** *et al.* (1995). Effect of pravastatin on outcomes after cardiac transplantation. *New Engl J Med,* **333,** 621–7.

57. **Rubin RH** (2000). Prevention and treatment of cytomegalovirus disease in heart transplant patients. *J Heart Lung Transplant,* **19,** 731–5.

58. **Wiltshire H, Hirankarn S, Farrell C,** *et al.* (2005). Pharmacokinetic profile of ganciclovir after its oral administration and from its prodrug, valganciclovir, in solid organ transplant recipients. *Clin Pharmacokinet,* **44,** 495–507.

59. **Montoya JG, Chaparro SV, Celis D,** *et al.* (2003). Invasive aspergillosis in the setting of cardiac transplantation. *Clin Infect Dis,* **37,** S281–92.

60. **Cardenal R, Medrano FJ, Varela JM,** *et al.* (2001). *Pneumocystis carinii* pneumonia in heart transplant recipients. *Eur J Cardiothorac Surg,* **20,** 799–802.

61. **Speirs GE, Hakim M, Wreghitt TG** (1988). Relative risk of donor transmitted *Toxoplasma gondii* infection in heart, liver and kidney transplant recipients. *Clin Transplant,* **2,** 257–60.

62. **Senechal M, Dorent R, du Montcel ST** (2004). End-stage renal failure and cardiac mortality after heart transplantation. *Clin Transplant,* **18,** 1–6.

63. **Sivathasan C** (2004). Experience with cyclosporine in heart transplantation. *Transplant Proc,* **36,** 346S–8S.

64. **Angermann CE, Stork S, Costard-Jackle A** (2004). Reduction of cyclosporine after introduction of mycophenolate mofetil improves chronic renal dysfunction in heart transplant recipients: the IMPROVED multicentre study. *Eur Heart J,* **25,** 1626–34.

65. **Starling RC, Cody RJ** (1990). Cardiac transplant hypertension. *Am J Cardiol,* **65,** 106–11.

66. **Ippoliti G, Rinaldi M, Pellegrini C,** *et al.* (2005). Incidence of cancer after immunosuppressive treatment for heart transplantation. *Crit Rev Oncol Hematol,* **56,** 101–13.

67. **Opelz G, Dohler B** (2004). Lymphomas after solid organ transplantation: a collaborative transplant study report. *Am J Transplant,* **4,** 222–30.

68. **Alonso A, Fernandez-Rivera C, Villaverde P,** *et al.* (2005). Renal transplantation from non-heart beating donors: a single-center 10-year experience. *Transplant Proc,* **37**(9), 3658–60.

69. **Abt PL, Desai NM, Crawford MD, Forman LM, Markmann JF** (2004). Survival following liver transplantation from non-heart beating donors. *Am Surg,* **239**(1), 87–92.

70. **De Vleeschauwer S, Van Raemdonck D, Vanaudenaerde B,** *et al.* (2009). Early outcome after lung transplantation from non-heart beating donors is comparable to heart-beating donors. *J Heart Lung Transplant,* **28**(4), 380–7.

71. **Ali AA, White P, Xiang B,** *et al.* (2011). Hearts from DCD donors display acceptable biventricular function after heart transplantation in pigs. *Am J Transplant,* **11**(8), 1621–32.

第 13 章

肺移植现状

Varun Puri and G. Alexander Patterson

引言

　　自 1983 年 [1] 多伦多肺移植团队首次成功实施肺移植以来，已完成 1.6 万例肺移植术。供体短缺和慢性同种异体移植排斥反应仍然是阻遏肺移植充分发挥潜力的最大障碍。

受体的选择

　　肺移植受体的一般选择标准，见知识栏 13.1[2]。65 岁以上或伴有其他器官系统衰竭的患者由于死亡风险的增加一般不符合移植条件 [3]。过去 5 年内有恶性肿瘤病史者，一般排除在肺移植之外。一些潜在的例外是双侧支气管肺泡癌或近期胸部以外的恶性肿瘤，这些患者被认为是已被治愈 [4, 5]。严重的心理性障碍、持续不断吸烟和大剂量皮质类固醇治疗（≥20mg 泼尼松）是其他禁忌证。患者呼吸机依赖性并非是禁忌证，但已被确定为导致死亡率增加的危险因素 [3]。

知识栏 13.1　受体的选择标准
临床和生理上的严重性疾病
药物治疗无效或者不能使用
日常生活与活动明显受到限制
预期寿命不长
心脏功能正常，无明显冠状动脉疾病
具有较好的康复潜力
可接受的营养状况
良好的心理和情感状态

　　考虑移植的患者在等待移植的同时须参加受监测的运动康复计划。患者的力量和运动耐力得到增强，但肺功能没有明显变化，这样可以使患者能够更好地承受移植手术的严格要求和紧随其后的康复期。

　　在 2005 年之前，美国供体肺分配原则是基于登记名册上的时间顺序，而不考虑治疗时出现的紧急情况或病情恶化状况。这个分配系统有利于移植名册上那些病情较轻的受者，他们在排队的同时能存活；而可能从手术中受益最大的病情较重的患者，有着在等待过程中死亡的风险。一个理想的系统是在选择能够从移植手术中获益并恢复的受者时，能根据临床需要平衡器官分配。联合器官共享网络（the United Network for Organ Sharing，UNOS）胸腔器官委员会依据移植的需要和移植后存活的概率，计算出了每个患者的肺分配分数（lung allocation score，LAS），从而修订了移植列表顺序。新的分配系统的详细信息可在器官获取和移植网站上找到（https://optn.transplant.hrsa.gov/learn/about-transplantation/how-organ-allocation-works/）[6]。肺分配分数最高的排列在移植列表的第一位。最近的几项研究已经分析了 LAS 实施后短至中等时间内获得的数据。总体而言，分配系统改革取得了良好的效果，并且实现了分配改革的目标（即减少了在等候名单上的时间，降低了等候名单中的死亡率，并增加了肺移植数量）[7-11]。随着移植紧迫性的增加，这一优势在特发性肺纤维化（idiopathic pulmonary fibrosis，IPF）患者中体现得尤为明显。为了证实这些发现和确定患者长期生存的非劣效性，还需要进行较长时间的群体随访。

单肺移植还是双肺移植

双肺移植是感染性肺部疾病的标准治疗方法。全世界有相当数量的慢性阻塞性肺疾病（chronic obstructive pulmonary disease，COPD）和 IPF 患者接受单肺移植，登记数据表明，双肺移植在这类患者中正逐渐增加[12]。单肺移植的优势包括：技术操作上更容易，缺血时间更短，以及两个受者得益于单个供体者的社会效益。另一方面，双肺移植受者比单肺移植受者具有更好的肺功能和生活质量[13, 14]。双肺移植受者的长期生存率也较好，中位生存时间由 4.5 年提高到 6.0 年[15]。如果可能的话，我们倾向于对所有患者进行双侧序贯式肺移植。

特定的适应证

在 2007 年的 UNOS/ISHLT 的登记报告中，COPD 曾是肺移植最常见的指征，占成人肺移植的 46%[3]。在评估肺气肿患者进行外科治疗时，特定条件下的患者应考虑肺减容术（lung volume reduction surgery，LVRS），条件包括：高充气、疾病分布不均匀、第 1 秒用力呼气容积（forced expiratory volume in 1s，FEV_1）超过 20%、PCO_2 正常[16]。前期的 LVRS 并不会危及随后的肺移植的成功[17]。FEV_1 迅速下降至低于 25% 预测值、进行性高碳酸血症（$PaCO_2 \geqslant 55mmHg$）、氧需求增加、继发性肺动脉高压或常见危及生命的感染的患者更适合于移植[2]。

囊性纤维化是目前双侧肺移植最常见的指征。FEV_1 低于 30% 预测值、$PaCO_2$

升高、需要氧气支持、为控制急性肺部感染而频繁入院，以及未能保持体重，是这些患者早期死亡率的可靠的预测指标[18]。多重耐药菌感染特别是洋葱伯克霍尔德菌感染，被确认为高风险因素，许多中心认为这是移植的禁忌证[19, 20]。如果术前检测没有发现有效的抗生素协同试验方案，我们就放弃对该患者实施移植手术。

通过 LAS 系统，2008 年的 UNOS 数据显示肺纤维化患者的肺移植手术多于阻塞性肺疾病患者[21]。在这些患者中中度肺动脉高压较常见。

在大多数原发性肺动脉高压患者中使用前列环素、内皮素受体拮抗剂和磷酸二酯酶抑制剂，可改善肺动脉压力和缓解症状[22, 23]。只要患者在血管扩张剂治疗上保持临床病情稳定，移植就可以推迟。

供体的选择

因为许多导致脑死亡的情况（外伤，自发性颅内出血）也会因为肺挫伤、感染、误吸或神经源性肺水肿而导致严重的肺实质病理改变，其他多器官捐献者只有20% 符合肺移植的标准条件（知识栏 13.2）。

知识栏 13.2   理想的肺供体选择标准

年龄 < 55 岁

无肺部疾病史

胸片系列正常

充分的气体交换——$PaO_2 > 300mmHg$；FiO_2 1.0；呼气末正压 $5cmH_2O$

支气管镜检查正常

乙型肝炎和人类免疫缺陷病毒血清学检查呈阴性

ABO 血型匹配

大小匹配

尽管供体有重度吸烟史（≥30 包·年）会有影响，但这并不是绝对的禁忌证。组织相容性抗原（histocompatibility antigen, HLA）配型目前还没有常规在供体和受体间进行，除非患者有升高的群体反应性抗体或既往有已知的 HLA 抗体致敏。

供体和受体之间的大小匹配是一个值得关注的重要因素。最可靠的尺寸匹配方法是根据年龄、性别和身高，使用标准列线图预测供体和受体肺体积。阻塞性肺病患者因胸膜腔巨大而容易植入大的同种异体肺。相反，在肺纤维化或肺血管疾病患者中，其胸膜腔缩小或大小正常，因此不宜过大估计这些患者肺的大小。即使供体肺比受体胸腔大，但在其他方面可用，则应该被选用。供体肺允许存在少量的肺浸润，这在其用于双侧移植时是可以接受的[24]。

优化使用供体肺的新技术已经出台。第一种是分肺技术，是将一个大的捐献供体的左肺分成两部分，用两个肺叶在较小的受者身上进行双侧肺叶移植。这需要大量的专业知识，但目前已经成功地实施并取得了良好的效果[25, 26]。

另一种技术是使用无心跳供体肺组织[27-30]。在近3～4年里，一组来自心死亡后捐赠（donation after cardiac death，DCD）（即在受控情况下撤除循环辅助）的研究结果，已经在一些系列刊物上发表。有些研究显示出良好的早期效果[29-30]。在经验丰富的中心应继续谨慎地使用DCD捐赠进行肺移植[28]。

在瑞典，Steen和他的同事提倡重新调整最初不可能接受的无心跳供体肺，进行体外灌注和体外评估供体肺功能[31]。在离体情况下，用Steen溶液与红细胞混合，使血细胞比容达到15%，然后进行肺灌注。在灌注液中氧合器维持正常的混合静脉血气水平。通过分析肺血管阻力、氧合能力和动脉二氧化碳压减去潮气末二氧化碳压差，对肺进行通气和评估。多伦多肺移植小组同样完成了这项技术总结[32]。此后，越来越多的文献开始关注这种方法的临床结果[29, 33]。

在活体肺叶捐献策略中，两个健康的捐赠者各捐献一个肺叶，捐赠者的左下肺叶和右下肺叶分别移植进受者的左、右侧胸腔。大量队列研究提示，活体肺叶移植与常规移植效果相当，无捐赠者死亡，但20%的捐赠者有些病症[34]。随着LAS的出现，这种途径的获取急剧下降，因为从LAS受益最大的患者群体，即失代偿的病情加重的患者，现在已经大大缩短了获取尸体器官的等待时间。

供体肺的获取

脑死亡供体

一旦确定捐赠者是合适的，获取小组就会开始工作。负责供肺摘取的外科医生最终的责任是对肺组织的适宜性进行最后的评估，并确保手术的安全和迅速进行。获取团队保证准确的ABO配型（包括对供体分别进行两次单独的血型分析），反复核实脑死亡声明，并确认肺获取的正当权限。可弯曲支气管镜检查用于评估肺组织解剖学和清除气道分泌物。心、肺获取两个小组间的沟通也是十分重要的。左右心排血部位、左房袖的切割、插管位置和主肺动脉的分割，都需要相互讨论并最终达成一致。

通过标准胸骨正中切开术，充分地暴露心包和两侧胸膜腔，触诊肺部并进行顺应性检查，心包用粗丝线缝合牵引。同时，有肺组织的质量和其他任何问题，都要与手术植入小组及时沟通。

在位于奇静脉远端用粗丝线环绕上腔静脉（superior vena cava，SVC）。显露右肺动脉前表面与上腔静脉后和升主动脉之间的平面。游离主-肺动脉间隙，主动脉套阻断带用于放置阻断钳。轻轻地牵引SVC和主动脉，在右肺动脉上方切开后心包，钝性处理气管周围各个平面。在各获取小组准备好后，给予供体肝素化（250～300U/kg，静脉注射）。如果需要获取心脏，需置入主动脉停搏液套管。

在主肺动脉分叉处 U 型安置缝线，将 Sarns（Sarns，Ann Arbor，MI）6.5mm 弯曲金属套管插入主肺动脉（图 13.1）。

　　将 500 微克的前列腺素（prostaglandin-E1，PGE1）直接注射入肺动脉，血压会即刻降低。然后结扎 SVC，切开左心耳，排空左心。切开下腔静脉（inferior vena cava，IVC），排空右心。阻断主动脉，灌注冷心脏停搏液。通过肺动脉插管注入数升（50～75ml/kg）冷（4℃）的 Perfadex 组方（Vitrolife，Goteborg，Sweden）肺保存液。将大量冰水用于心脏和两侧胸腔降温。继续适度地通气以防止肺不张，以均匀分配灌注液，从左心房切开处流出的透明灌注液可确保有足够的肺冲洗。在完成广泛的冲洗后，拔除套管。游离 IVC 后壁，并解剖至右心房水平，避免右下肺静脉损伤。在心肺小组的配合下进行左心房的分割。向右侧牵拉心脏，在冠状窦和左下肺静脉中线处切开左心房。向上和向下延伸切口，使从房内清晰显露左肺

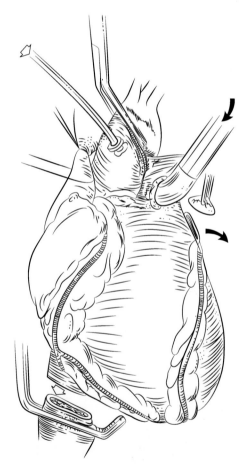

图 13.1　心脏获取过程中，应用主动脉阻断钳。在升主动脉置入心停搏液套管，在主肺动脉上插入冲洗管。血液通过切开的下腔静脉和左心耳流出

静脉开口。横断左心房剩余的袖口部分，同时可显示房内右肺静脉的开口。一个保留适量的左房袖应该在每个肺静脉口周围都带有一个心房肌环（图 13.2）。

在结扎线之间横断 SVC，随后在主动脉阻断钳近端切断主动脉，在肺动脉插管处切断肺动脉，然后取出心脏。接下来，我们使用 Foley 导尿管通过每个肺静脉孔逆向灌注大约 250ml 肺冲洗液。

至此纵隔内器官组织被整体地取出，这样可以避免损伤肺门结构，并最大限度地保留软组织以供侧支血流到达气道。分离上纵隔组织，并游离到气管周围隆凸上方数厘米处。将气管插管回退至近端气管。在组织闭合线之间切开气管，并应用吻合器切断食道（图 13.3）。

向下牵引双肺，将上纵隔组织向下分离至脊柱。后纵隔组织紧挨着脊柱，将其游离至胸椎中部。由此转向下方解剖。切断位于膈上的心包和肺下韧带。应用线性切割器将膈肌上部食管离断，然后切下包括主动脉在内的纵隔后部组织。与上述游离的部位衔接，整体地获取左右肺组织。

如果在不同单位进行肺移植，应在后台完成两肺分离，剔除供体食管和主动脉，切除心包。通过切开后心包、肺静脉之间的左心房组织，切开分叉处的主肺

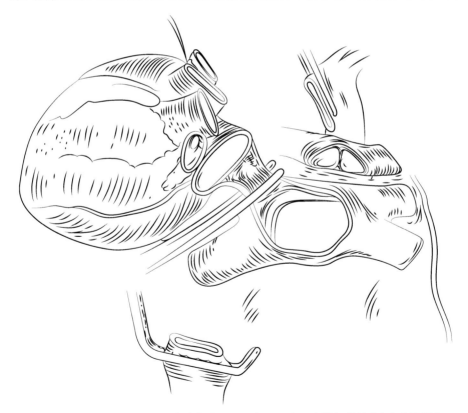

图 13.2　心脏切下时，在每个肺静脉口周围留取一个心房组织的边缘（心房肌环）

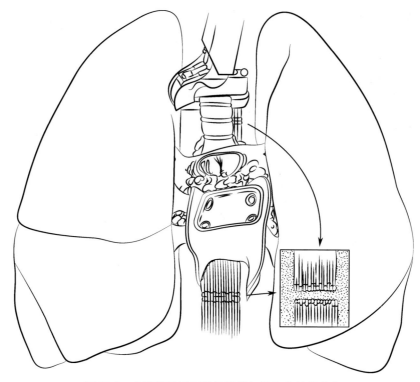

图 13.3 心脏摘除后双肺切除前气管和食管的分离

动脉和靠近隆突的左支气管,将两肺分开。将肺组织放置在三层塑料袋冷保存液中,并在冷贮存条件下转运。将肺动脉解剖至其第一分支以准备好肺门,供体支气管分离至距上肺叶口一个气管环处,同时尽量减少近端支气管周围剥离以保留侧支循环。

无心跳供体

DeAntonio 等人发表了非控制的心脏停搏下供体获取技术[35]。在全身肝素化后,通过供体股动脉 - 静脉进行体外膜式氧合。将 Fogarty 导管植入膈肌以上主动脉以改善腹部器官灌注,留置双侧胸管,应用冷 Perfadex 液进行局部肺降温。完成支气管镜检查并打开胸腔,恢复通气,给予氧浓度 FiO_2 100%,呼气末正压(positive end-expiratory pressure,PEEP)5cmH$_2$O。胸膜腔引流,打开心包。阻断主动脉,结扎腔静脉。用 5~6L Perfadex 液顺行肺灌注,然后通过肺动脉输注 300ml 供体血。对左房流出液进行血气分析。接下来,按照常规方式进行逆行灌注和肺组织获取。

对控制的心脏停搏供体,支持系统撤除及拔管均在 ICU 或手术室内进行。一旦心脏活动停止，捐献者被宣布死亡，就实施气管插管，并进行支气管镜检查。进行胸骨正中切开术，并对双肺快速地进行评估。如果认为肺组织是合适的，剩下来的手术操作过程与脑死亡供体的获取相似。如果捐献者在撤除支持后 60 分钟内没有死亡，则放弃获取。在开始 DCD 肺移植计划之前，必须对研究机构指南进行全面的评估。

获取中的问题

在断开左房袖或下腔静脉时，由于对肺下韧带过度剥离或不必要地在心包腔内解剖心房袖，而常常导致右肺下静脉损伤。

有学者介绍了发生这种情况时几种补救的新技术[36]。

支气管异常起源（气管上叶支气管）是一种常见的畸形，可分为段或叶支气管。如果是段支气管，可进行简单检查。如果整个上叶支气管出现为异常气管性支气管，可选择供体右上肺叶切除、左单肺移植，或将中间支气管和异常上叶支气管与受体支气管进行改良吻合。

受体移植手术

受体麻醉和术中操作

一支精通双腔管管理、支气管镜检查和经食道超声心动图（transesophageal echocardiography，TEE）检查的经验丰富的麻醉团队，对顺利实施手术有难以估量的价值。除非行全身肝素化体外循环，否则还需置入硬膜外导管。对囊性纤维变性患者进行治疗性支气管镜检查时，可使用一根大的单腔气管插管抽吸。须建立桡动脉和股动脉监测通路，放置肺动脉导管、TEE 探头和脐下变温毯，这些都是常规的工作流程。患者仰卧位，双臂收拢，根据实际情况使用血管活性药，避免过量的输液[37]。

我们在围手术期使用依前列醇和 / 或一氧化氮治疗急性难治性肺动脉高压，同时使用吸入型一氧化氮给予缺氧患者。

手术方法

双侧前外侧开胸而非胸骨劈开是我们进行双肺移植的首选切口[38]，通过第 4 肋间进胸（图 13.4）。

胸廓横向切开（蛤壳状切口）需涉及胸骨离断（图 13.5）。此路径显露良好，但需要切断两侧乳内动脉。在同时进行心脏手术或心脏扩大，或胸腔相对狭小、肺门暴露困难时，可使用蛤壳状切口增加显露。胸骨固定应用 5# 胸骨钢丝作两个"8"字缝合重新固定。

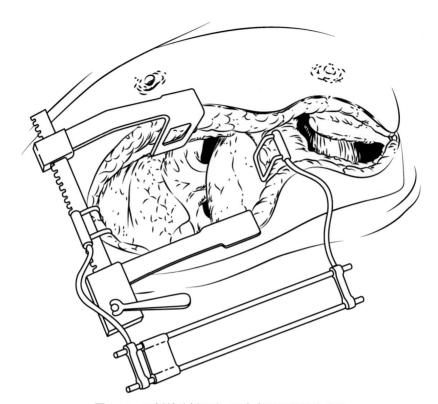

图 13.4 双侧前外侧开胸，两个牵引器呈垂直放置

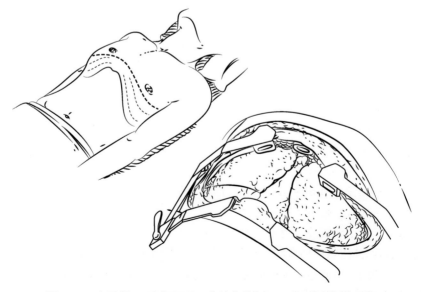

图 13.5 胸骨断开，胸部呈现一个蛤壳状切口，以提供良好的暴露

胸骨正中切开术用于同时实施心脏手术或胸部较大的女性患者，后者若采用前外侧切口会影响暴露。

在手术上，业已发现前腋下小切口与常规切口在手术时间、体外循环（cardiopulmonary bypass，CPB）时间上相差无几[39, 40]。

在切除受体肺组织之前，应完成双侧肺门解剖分离与粘连松解，并准备好供体肺组织。基于术前通气灌注扫描的结果，首先进行功能较差一侧的肺移植，因为另一侧肺还可以较好地支持单肺通气。

必须保护好膈神经、迷走神经和喉返神经。在发出分支前 1cm 处横断右肺动脉干，左肺动脉在左上叶的第二分支外横断。这样可以缩短受体的肺动脉，并可能提供更好的供受体匹配。受体肺动脉的第一支（结扎线标识）可提供吻合过程中定位的解剖学标志。接着，在第二分支处断开肺静脉，充分打开心包。游离支气管周围组织，支气管动脉或烧灼或结扎。支气管在上叶起始的近端切断，肺被切除。对后纵隔及后胸壁所有的出血点进行处理，因为这个时间节点是安全进入该区域的唯一一机会。我们可以通过轻轻地向前牵引肺动脉和肺静脉进而暴露肺门视野，并准备进行支气管吻合术。

在胸腔内的供体肺表面覆盖上一块冰海绵和它下面铺垫一层冰屑。采用两根 4-0 PDS 线行连续缝合法，以端对端方式进行支气管吻合。第一针由膜内部开始，第二针环绕在软骨环前部缝合（图 13.6）。如果出现明显的尺寸不匹配，则需要采用 3-0 薇乔线大体相近地间断缝合软骨环部分，来调整端对端吻合口。利用供体和受体方的支气管周围组织覆盖于吻合口的前部，万一在支气管吻合处有破裂时，可为覆盖在上的血管吻合口提供一定程度的保护。已确认端对端吻合优于套叠式吻合[41]。

接下来，在受体肺动脉上安置血管钳，并对供受体肺动脉残端进行修整，使用 5-0 聚丙烯针线以连续缝合法进行肺动脉端对端吻合（图 13.7）。

然后将肺静脉残端侧向牵引，在受体左心房中央安置一把 Stainsky 组织钳。将受体肺静脉残端切除修整，与供体肺静脉开口相接在一起形成心房袖。采用 4-0 聚丙烯针线连续缝合。利用带毡垫技术缝线，实现内膜与内膜的贴面对合，以消除造成潜在性血栓形成的心房肌突入（图 13.8）。

最后几针线不用拉紧，适当部分地膨肺，肺动脉上血管钳可瞬间地开放，促使从肺中排出空气和灌注液。接着，完全打开左心房组织钳，使心房充分排气。收紧缝线并打结。撤除所有阻断钳。

通常在每个胸膜腔各置入两个引流管，一个进入胸膜顶部，一个沿着肋膈角放置。而后，应用粗而结实的单股非吸收线"8"字间断缝合，关闭胸部切口。

将气管插管由双腔改为单腔后，使用可弯曲支气管镜进行检查，评价气道吻合情况，并清除腔内积血和分泌物。

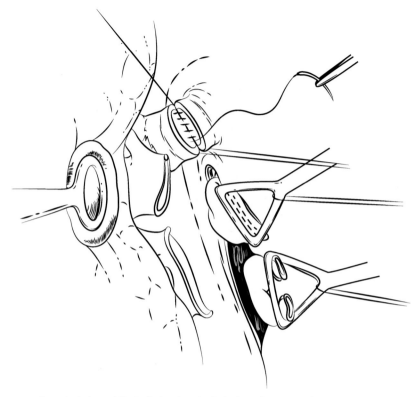

图 13.6 牵引肺动脉和肺静脉残端，为支气管吻合提供暴露。利用 4-0 PDS 线进行支气管端对端吻合

我们选择性地应用体外循环技术进行肺移植手术。它适用于儿童、不能插入双腔管的身材矮小的患者、肺叶移植、伴随有心内直视手术，以及大多数肺动脉高压患者。CBP 技术也适用于难治性低氧血症、高碳酸血症、肺动脉高压或血流动力学不稳定患者。手术暴露困难时可能也需要 CBP。在心脏转向左位的 IPF 患者中，通常表现为窄小的胸膜腔，因而很难暴露左侧肺门。

最近，我们使用 Urchin 心脏固定装置，通过抬高心脏以改善暴露和避免应用 CPB 技术[42]。

较受体胸廓大的供体肺，需要在移植前将供体肺裁减，这要在后台上进行肺叶切除或双侧楔形叶切除（舌段和右肺中叶）。

手术结束后，如果患者不稳定或由于凝血功能障碍而持续渗出，我们更倾向于仅关闭皮肤，在 ICU 进行麻醉复苏，并计划在 24～48 小时内关胸。这种策略不会增加切口并发症[43]。

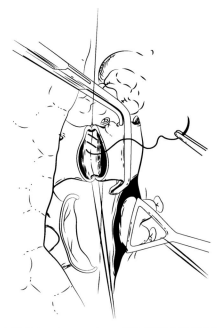

图 13.7　应用 5-0 polypropylene 线连续缝合法进行肺动脉吻合

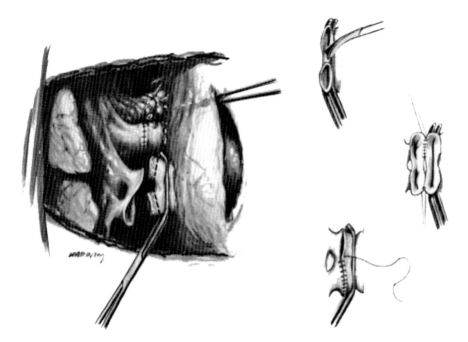

图 13.8　在左心房中央安置 Satinsky 组织钳，将两根肺静脉残端切除修整，以利于连接和适宜于吻合的左房切口

术后处理和常见的并发症

常规护理

患者转送 ICU 并进行机械通气支持，在 24～48 小时内依据标准参数拔管。肺气肿患者单肺移植术后，预防剩下自体肺过度膨胀和对新植入肺的压迫是关注的主要问题 [44]。这是通过避免使用 PEEP 而使用低潮气量来实现的。对肺血管病变的单肺移植患者，我们延长选择性通气时间（48 小时）。患者处于维持原肺依赖性的体位，以保证移植肺的膨胀和充分引流。潮气量是标定的，但应用较高的 PEEP（7.5～10cmH$_2$O）。术后，通常进行定量肺灌注扫描，以评估移植肺的通畅性和血流是否正常。

在术后护理中需要强力有效的胸部物理治疗、体位引流、吸入支气管扩张剂和频繁清除肺内分泌物，物理治疗团队应尽早参与，以确保患者尽快行走活动。

免疫抑制治疗

术后诱导治疗存在争议。其潜在的益处包括降低急性排斥反应，由于延迟钙调神经磷酸酶抑制剂的引入而防止肾毒性，以及减少闭塞性细支气管炎综合征（bronchiolitis obliterans syndrome，BOS）的发生。而它的缺点是感染性并发症和移植后恶性肿瘤的风险更高。大约 40% 的患者接受免疫抑制治疗 [3]，使用药物包括多克隆抗淋巴细胞制剂或多克隆抗胸腺细胞制剂，单克隆 OKT3 和 IL-2 受体拮抗剂。所有用于诱导的药物通常与急性排斥反应发作总体的数量减少有关，然而他们对 BOS 发生或总生存率的真正影响仍有待于确定。IL-2 受体拮抗剂阻断激活的 T 淋巴细胞，可能与较低的感染性并发症风险和移植后可能的淋巴增殖性疾病相关 [45, 46]。然而，其他研究表明，没有一种诱导剂在各方面都优于另外一种 [47]。

对于维持治疗，我们依靠由皮质类固醇、钙调磷酸酶抑制剂和细胞周期抑制剂组成的三剂疗法。大约 75% 的肺移植受者在移植后 1 年和 5 年分别接受钙调磷酸酶抑制剂和嘌呤合成抑制剂治疗 [3]。

环孢素和他克莫司是钙调磷酸酶抑制剂，抑制 IL-2 的转录，抑制 T 淋巴细胞的增殖。硫唑嘌呤抑制新嘌呤的合成，抑制 T 淋巴细胞和 B 淋巴细胞的增殖。吗替麦考酚酯（mycophenolate mofetil，MMF）是麦考酚酸的前体，可抑制新嘌呤的合成。尽管还缺乏证据表明 MMF 比硫唑嘌呤在肺移植中更具优越性，但它的应用已经超过了硫唑嘌呤在肺移植受者中的应用 [48, 49]。最近，一项随机、安慰剂对照、双盲、多中心试验研究，报道了吸入环孢素在肺移植受者在常规的三重免疫抑制方案的疗效 [50]。尽管研究有一定的局限性，并且没有达到主要的疗效终点（预防急性排斥反应），但环孢素组的存活率和免于慢性排斥反应的能力都比安慰剂组显著增加[50]。该组还提供了 30 例移植患者的数据，与安慰剂和既往对照组相比，雾化环孢素除了常规免疫抑制外显著地保留了 FEV_1[51]。

西罗莫司及其衍生物依维莫司，最近已被应用于临床肺移植中。这些药物可阻止生长因子驱动的细胞周期进展和淋巴细胞与其他非造血细胞如血管平滑肌细胞的增殖。在一项国际多中心随机研究中，纳入了 213 例无 BOS 的肺移植受者，评价硫唑嘌呤与依维莫司的疗效。尽管在 12 个月时，依维莫司组的 FEV_1 下降幅度明显较小，且急性排斥反应也较少，但在 24 个月时，只有急性排斥反应的发生率在两组之间仍有显著性差异[52]。感兴趣的读者可以参考最近关于肺移植免疫抑制的综述[53]。

原发性移植物功能障碍

原发性移植物功能障碍（primary graft dysfunction，PGD）发生于多达 25% 的肺移植受者中[54]。ISHLT 根据 PaO_2/FiO_2 比值和胸片检查结果，发布了原发性移植物功能障碍分级系统[55]（表 13.1）。缺血 / 再灌注损伤可能是 PDG 的主要原因。IL-8 作为中性粒细胞的一种强效趋化因子，其水平在移植肺再灌注期间升高，并与缺血时间长短相关，与早期肺功能呈负相关性[56]。

在重症监护室，PGD 可通过积极的心肺功能支持进行管理。对大多数患者采用适当的通气策略、吸入一氧化氮[57] 和雾化前列环素[58]。绝大多数 PGD 患者可在数天的重症监护支持下得以缓解。

如果保守管理措施无效，就需要应用体外膜氧合（extracorporeal membrane oxygenation，ECMO）支持。在我们对 983 例肺移植受者的经验回顾中，ECMO 应用于儿童为 9.7%，成人受者为 2.8%。在实施 ECMO 治疗的患者中，只有 38% 的患者存活并出院[54]。杜克大学团队提倡使用静脉 - 静脉 ECMO 支持，因为这样较少遇到并发症[59]。

控制再灌注与白细胞减少的联合应用被认为是一种预防策略。Lick 和他的同事为此发表了他们的独创技术[60]。我们不经常采用这种方法，因为 PGD 可能导致慢性排斥反应[54]。

表 13.1 原发性移植物功能障碍分级系统

分级	PaO_2/FiO_2	影像学浸润
0	> 300	无
1	> 300	有
2	200 ~ 300	有
3	< 200	有

感染

感染预防的详细信息超出了本章的范围。简言之，我们在移植后的几天内常规使用广谱抗生素治疗。在移植后的第 1 年，我们通常给予阿昔洛韦预防单纯疱疹。在有巨细胞病毒（cytomegalovirus，CMV）感染高风险的患者中，从移植后 7～14 天开始，我们应用静脉注射更昔洛韦 12 周。对于移植患者，使用 CMV 阴性或含有白细胞少的血液制品，并终身采取预防肺孢子虫病措施。

细菌感染在移植后早期很常见，也仍然是移植后早期死亡率的主要原因。伤口感染通常是由常见的细菌如葡萄球菌引起的。巨细胞病毒感染是最常见的术后感染性并发症。根据 CMV 感染疾病的定义和 CMV 预防的使用，肺移植患者 13%～75% 会出现这种情况[62]。大多数项目是将血清阴性的供体与血清阴性的受体相匹配。预防措施包括口服或静脉注射更昔洛韦，加或不加 CMV 免疫球蛋白静脉注射。更昔洛韦的前体已被用作预防口服制剂[63]。虽然预防期间 CMV 感染并不常见，但在停止预防性治疗后，CMV 感染率增加。念珠菌感染最常与呼吸道吻合并发症有关[61]。移植后严重真菌感染的最常见病原是曲霉菌。侵袭性感染是最可怕的并发症，死亡率很高。但更常见的情况是，在痰或支气管肺泡灌洗（bronchoalveolar lavage，BAL）培养中生长的曲霉菌具有定植作用，意味着曲霉菌为定植菌。

呼吸道并发症

由气道组织缺血引起的吻合口并发症包括感染、裂开、狭窄和软化。据报道，这些并发症的发生率为 7%～14%[64-67]。回顾我们的经验，在 1988—1993 年的肺移植初期呼吸道并发症的发生率是 16%，在随后的时间里下降到 10% 以下。呼吸道并发症似乎对总体生存率没有不良影响[54]。

从技术角度看，供体支气管长度的缩短（离上肺叶近一环）减少了依赖侧支血管供体支气管的长度。在肺组织准备过程中供体支气管上的周围组织要给予保留。

供体支气管上皮表面偶尔可见片状坏死。这些区域不受关注，最终会痊愈。膜性壁组织缺损通常在愈合后无气道损害，而软骨区域缺损常常导致一定程度的晚期狭窄。严重的气道裂开伴无法控制的渗漏或纵隔污染则需要再植术。较小程度的裂开可如预期地加以控制。支气管吻合口坏死组织是真菌生长的理想培养基。Nunley 和他的同事发现，25% 受者发生了涉及支气管吻合处的腐生真菌感染，这部分患者中有 47% 因此导致了呼吸道并发症[68]。

慢性气道狭窄是由吻合术狭窄、肉芽组织、感染、或支气管软化引起的，以缺血性为共同特征。支气管球囊扩张和支架植入是常见的治疗选择[69, 70]。肉芽组织的处理包括激光或镊子联合清理、扩张和支架植入[70]。复发性气道狭窄通过局部应用丝裂霉素 C[71]和高剂量近距离放射治疗来处理[72]。如果创伤较小的治疗方法无效，袖状切除和再植术是另一种选择。

慢性排斥反应——闭塞性细支气管炎（bronchiolitis obliterans，BO）

由于在组织学上闭塞性细支气管炎（bronchiolitis obliterans，BO）的困扰，肺功能临床恶化[闭塞性细支气管炎综合征（BOS）]成为了替代诊断指征，且目前已发布了诊断标准[73]。在移植后 5.6 年，51% 的患者将发生 BOS[15]。

有许多报告显示病毒性呼吸道感染与 BOS 的发生发展有关联[74, 75]。此外，也有研究认为，慢性误吸胃内容物会损害同种异体移植肺，导致慢性移植物功能障碍，而在肺移植后早期行胃底折叠术可降低 BOS 发生率[77]。

规范的治疗方案包括增强免疫抑制以稳定疾病进程。大剂量皮质类固醇、细胞溶解疗法、霉酚酸酯替代硫唑嘌呤、将环孢素转化他克莫司等治疗方案，有时能成功地将肺功能维持在稳定水平[78, 79]。最近，对诊断为 BOS 的患者，mTOR 抑制剂已被用于几个单中心的研究内容，以稳定肺功能[80, 81]。

其他治疗策略包括吸入环孢菌素，吸入高剂量皮质激素和光分离置换法[53]。西罗莫司、阿奇霉素、克拉霉素[82]、他汀类药物[83] 和 IL-2 受体拮抗剂有望改变BOS 的结果。对于经过仔细挑选的 BOS 患者，再次植入术可能是一种选择[84]。

结果

一般而言，患者在移植后 4～6 周不再需要吸氧，运动耐量明显提高。1994[12]年肺移植受者总体生存率登记资料显示 3 个月时未调整生存率为 89%，1 年时为79%，3 年为 64%，5 年为 52%，10 年为 29%。与 1988 年开始的数据相比，总体生存率随着时代的发展而不断提高。在当今时代，生存率的提高很大程度上是由 1年生存率的改善而推动的。在存活至少 1 年的患者中，那些诊断为囊性纤维化、原发性肺动脉高压、结节病和 α1 抗胰蛋白酶缺乏症的患者在移植后 10 年的存活率分别为 48%、45%、44% 和 41%，明显高于 COPD（28%）和 IPF（30%）患者，这很可能是因为 COPD 和 IPF 患者年龄较大，伴随疾病较多[12]。

移植后前 30 天内死亡确定的主要原因是移植物衰竭和非 CMV 感染。第 1年后，BOS 和非 CMV 感染是死亡的主要因素。在移植后 10 年里，恶性肿瘤引起的死亡持续上升，占移植后 5 到 10 间年死亡总数的 12%[12]。

结论

肺移植是治疗终末期肺部疾病的有效方法，选择合适的患者和供体、注重技术操作、不断完善术后护理，可获得最佳的结果。增加供体来源、预防和处理BOS 的探索性研究是未来肺移植的关键。

（郝军军　梁哲勇　胡佳文　许锁春 译　梁强荣 审）

参考文献

1. **Toronto Lung Transplantation Group** (1986). Unilateral lung transplantation for pulmonary fibrosis. *N Engl J Med*, **314**, 1140–5.

2. **Maurer JR, Frost AE, Estenne M,** *et al.* (1998). International guidelines for selection of lung transplant candidates. *J Heart Lung Transplant*, **17**, 703–9.

3. **Trulock EP, Christie JD, Edwards LB,** *et al.* (2007). Registry of the International Society for Heart and Lung Transplantation: twenty-fourth official adult lung and heart-lung transplantation report-2007. *J Heart Lung Transplant*, **26**, 782–95.

4. **Etienne B, Bertocchi M, Gamondes JP,** *et al.* (1997). Successful double-lung transplantation for bronchioalveolar carcinoma. *Chest*, **112**, 1423–4.

5. **Zorn GI, McGiffin DC, Young KR Jr,** *et al.* (2003). Pulmonary transplantation for advanced bronchioloalveolar carcinoma. *J Thorac Cardiovasc Surg*, **125**, 45–8.

6. **Organ Procurement and Transplantation Network.** How Organ Allocation Works. Available at: https://optn.transplant.hrsa.gov/learn/about-transplantation/how-organ-allocation-works/

7. **Davis SQ, Garrity ER Jr** (2007). Organ allocation in lung transplant. *Chest*, **132**, 1646–51.

8. **Iribarne A, Russo M, Davies R,** *et al.* (2009). Despite decreased wait-list times for lung transplantation, lung allocation scores continue to increase. *Chest*, **135**, 923–8.

9. **Hadjiliadis D, Ahya VN, Christie JD,** *et al.* (2006). Early results of lung transplantation after implementation of the new lung allocation score [abstract]. *J Heart Lung Transplant*, **25**, S173.

10. **Hachem RR, Trulock EP** (2008). The new lung allocation system and its impact on waitlist characteristics and post-transplant outcomes. *Semin Thorac Cardiovasc Surg*, **20**, 139–42.

11. **Organ Procurement and Transplantation Network.** Home page. Available at: https://optn.transplant.hrsa.gov/

12. **Christie JD, Edwards LB, Aurora P,** *et al.* (2009). The Registry of the International Society for Heart and Lung Transplantation: twenty-sixth official adult lung and heart-lung transplantation report—2009. *J Heart Lung Transplant*, **28**, 1031–49.

13. **Mason DP, Rajeswaran J, Murthy SC,** *et al.* (2008). Spirometry after lung trasnplantation: how much better are two lungs than one? *Ann Thorac Surg*, **85**, 1193–201.

14. **Anyanwu AC, McGuire A, Rogers CA, Murday AJ** (2001). Assessment of quality of life in lung transplantation using a simple generic tool. *Thorax*, **56**, 218–22

15. **Christie JD, Edwards LB, Aurora P,** *et al.* (2008). Registry of the International Society for Heart and Lung Transplantation: twenty-fifth official adult lung and heart/lung transplantation report—2008. *J Heart Lung Transplant*, **27**, 937–83.

16. **Meyers BF, Patterson GA** (2001). Lung transplantation versus lung volume reduction as surgical therapy for emphysema. *World J Surg*, **25**, 238–43.

17. **Meyers BF, Yusen RD, Guthrie TJ,** *et al.* (2001). Outcome of bilateral lung volume reduction in patients with emphysema potentially eligible for lung transplantation. *J Thorac Cardiovasc Surg*, **122**, 10–7.

18. **Kerem E, Reisman J, Corey M, Canny GJ, Levison H** (1992). Prediction of mortality in patients with cystic fibrosis. *New Engl J Med*, **326**, 1187–91.

19. **Aris RM, Routh JC, LiPuma JJ,** *et al.* (2001). Lung transplantation for cystic fibrosis patients with Burkholderia cepacia complex. Survival linked to genomovar type. *Am J Respir Crit Care Med*, **164**, 2102–6.

20. **Chaparro C, Maurer J, Gutierrez C,** *et al.* (2001). Infection with Burkholderia cepacia in cystic fibrosis: outcome following lung transplantation. *Am J Respir Crit Care Med*, **163**, 43–8.

21. **Organ Procurement and Transplantation Network**. 2008 data files. Available at: https://optn.transplant.hrsa.gov/news/report-identifies-2008-transplant-trends/

22. **McLaughlin VV, Genthner DE, Panella MM**, *et al.* (1998). Reduction in pulmonary vascular resistance with long-term epoprostenol (prostacyclin) therapy in primary pulmonary hypertension. *N Engl J Med*, **338**, 273–7.

23. **McLaughlin VV, McGoon MD** (2006). Pulmonary artery hypertension. *Circulation*, **114**, 1417–31.

24. **Sundaresan S, Trulock EP, Mohanakumar T, Cooper JD, Patterson GA** (1995). Prevalence and outcome of bronchiolitis obliterans syndrome after lung transplantation. *Ann Thorac Surg*, **60**, 1341–7.

25. **Couetil JA, Tolan MJ, Loulmet DF**, *et al.* (1997). Pulmonary bipartitioning and lobar transplantation: a new approach to donor organ shortage. *J Thorac Cardiovasc Surg*, **113**, 529–37.

26. **Barbers RG** (1998). Cystic fibrosis: bilateral living lobar versus cadaveric lung transplantation. *Am J Med Sci*, **315**, 155–60.

27. **Steen S, Sjoberg T, Pierre L**, *et al.* (2001). Transplantation of lungs from a non-heart-beating donor. *Lancet*, **357**, 825–9.

28. **Puri V, Scavuzzo M, Guthrie T**, *et al.* (2009). Lung transplantation and donation after cardiac death—a single center experience. *Ann Thorac Surg*, **88**, 1609–14.

29. **Mason DP, Murthy SC, Gonzalez-Stawinski GV**, *et al.* (2008). Early experience with lung transplantation using donors after cardiac death. *J Heart Lung Transplant*, **27**, 561–3.

30. **Snell GI, Levvey BJ, Oto T**, *et al.* (2008). Early lung transplantation success utilizing controlled donation after cardiac death donors. *Am J Transplant*, **8**, 1282–8.

31. **Steen S, Ingemansson R, Eriksson L**, *et al.* (2007). First human transplantation of a nonacceptable donor lung after reconditioning ex vivo. *Ann Thorac Surg*, **83**, 2191–5.

32. **Cypel M, Yeung JC, Hirayama S**, *et al.* (2008). Technique for prolonged normothermic ex vivo lung perfusion. *J Heart Lung Transplant*, **27**, 1319–25.

33. **Pêgo-Fernandes PM, de Medeiros IL, Mariani AW**, *et al.* (2009). Ex vivo lung perfusion: initial Brazilian experience. *J Bras Pneumol*, **35**, 1107–11.

34. **Barr ML, Schenkel FA, Bowdish ME**, *et al.* (2005). Living donor lobar lung transplantation: current status and future directions. *Transplant Proc*, **37**, 3983–6.

35. **de Antonio DG, Marcos R, Laporta R**, *et al.* (2007). Results of clinical lung transplant from uncontrolled non-heart-beating donors. *J Heart Lung Transplant*, **26**, 529–34.

36. **Oto T, Rabinov M, Negri J**, *et al.* (2006). Techniques of reconstruction for inadequate donor left atrial cuff in lung transplantation. *Ann Thorac Surg*, **81**, 1199–204.

37. **Serra E, Feltracco P, Barbieri S, Forti A, Ori C** (2007). Transesophageal echocardiography during lung transplantation. *Transplant Proc*, **39**, 1981–2.

38. **Meyers BF, Sundaresan RS, Guthrie T**, *et al.* (1999). Bilateral sequential lung transplantation without sternal division eliminates posttransplantation sternal complications. *J Thorac Cardiovasc Surg*, **117**, 358–64.

39. **Pochettino A, Bavaria JE** (1997). Anterior axillary muscle-sparing thoracotomy for lung transplantation. *Ann Thorac Surg*, **64**, 1846–8.

40. **Toyoda Y** (2008). Lung transplantation through minimally invasive approach. *J Heart Lung Transplant*, **27**, S197.

41. **Aigner C, Jaksch P, Seebacher G**, *et al.* (2003). Single running suture—the new standard technique for bronchial anastomoses in lung transplantation. *Eur J Cardiothorac Surg*, **23**, 488–93.

42. **Lau CL, Hoganson DM, Meyers BF, Damiano RJ Jr, Patterson GA** (2006). Use of an apical heart suction device for exposure in lung transplantation. *Ann Thorac Surg*, **81**, 1524–5.

43. **Force SD, Miller DL, Pelaez A**, *et al.* (2006). Outcomes of delayed chest closure after bilateral lung transplantation. *Ann Thorac Surg*, **81**, 2020–4.

44. **Davis RD Jr, Trulock EP, Manley J**, *et al.* (1994). Differences in early results after single lung transplantation. *Ann Thorac Surg*, **58**, 1327–35.

45. **Brock MV, Borja MC, Ferber L**, *et al.* (2001). Induction therapy in lung transplantation: a prospective, controlled clinical trial comparing OKT3, anti-thymocyte globulin, and daclizumab. *J Heart Lung Transplant*, **20**, 1282–90.

46. **Burton CM, Andersen CB, Jensen AS**, *et al.* (2006). The incidence of acute cellular rejection after lung transplantation: a comparative study of anti-thymocyte globulin and daclizumab. *J Heart Lung Transplant*, **25**, 638–47.

47. **Snell GI, Westall GP** (2007). Immunosuppression for lung transplantation: evidence to date. *Drugs*, **67**, 1531–9.

48. **Corris P, Glanville A, McNeil K**, *et al.* (2001). One year analysis of an ongoing international randomized study of mycophenolate mofetil (MMF) vs azathioprine (AZA) in lung transplantation. *J Heart Lung Transplant*, **20**, 149–50.

49. **Palmer SM, Baz MA, Sanders L**, *et al.* (2001). Results of a randomized, prospective, multicenter trial of mycophenolate mofetil versus azathioprine in the prevention of acute lung allograft rejection. *Transplantation*, **71**, 1772–6.

50. **Iacono A, Johnson BA, Grgurich WF**, *et al.* (2006). A randomized trial of inhaled cyclosporine in lung-transplant recipients. *N Engl J Med*, **12**, 141–50.

51. **Galazka M, Groves T, Corcoran T**, *et al.* (2008). Preservation of pulmonary function by inhaled cyclosporine in lung transplant recipients. *J Heart Lung Transplant*, **27**, S206.

52. **Snell G, Valentine VG, Glanville AR**, *et al.* (2006). Everolimus versus azathioprine in maintenance lung transplant recipients: an international, randomized, double-blind clinical trial. *Am J Transplant*, **6**, 169–77.

53. **Korom S, Boehler A, Weder W** (2009). Immunosuppressive therapy in lung transplantation: state of the art. *Eur J Cardio Thorac Surg*, **35**, 1045–55.

54. **Meyers BF, de la Morena M, Sweet SC**, *et al.* (2005). Primary graft dysfunction and other selected complications of lung transplantation: a single-center experience of 983 patients. *J Thorac Cardiovasc Surg*, **129**, 1421–9.

55. **Christie JD, Carby M, Bag R**, *et al.* (2005). Report of the ISHLT Working Group on Primary Lung Graft Dysfunction part II: definition. A consensus statement of the International Society for Heart and Lung Transplantation. *J Heart Lung Transplant*, **24**, 1454–9.

56. **De Perrot M, Sekine Y, Fischer S**, *et al.* (2002). Interleukin-8 release during early reperfusion predicts graft function in human lung transplantation. *Am J Respir Crit Care Med*, **165**, 211–5.

57. **Date H, Triantafillou AN, Trulock EP**, *et al.* (1996). Inhaled nitric oxide reduces human lung allograft dysfunction. *J Thorac Cardiovasc Surg*, **111**, 913–9.

58. **Fiser SM, Cope JT, Kron IL**, *et al.* (2001). Aerosolized prostacyclin (epoprostenol) as an alternative to inhaled nitric oxide for patients with reperfusion injury after lung transplantation. *J Thorac Cardiovasc Surg*, **121**, 981–2.

59. **Hartwig MG, Appel JZ, Cantu E**, *et al.* (2005). Improved results treating lung allograft failure with venovenous extracorporeal membrane oxygenation. *Ann Thorac Surg*, **80**, 1872–80.

60. **Lick SD, Brown PS, Jr., Kurusz M**, *et al.* (2000). Technique of controlled reperfusion of the transplanted lung in humans. *Ann Thorac Surg*, **69**, 910–2.

61. **Avery RK** (2006). Infections after lung transplantation. *Semin Respir Crit Care Med*, **27**, 544–51.

62. **Gutierrez CA, Chaparro C, Krajden M**, *et al.* (1998). Cytomegalovirus viremia in lung transplant recipients receiving ganciclovir and immune globulin. *Chest*, **113**, 924–32.

63. **Humar A, Kumar D, Preiksaitis J**, *et al.* (2005). A trial of valganciclovir prophylaxis for cytomegalovirus prevention in lung transplant recipients. *Am J Transplant*, **5**, 1462–8.

64. **Hadjiliadis D, Howell DN, Davis RD,** *et al.* (2000). Anastomotic infections in lung transplant recipients. *Ann Transplant,* **5,** 13–9.

65. **Chhajed PN, Malouf MA, Tamm M,** *et al.* (2001). Interventional bronchoscopy for the management of airway complications following lung transplantation. *Chest,* **120,** 1894–9.

66. **Griffith BP, Hardesty RL, Armitage JM,** *et al.* (1993). A decade of lung transplantation. *Ann Surg,* **218,** 310.

67. **Shennib H, Massard G** (1994). Airway complications in lung transplantation. *Ann Thorac Surg,* **57,** 506–11.

68. **Nunley DR, Gal AA, Vega JD,** *et al.* (2002). Saprophytic fungal infections and complications involving the bronchial anastomosis following human lung transplantation. *Chest,* **122,** 1185–91.

69. **Santacruz JF, Mehta AC** (2009). Airway complications and management after lung transplantation. *Proc Am Thorac Soc,* **6,** 79–93.

70. **Chhajed PN, Malouf MA, Tamm M,** *et al.* (2001). Interventional bronchoscopy for the management of airway complications following lung transplantation. *Chest,* **120,** 1894–9.

71. **Erard AC, Monnier P, Spiliopoulos A,** *et al.* (2001). Mitomycin C for control of recurrent bronchial stenosis: a case report. *Chest,* **120,** 2103–5.

72. **Halkos ME, Godette KD, Lawrence EC, Miller JI Jr** (2003). High dose rate brachytherapy in the management of lung transplant airway stenosis. *Ann Thorac Surg,* **76,** 381–4.

73. **Stewart S, Fishbein MC, Snell GI,** *et al.* (2007). Revision of the 1996 working formulation for the standardization of nomenclature in the diagnosis of lung rejection. *J Heart Lung Transplant,* **26,** 1229–42.

74. **Billings JL, Hertz MI, Savik K,** *et al.* (2002). Respiratory viruses and chronic rejection in lung transplant recipients. *J Heart Lung Transplant,* **21,** 559–66.

75. **Khalifah AP, Hachem RR, Chakinala MM,** *et al.* (2004). Respiratory viral infections are a distinct risk for bronchiolitis obliterans syndrome and death. *Am J Respir Crit Care Med,* **170,** 181–7.

76. **Keenan RJ, Konishi H, Kawai A,** *et al.* (1995). Clinical trial of tacrolimus versus cyclosporine in lung transplantation. *Ann Thorac Surg,* **60,** 580–4.

77. **Cantu E 3rd, Appel JZ 3rd, Hartwig MG,** *et al.* (2004). J. Maxwell Chamberlain Memorial Paper. Early fundoplication prevents chronic allograft dysfunction in patients with gastroesophageal reflux disease. *Ann Thorac Surg,* **78,** 1142–51.

78. **Ross DJ, Lewis MI, Kramer M,** *et al.* (1997). FK 506 'rescue' immunosuppression for obliterative bronchiolitis after lung transplantation. *Chest,* **112,** 1175–9.

79. **Ross DJ, Waters PF, Levine M,** *et al.* (1998). Mycophenolate mofetil versus azathioprine immunosuppressive regimens after lung transplantation: preliminary experience. *J Heart Lung Transplant,* **17,** 768–74.

80. **Groetzner J, Wittwer T, Kaczmarek I,** *et al.* (2006). Conversion to sirolimus and mycophenolate can attenuate the progression of bronchiolitis obliterans syndrome and improves renal function after lung transplantation. *Transplantation,* **81,** 355–60.

81. **Ussetti P, Laporta R, de Pablo A,** *et al.* (2003). Rapamycin in lung transplantation: preliminary results. *Transplant Proc,* **35,** 1974–7.

82. **Fietta A, Meloni F** (2008). Lung transplantation: the role of azithromycin in the management of patients with bronchiolitis obliterans syndrome. *Curr Med Chem,* **15,** 716–23.

83. **Johnson BA, Iacono AT, Zeevi A, McCurry KR, Duncan SR** (2003). Statin use is associated with improved function and survival of lung allografts. *Am J Respir Crit Care Med,* **167,** 1271–8.

84. **Novick RJ, Stitt LW, Al-Kattan K,** *et al.* (1998). Pulmonary retransplantation: predictors of graft function and survival in 230 patients. *Ann Thorac Surg,* **65,** 227–34.